DAS BUCH

Solang er sich erinnern kann, ist Monchi immer an die Grenzen und darüber hinaus gegangen. Als Rampensau und streitbares Sprachrohr für Feine Sahne Fischfilet ist sein Motto: »Alles oder nichts!« Das gilt allerdings genauso für die unzähligen Abstürze und Vollräusche in Kneipen und auf Tour. Aber nach dem Sprung von der Bühne hat ihn das Publikum ja noch immer aufgefangen, oder nicht? Als es für ihn schon längst normal ist, zu fressen statt zu essen, zu saufen statt zu trinken, beginnt er Gewissheiten und Gewohnheiten zu hinterfragen. Auf Scheitern folgt Verstehen. Er lernt viel über seine eigenen Widersprüche und Macken, über Identität und den Einfluss, den die Gesellschaft auf die Eigenwahrnehmung haben kann, und schafft es schließlich in nur einem Jahr, 65 Kilo abzunehmen. Der Kampf gegen die Maßlosigkeit beschäftigt ihn jedoch weiterhin permanent. Auf diesem steinigen Weg ist ein besonderes Buch entstanden, das voller faszinierender Gedanken und Geschichten steckt. Monchi trägt sein großes Herz auf der Zunge – und so schreibt er auch!

»Ein Buch wie ein norddeutsches Kneipengespräch«   *NDR Kultur*

DER AUTOR

Monchi ist Sänger und Texter von Feine Sahne Fischfilet, mit denen er es seit 2006 vom Jugendzentrum bis auf die Hauptbühne von Rock am Ring geschafft hat. Mit der Band rief er 2016 die Kampagne »Noch nicht komplett im Arsch. Zusammenhalten gegen den Rechtsruck« ins Leben und veranstaltet ein eigenes Festival in Vorpommern namens »Wasted in Jarmen«. 2018 erschien der unter Regie von Charly Hübner entstandene preisgekrönte Dokumentarfilm »Wildes Herz«, der das gesellschaftliche und politische Engagement der Band und Monchis Lebensgeschichte behandelt.

MONCHI
NIEMALS SATT

ÜBER DEN HUNGER
AUFS LEBEN
UND 182 KILO
AUF DER WAAGE

Kiepenheuer & Witsch

Der Verlag Kiepenheuer & Witsch hat sich zu einer nachhaltigen Buchproduktion verpflichtet. Gemeinsam mit unseren Partnern und Lieferanten setzen wir uns für eine klimaneutrale Buchproduktion ein, die den Erwerb von Klimazertifikaten zur Kompensation des CO_2-Ausstoßes einschließt. Weitere Informationen finden Sie unter www.klimaneutralerverlag.de

✖

Zitatnachweise

Seite 13: *RUHE*. Musik & Text: Feine Sahne Fischfilet.
Erschienen auf »Bleiben oder gehen« bei Audiolith, 2015.

Seite 27: *WUNDERBAR*. Musik & Text: Farin Urlaub.
Verlag: Edition Fuhuru / PMS Musikverlag.

✖

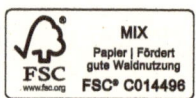
MIX
Papier | Fördert
gute Waldnutzung
FSC
www.fsc.org
FSC® C014496

1. Auflage 2023

© 2022, 2023, Verlag Kiepenheuer & Witsch, Köln
Alle Rechte vorbehalten
Covergestaltung: Barbara Thoben, Köln
Coverfoto: © Bastian Bochinski
Gesetzt aus der Sabon LT Pro
Satz: Buch-Werkstatt GmbH, Bad Aibling
Druck und Bindung: GGP Media GmbH, Pößneck
ISBN 978-3-462-00525-7

DEZEMBER 2019
PLÖTZLICH IST ALLES STILL

28. Dezember 2019: Heute spielen wir in Bamberg. Es ist das letzte Konzert unserer »Wir haben immer noch uns!«-Tour. Ich sitze im Backstage-Raum.

Keins der Oberteile, die ich dabeihabe, passt mir mehr so richtig, alle sind zu eng. Nichts, mit dem ich mich auf der Bühne wohlfühlen würde. Umso schöner, dass ich vor ein paar Tagen ein T-Shirt geschenkt bekommen habe, das perfekt sitzt. Es ist zwar ungewaschen und wurde mir gleich von Leuten im Publikum zerrissen, aber ich werde es heute wieder anziehen. Auch wenn ich es die letzten drei Konzerte schon anhatte. Auch wenn es fast steht vor Dreck und gammelig riecht. Um es wieder startklar zu machen, tackert Ole aus unserer Crew das Teil gerade wieder zusammen. Dass alle andere Sachen mir nicht mehr passen, heißt, dass ich wieder zugenommen haben muss.

Ich habe keine Ahnung, wie viel ich wiege. Ich habe mich fast noch nie selbst gewogen. Ich war schon früher immer ein »kräftiges Kind« und vielleicht auch deshalb nie sehr erpicht darauf, mein Gewicht zu kennen. Ich hatte keinen Bock, mich damit auseinanderzusetzen, denn: Was ich nicht weiß, macht mich nicht heiß. Wenn ich mal auf einer Waage stand, dann nicht freiwillig. Eine Geschichte erzählt meine Mutter noch heute:

Einmal, als ich neun oder zehn Jahre alt war, kam ich heulend nach Hause. Unsere Sportlehrerin hatte alle Kinder vor Schulschluss in Reih und Glied aufgestellt und ließ Tina und mich – wir waren die einzigen dicken Kinder in der Klasse – vortreten. Vor allen anderen legte sie uns mit ernster Stimme ans Herz, dass wir dringend weniger Schnitzel essen sollten. Zur nächsten Unterrichtsstunde würde sie eine Waage mitbringen, um uns vor der Klasse zu wiegen. Ohne selbst so ein Lehrer-Studium abgeschlossen zu haben, wage ich zu bezweifeln, dass das die pädagogisch wertvollste Methode war, um uns dazu zu bewegen, etwas mehr auf unsere Ernährung zu achten.

Zwanzig Jahre später, im März 2019, lag ich bei einem Freund in der Badewanne. Ich liebe Badewannen. Zumindest die, in die ich reinpasse. Denn leider gibt es auch viele Spargeltarzan-Badewannen, in denen mein Bauch gar nicht erst nass wird, höchstens mit Duschkopf. Mit umso mehr Freude springe ich in nahezu jede Wanne, der ich ansehe, dass sie meines Antlitzes würdig ist. Freunde und Familie werden dies leidvoll bestätigen können. »Schön, euch zu sehen, ich hüpf mal 'ne Runde in die Badewanne.« Zakk, Tür zu, Wasser an! Die Badewanne ist einer der ganz wenigen Orte, an denen ich meine Ruhe habe. Kein Zank, kein Streit, kein Weltuntergang. Handy draußen lassen, Wasser laufen lassen, lesen, schlafen, naschen, chillen. Einfach geil!

Als ich da so lag, lugte unter dem Waschbecken eine Waage hervor. Keine Ahnung, warum ich den Impuls hatte, mich einfach mal draufzustellen, aber er war da. Und ich gebe zu, ich war gespannt. Rauf da! Wie viel ich wohl wiege?

Und zack, gleich etwas gelernt: Man kann zu fett für 'ne Waage sein. Harte Erkenntnis. Die Anzeige ging nur bis 160 Kilo, und das reichte für mich offenbar nicht aus. Der Zeiger überschlug locker die Null. Ich beschloss, dass der Freund sich 'ne Billigwaage mit defekter Anzeige zugelegt haben musste. Aber heimlich fragte ich mich doch: Gibt es überhaupt Waagen für Menschen wie mich? Ich sah mich schon zur Kfz-Werkstatt eines Kumpels gehen, um mich heimlich auf die Hebebühne zu stellen. Glücklicherweise fand ich dann heraus, dass es doch handelsübliche Waagen gibt, die mich aushalten.

Ein paar Monate später kaufte ich mir eine, packte sie aus und stellte sie in mein Bad. Also rauf auf 'n Dorsch und Butter bei die Fische: 168 Kilo. Das ist schon eine Hausnummer, ja, aber so richtig schockten die drei Ziffern mich nicht. Klar, das ist deutlich zu viel, aber dass ich keine Gazelle bin, war mir schon vorher klar.

Zurück nach Bamberg in den Backstage-Raum, zurück in die Gegenwart. Die Tour war ein voller Erfolg. Wir haben in Städten wie Zwickau und Freiburg haltgemacht – wo es vor ein paar Jahren noch Konzerte gab, zu denen 11 oder 23 zahlende Gäste gekommen sind, dürfen wir grad vor zigtausend Leuten in ausverkauften riesigen Hallen spielen. Immer wieder fühlt sich das surreal an.

Aber jetzt ist es wirklich an der Zeit für eine Pause. Wir haben uns entschieden, 2020 kein einziges Konzert zu geben. Egal, was es für Anfragen gibt. Egal, ob irgendwo die Welt untergeht und wir auf irgendeiner Demo spielen sollen, egal, ob ein riesiges Festival mit hammerviel Asche winkt. Nein, diesmal nicht. Diesmal heißt Pause wirklich Pause. Ich brauche sie für mich. Wir brauchen sie als Band. Ich lechze danach, einfach mal vier Wochen am Stück nur in Mecklenburg-Vorpommern zu sein. Aber umso heißer sind wir heute: ein letztes Mal abliefern!

Vor den Konzerten schaue ich mir meist die Locations genauer an, um ein Gefühl für sie zu bekommen. So auch heute.

Ich gehe vor die Bühne und ziehe mir den Soundcheck der Rostocker Rapper von Waving the Guns rein, welche heute dem Publikum einheizen werden. Vor vier Jahren standen wir hier und durften als Vorband der Broilers zocken. Ich weiß noch genau, wie krass aufgeregt wir alle waren und wie glücklich wir nach unserer halben Stunde von der Bühne kamen – mit dem Gefühl, abgerissen zu haben, wie man als Vorband nur abreißen kann. Als ich mich mit Artur (unser Booker und ein guter Freund) auf die Plätze an der Seitentribüne setze, muss ich ungläubig in mich hineinschmunzeln. Alter, wir, Feine Sahne Fischfilet, spielen hier heute als Hauptband, und die Halle ist restlos ausverkauft. 7000 Leute, die wegen uns Pennern hierherkommen, Geld für eine Konzertkarte ausgegeben haben und sich auf unsere Musik freuen. Das ist einfach nur absurd und unglaublich schön zugleich. Hoffentlich wird's ein perverser Abriss. Wenn hier heute Nacht irgendjemand ohne schweißdurchtränktes Shirt nach Hause geht, haben wir was falsch gemacht!

Ich gehe weiter, mache einen Schlenker an unserem Merch-Stand vorbei, schnacke 'ne Runde mit meinem Homie Phil, der seit Jahren unsere Shirts vertickt, und dann schalte ich meinen Radar an. Es gibt immer ein, zwei Lieder, bei denen nur Christoph singt und ich mein Ding machen und herumstromern kann. Kann ich irgendwo plötzlich im Publikum auftauchen, den Leuten 'nen Pfeffi mitbringen, kurz mit ihnen anstoßen und schnell wieder auf der Bühne sein? Kann ich von irgendeiner Erhöhung in die Menge springen, sodass mich die Fans von dort aus zur Bühne tragen?

In der Brose Arena finden auch die Spiele der Brose Baskets statt, was die vielen Umkleidekabinen erklärt, an denen ich vorbeilaufe, bevor ich mich in einem Raum wiederfinde, in dem eine Waage steht, die mich magisch anzuziehen scheint. Niemand ist im Raum. Nur die Waage und ich. Es ist der perfekte Zeitpunkt für eine Bestandsaufnahme.

Offensichtlich ist das Teil auch für Menschen mit Format gedacht, denn diesmal ist nicht bei 160 Schluss. Im Gegenteil. Das Endergebnis von jahrelangem Nachtisch, Nachschlag und Schweinesuff steht vor mir, und ich muss ganz schön schlucken. Vorn steht eine 1, ihr folgt die 8 und garniert wird das Ganze von einer 3. 183 Kilo.

Meist war mir wirklich egal, wie viel ich wiege, aber diese Zahl schockiert mich doch. Denn im Frühling hat die Waage bei meinem Kumpel noch 15 Kilo weniger angezeigt. Das Krasse ist: Ich hab das gar nicht mitbekommen. Stell dir vor, du nimmst innerhalb von acht Monaten 15 Kilo zu und checkst es nicht.

Ich ziehe mich aus. Wie steif würde das jetzt wirken, wenn jemand reinkommt und mich hier nackt auf die Waage steigen sieht … Ohne T-Shirt, Hose, Umhängetasche und Flip-Flops wird direkt ein Kilo weniger angezeigt. Dann ist ja alles schick, so schnell werd ich also schlanker! Noch mal Glück gehabt. Fakt bleibt aber: Ich wiege 182 Kilo. Zweimal so viel wie Kai, unser Bassist. Mehr als dreimal so viel wie meine Freundin. Mehr als meine Mutter und mein Vater zusammen. 82 Kilo müsste ich verlieren, um bis zur 100 zu kommen, nur noch 18 Kilo zunehmen, um die 200er-Marke zu knacken.

Ich schlüpfe in meine Flip-Flops, die ich liebe und selbst im Dezember noch ab und zu trage – einfach weil das Binden von Schnürsenkeln mit meinem stattlichen Bauch jedes Mal zum halben Leistungssport verkommt. Ich verlasse den Raum und schalte sofort wieder auf cool. Die Zahlen jedoch geistern weiter durch meinen Kopf. Spätestens wenn ich auf der Bühne stehe, habe ich das Ganze sowieso wieder vergessen, denke ich mir.

Und genau so ist es. Von der ersten Sekunde an singen die Leute jedes Lied, jeden Text mit, lassen sich auf Händen tragen, liegen sich mit Fremden in den Armen. Es ist unglaublich. Digger, was haben wir mit Bamberg zu tun? Gar nix. Und die drehen hier durch, als ob es kein Morgen gäbe. Die anderen Jungs konzentrieren sich auf ihre Instrumente, aber wenn sich unsere Blicke treffen, muss keiner was sagen. Aber lächeln müssen wir die ganze Zeit. Was für ein geiles Tourfinale!

Ich bin völlig kaputt, mein gerade erst repariertes Shirt ebenfalls, aber scheißegal. Das war Zucker. Apropos Zucker: Ich komme von der Bühne und die 182 Kilo sind ganz weit weg. Ich gönne mir drei eiskalte Flaschen Cola, bevor ich zur Feier des Tages anfange, noch mehr Cola mit ordentlich Rum zu mischen. Das, was an Süßigkeiten da ist, hämmer ich mir rein. Ich habe keinen Hunger, aber schmecken tut's immer. Ich mache mich auf den Weg zur After-Show-Party, bei der es ordentlich auf die Helme gibt, aber nicht ohne mir vorher noch links und rechts Schlümpfe in die Hosentaschen zu packen. Wenn der kleine Hunger kommt, ist für Abhilfe gesorgt. Zack, noch 'nen Schnaps, noch ein paar Schlümpfe, geil, es ist noch Kuchen übrig!

Bis zur Abfahrt hänge ich bei der Party mit meinen Dudes rum und laber Müll. Dann macht Artur Alarm: Der Nightliner wartet. Also Verabschiedung hier, ein, zwei herzliche Beleidigungen da, und ab geht's in den Bus. Ein paar Fans der »Saarland Asozial«-Fraktion, die uns zu vielen Konzerten hinterherfährt, haben auf uns gewartet und verlegen Silvester vor, indem sie bei unserer Abfahrt mehrere Bengalos anreißen und wir plötzlich durch einen dichten roten Nebel fahren. Was für ein Wahnsinn! Kurz bleibe ich noch mit den anderen aus der Band und der Crew unten sitzen, um den Abend bei ein, zwei Kaltgetränken ausklingen zu lassen. Aber schon bald treibt es mich zu meiner Koje.

Die Vorhänge sind zugezogen und ich versuche, zur Ruhe zu kommen. Mein Körper schreit nach Schlaf. Aber das heißt nicht, dass auch mein Kopf aus ist. Der wird gefühlt immer wacher, während die 182 Kilo wieder immer präsenter werden. Ich hole mein Handy raus, gebe bei Google »Wer wiegt 180 Kilo« ein und kriege nur deprimierte Gesichter angezeigt. Irgendein Algorithmus sorgt dafür, dass mir verschiedenste BMI-Rechner vorgeschlagen werden. »Der Body-Mass-Index ist eine Maßzahl für die Bewertung des Körpergewichts eines Menschen in Relation zu seiner Körpergröße«, sagt mir Wikipedia. Ach scheiß drauf, denke ich, jetzt will ich's wissen. Ich klicke auf eine der Seiten und gebe meine Daten ein.

Ich bin 192 Zentimeter groß, 31 Jahre alt und wiege 182 Kilo. Das Ergebnis: Ich habe einen BMI von 49,4. Ich bin zwar kein Experte, aber mir ist klar, dass diese Zahlenkombination nichts Gutes aussagt. In meinem Alter gilt man wohl bereits mit einem BMI von über 25 als übergewichtig. Zwar weiß ich auch, dass schon von Übergewicht gesprochen wird, wenn man ein paar kleine Speckrollen hat, aber bei einem BMI von fast 50 muss ich mir nichts mehr vormachen. Nicht dass ich mich für einen Leichtathleten gehalten hätte, aber zum allerersten Mal bin ich wirklich schockiert.

Das muss ich erst mal ein bisschen sacken lassen. Wird sich dadurch irgendwas bei mir verändern? Oder bin ich wie der Kapitän, der weiter Kurs hält, obwohl er direkt auf einen Eisberg zusteuert? Bis jetzt ist nichts passiert, also wird auch in Zukunft nichts passieren, oder was? Puh. Ich will nicht gegen einen Eisberg donnern und sehenden Auges untergehen. Ich hab Bock auf Leben!

Aber wie bin ich hierhergekommen? Und wie komm ich hier wieder raus?

Im Bus kann ich wie immer nur hoffen, dass die Koje nicht durchbricht, wenn ich mich umdrehe. Ich schmiere mir noch etwas Wund- und Heilsalbe zwischen meine Schenkel, die von der vielen Bewegung und vom Schwitzen auf der Bühne schon wieder ganz wund sind. Diesmal blutet es zum Glück nicht so stark. Dann knipse ich das Licht aus. Wenn's gut läuft, pegelt sich mein Adrenalinspiegel langsam ein und ich mache gleich die Augen zu. Gute Nacht, liebe Crew, gute Nacht, liebe Bandkollegen, besauft euch noch ordentlich! Das war ein krasses Abschlusskonzert, das war eine tolle Tour, das waren verrückte Jahre. Aber ab morgen ist endlich Pause. Ich habe sie so herbeigesehnt. Das erste Mal in meinem Leben werde ich von der Autobahn abfahren und anhalten, aussteigen und mir Ruhe gönnen.

ENDLICH RUHE

Rettest die ganze Welt
Vergisst dabei einfach dich selbst
Kein Abschalten möglich, fast wie eine Sucht
Ständig bist du auf der Flucht
Find's schön, dass du bewegst
So viel kämpfst, so viel erlebst
Doch hat es keinen Wert, dass du so viel machst
Wenn du am Ende nicht mehr lachst
Nimm dir endlich Zeit
Nimm dich endlich selber ernst
Wirst hier gar nichts mehr verändern, wenn du das
    Genießen verlernst
Nimm dir endlich Zeit
Nimm dich endlich selber ernst
Wirst hier gar nichts mehr verändern, wenn du das
    Genießen verlernst

(»Ruhe« – Feine Sahne Fischfilet)

Diesen Text habe ich vor zig Jahren für meine Freundin
Hanna geschrieben. Nach ewigem Hin und Her und gleich
mehreren Trennungen schafften wir es irgendwann endlich,
wirklich getrennte Wege zu gehen. Bevor das Lied auf dem
Album »Bleiben oder gehen« erschien, schenkte ich ihr einen

USB-Stick mit einer frühen Aufnahme des Songs. Erst jetzt, Jahre später, checke ich, dass ich diese Zeilen auch in einen Spiegel hätte singen können. Auf mich und meinen Lebensstil passen sie mindestens genauso gut. Und gerade jetzt frage ich mich: Warum komme ich nie zur Ruhe? Warum bin ich so fett geworden? Und gibt es da einen Zusammenhang?

Feine Sahne Fischfilet gibt es nun seit über 15 Jahren, und seitdem sind wir unterwegs. Die letzten sieben, acht Jahre waren ein einziger Rausch: Ständig war alles in Bewegung, zwischen kleinen autonomen Jugendzentren und der Hauptbühne bei Rock am Ring, zwischen Artikeln im Feuilleton, in denen wir als »wichtigste Band unserer Zeit« oder als »Vorpommerns gefährlichste Band« bezeichnet wurden, und der dreimaligen Nennung im Verfassungsschutzbericht, zwischen Auszeichnungen und Bombendrohungen.

Und bevor es mit der Band richtig losging, war mein Leben auch nicht von Langeweile geprägt. Meine Mutter sagt immer, dass es ihr ab Tag 1 so vorgekommen sei, als wäre ich an eine Steckdose angeschlossen. Ab meinem 14. Lebensjahr hatte mich das Fußball-Virus im Griff und es gab nur noch eins: Hansa Rostock. Es waren die prägendsten Jahre meines Lebens, ich haute komplett auf die Kacke. Mit 18 hatte ich bundesweites Stadionverbot und eine Bewährungsstrafe, mit 19 kamen 30000 Euro Schulden dazu. Später haben Faschos in ganz Mecklenburg-Vorpommern Aufkleber verteilt, auf denen mein Kopf abgebildet war. Mal ballerten die Faschos meine komplette Karre mit Buttersäure voll, mal machte der Verfassungsschutz sich an ihr zu schaffen und brachte einen Peilsender an. Drei Jahre lang wurde ich observiert. Und auch fern von Fußball und Band habe ich Dinge erlebt, die ich noch immer kaum fassen kann: etwa als ich mit meinem Freund Dariush eine Woche auf See war und die Flüchtlingslager-Hölle von Moria mit eigenen Augen gesehen habe. Oder als wir im Rahmen von Wiederaufbaumaßnahmen Hilfslieferungen an die türkisch-syrische Grenze gebracht haben und rein zufällig mitten in ein IS-Attentat geraten sind – ich stand zwischen 31 Leichen und musste fürchten, dass gleich noch eine zweite Bombe hochgeht.

So viele Leute liebäugeln in meinem Alter schon mit der Midlife-Crisis und meinen, in ihrem Leben etwas verpasst zu haben. Ich weiß, wie düsig sich das anhört, aber ich habe das Gefühl, ich könnte jetzt tot umfallen und hätte schon genug für zwei Leben gelebt.

Allein im Jahr 2018 war ich über 200 Tage unterwegs. Gerade war der Dokumentarfilm »Wildes Herz« erschienen, den Charly Hübner über Feine Sahne Fischfilet und mich gedreht hat. Neben unzähligen Konzerten gab es für mich noch fast 100 Filmdiskussionen obendrauf, bei denen ich mit den verschiedensten Menschen über die Band und noch viel mehr über mein Leben sprach. Den offensichtlichsten Zusammenhang zwischen einem Leben auf Achse und Übergewicht werden Trucker, Montagearbeiter und Außendienstler bestätigen können: Wer so viel unterwegs ist, isst viel an Raststätten. Wer viel an Raststätten isst, frisst auch viel Scheiße. Und wer viel Scheiße frisst, wird kein Model für Unterwäsche.

Immer wenn ich dachte, dass ich mal etwas Ruhe haben würde, kamen unerwartete Situationen dazwischen. Dann ging irgendwo die Welt unter oder jemand brauchte unseren Support. Und obwohl ich lange ein anderes Bild von mir hatte, muss ich gestehen: Manchmal bin ich sehr schlecht im Neinsagen. Dann habe ich auch oft das Gefühl, dass viele Leute sich einfach wegducken. Monchi macht das schon … Aber, und das gehört auch zur Wahrheit: Irgendwie habe ich den Stress auch immer gesucht, nach dem Motto: Wenn ich es nicht mache, macht es keiner. Wer nicht durchzieht, meint es nicht ernst. Ich verstehe erst jetzt so langsam, dass das für die Menschen um mich herum oft extrem anstrengend sein muss. Vor allem, wenn ich auch noch genervt bin, wenn nicht alle anderen genauso Feuer und Flamme sind wie ich.

Im Oktober 2018 stand endlich mein erster wirklicher Urlaub seit langer Zeit an. Mit Freunden aus Rostock sollte es ein zweites Mal nach Nepal gehen, nachdem wir vor Jahren schon dort waren, aber noch lange nicht alles gesehen hatten. Die Flüge waren bezahlt, die Tasche gepackt, der Reisepass erneuert. Ich sollte am Montag aus Köln fliegen, denn freitags und samstags durften wir mit Feine Sahne Fischfilet noch als Support vor den Toten Hosen spielen – Tourfinale mit jeweils 45 000 Leuten im Stadion, und wir werden eingeladen. Was für ein Geschenk!

Im Laufe der Woche dachte ich noch gar nicht an die Konzerte, weil etwas anderes mich beschäftigte: Ich merkte, dass ich nicht verreisen wollte. Wenn ich an die Wochen in Nepal dachte, blockierte alles in mir. Eins weiß ich über mich: Wenn ich etwas tue, auf das ich kein Bock habe, dann wird es unendlich scheiße. Ich kann keine gute Zeit in Kathmandu haben, wenn ich eigentlich in Mecklenburg-Vorpommern sein will. Also sagte ich die Reise ab. Es war ein unglaublich tolles Gefühl. Endlich mal länger als ein paar Tage zu Hause bleiben. Meine Freundin Lena und ihre Kids sehen, mit Freunden hängen, meine Familie besuchen. Einfach tu Hus sein.

Dass die folgenden Wochen dann die mit Abstand stressigsten des Jahres werden sollten, wusste ich noch nicht. Denn zu Hause war plötzlich der allerschlechteste Ort für Ruhe.

Wir sollten bald im Rahmen einer Bauhaus-Konzertreihe des ZDF im Bauhaus Dessau spielen. Das Konzert war nach wenigen Sekunden ausverkauft. Eine Melange aus Faschos und AfD empörte sich jedoch über unsere Einladung, woraufhin die Stiftung Bauhaus unser Konzert einfach absagte. Es eskalierte komplett. National und international berichtete die Presse. Es gab Flashmobs von Studierenden und offene Briefe, die von irgendwelchen Professoren aus den USA oder Filmemachern aus Tel Aviv unterschrieben wurden, während ich doch eigentlich nur endlich mal wieder an der Ostsee spazieren wollte.

Die Medien drehten immer mehr ab, und plötzlich lauerten mir zu Hause zwei Journalisten auf, um mich über Dessau auszufragen. Ich war völlig perplex und kann es gut nachvollziehen, wenn einem in so einer Situation die Sicherungen rausfliegen. Die beiden checkten glücklicherweise schnell, dass mein »Verpisst euch, ihr Wichser!« ernst gemeint war, und machten sich vom Acker. Auf dem Affentempel in Kathmandu wäre es definitiv entspannter gewesen.

Natürlich ließen wir uns nicht lumpen, organisierten mit unserem Booker Artur ein Alternativkonzert und spielten schließlich unter dem Motto »Brauhaus statt Bauhaus« trotzdem in Dessau, und zwar in der Alten Brauerei vor viermal so vielen Leuten, wie ins Bauhaus gepasst hätten.

Dieses Erlebnis ist ein gutes Beispiel dafür, wie sich die letzten Jahre oft angefühlt haben. Vieles war genial und einzigartig, aber einiges war auch einfach zu krass. Ständig auf Abruf abliefern zu müssen macht krank. Mein Kopf scheint niemals auszugehen, auch nicht, wenn ich schlafe.

Ganz bestimmt werde ich nicht über mein hartes Leben klagen, denn mir ist absolut bewusst, dass da draußen so viele Menschen sind, die deutlich mehr reißen und am Ende des Monats deutlich weniger Kohle auf dem Konto haben als ich. Ob nun Pflegerinnen, Paketboten, Essenslieferanten oder alleinerziehende Muttis, die noch mit den Kindern Hausaufgaben machen dürfen, wenn sie nach der Racke nach Hause kommen. Aber trotzdem: Die Schlagzahl solcher Stressmomente war in den letzten Jahren manchmal enorm hoch.

Und erst jetzt wird mir klar, dass solche Situationen bei mir immer mit unkontrollierten Fressorgien einhergehen. Wie oft ich dann zu McDonald's gefahren bin, wie viele Süßigkeiten ich in mich reingestopft habe, ist wirklich hart. Während der Dessau-Geschichte bin ich einmal zu Hause geblieben, um ein Statement für die Band zu schreiben. An diesem Tag habe ich mir sage und schreibe drei Pizzen bestellt. Mittags eine, abends zwei. Damals dachte ich gar nicht darüber nach, aber nebenbei kloppte ich mir die ganze Zeit auch noch Cola rein. Ist das meine Art der Stressbewältigung? Ist es Selbstzerstörung? Keine Ahnung. Aber Hunger ist es definitiv nicht!

Ich kann es nicht ganz genau beziffern, aber in den letzten fünf, sechs Jahren dürfte ich um die 60 Kilo zugenommen haben. Von den anderen fünf Bandmitgliedern hat sich keiner ein paar Kleidergrößen mehr angefressen, obwohl ich absolut nicht der einzige Lebemann von uns bin. Die Jungs haben es ganz offensichtlich hinbekommen, auf sich und ihre Körper zu achten. Warum ich nicht? 182 Kilo … Wie konnte es so weit kommen? Es wäre natürlich leicht, alles auf Veranlagung und schwere Knochen zu schieben, aber ich könnte mir vorstellen, dass ich vielleicht auch selbst ein kleines bisschen dazu beigetragen habe … Doch wer viel unterwegs ist, kann anscheinend auch viel verdrängen.

Umso wichtiger, dass wir diesmal mit der Live-Pause Ernst machen. Wir alle brauchen mal ein bisschen Abstand voneinander, und ich brauche die Zeit ganz offensichtlich auch, um endlich mal in mich zu gehen, mir Dinge bewusst zu machen

und Schlüsse daraus zu ziehen. Und um den Arsch hochzu-
kriegen und herauszufinden, ob ich das Ruder wieder herum-
reißen kann! Denn eins ist klar: Wenn ich es in dieser Pause
nicht schaffe, ein paar Kilo abzunehmen, dann schaffe ich es
nie.

Ich habe mich nie in erster Linie als Dicker gesehen. Ich bin Monchi. Das, was ich auf den Rippen habe, ist nicht das, was mich ausmacht. Lange Zeit hat mich das Übergewicht auch nicht eingeschränkt in dem, was ich machen wollte, oder zumindest habe ich mir das eingeredet. Ich hatte immer Freunde und Feinde, habe Beziehungen geführt, war nie ein Sesselfurzer und habe unsere vielen zweistündigen Konzerte durchgehalten, bei denen ich immer ordentlich Kilometer mache und mich meist wohlfühle.

Aber: 182 Kilo sind einfach zu viel. Nicht wegen des Aussehens, nicht wegen irgendwelcher dummen Kommentare, sondern wegen meiner Gesundheit. Um das zu checken, brauch ich weder ein Studium noch ein großes Erweckungserlebnis. Vielleicht gibt es Leute, die wirklich so was haben und von da an alles verändern. Bei mir kam die Erkenntnis nicht von heute auf morgen. Nicht, als auf der Waage 182 Kilo standen, nicht, als mir irgendeine Hose nicht mehr passte. Es ist eher die Summe aus vielen kleinen und großen Erfahrungen, die mich immer mal wieder zum Nachdenken gebracht haben und die das Fass nun zum Überlaufen gebracht haben. Eine davon bewegte mich kurz vor unserem letzten Tourstart sehr.

Im November 2019 stand ich eines Morgens bei meinem Freund Manner am Krankenbett, denn am Abend zuvor hatte er einen Herzinfarkt erlitten. Ich kam ins Zimmer, und weil er ein Rostocker Lebemann ist, wie er im Bilderbuch steht, sagte er: »Ich brauch mich nicht beschweren, ich hab intensiv gelebt.« Ich fand's geil von ihm, nicht groß rumzuheulen. Aber gleichzeitig war es für mich ein ziemlicher Schuss vor den Bug. Ich kenne ihn, seit ich 15 bin. Er ist ungefähr 20 Jahre älter als ich, bereiste schon zu DDR-Zeiten als Schiffskoch die Weltmeere und ist über zwei Meter groß. Jahrelang konnte sogar ich mich noch hinter ihm verstecken. Deshalb konnte ich mir immer sagen, dass es in meinem Umfeld noch einen dickeren Menschen als mich gibt, der trotzdem all das macht, worauf er Bock hat, ohne große Einschränkungen. Also alles halb so wild! Doch nun stand ich an seinem Bett und er hatte seinen ersten Bypass bekommen. Glücklicherweise geht es ihm heute den Umständen entsprechend schon wieder ganz gut. Meine Annahme, dass er dicker war als ich, entsprach übrigens schon lange nicht mehr den Tatsachen. Zum Zeitpunkt seines Herzinfarktes hatte er zwar sieben Kilo mehr auf dem Tacho als ich, aber er ist eben auch zehn Zentimeter größer. Sein BMI war damit also besser als meiner. Ich bin der Fetteste, den ich kenne. Niemand mehr da, hinter dem ich mich verstecken kann.

Auch wenn ich mir lange einreden konnte, dass das Fettsein mich nicht einschränkt: Ich merke jetzt eindeutig, dass ich gesundheitlich abbaue. Irgendwelche Schlaumeier meinen vielleicht, dass mir das auch schon bei 160 oder 140 Kilo hätte auffallen können. Ist es aber nicht. Ich fühlte mich immer noch halbwegs fit und glaubte, dass ich alles kann, was ein schlankerer Mensch auch kann. Vielleicht ein bisschen langsamer oder behäbiger, aber es klappt schon. Das konnte ich mir jedoch nur einreden, weil das Vermeiden bei mir zur absoluten Paradedisziplin wurde. Wandern? Find ich dumm! Kommst du mit Volleyball spielen? Mag ich nicht. Klamotten shoppen? Hasse ich. Dass ich vor allem die Anstrengung und das Scheitern gefürchtet habe, konnte ich mir noch nicht eingestehen. In den letzten zwei, drei Jahren gab es jedoch immer wieder Momente, in denen ich nicht mehr verdrängen konnte, dass das Fettsein mich daran hinderte, Dinge zu tun, die ich wirklich gern getan hätte. Zwei Beispiele.

1) Die erste Reise nach Nepal mit ein paar Freunden aus Rostock:

Wir waren gerade in Pokhara, der zweitgrößten Stadt des Landes, von der aus wir die Aussicht auf den Himalaja und die Achttausender Dhaulagiri, Annapurna und Manaslu bestaunen konnten. Was mich persönlich aber noch mehr faszinierte, waren all die Paraglider, die durch die Lüfte schwebten. Was muss das für ein geiles Gefühl sein, umringt von riesigen Bergen, mit Blick auf einen wunderschönen See ... Ich hatte richtig Bock drauf und freute mich umso mehr, als sich einige der anderen auch dafür begeistern ließen. Also auf ins Reisebüro! Erst als wir dort einige Fragen nach unserer Gesundheit beantworten sollten, die der Verkäufer aber nur der Form halber zu stellen schien, kam bei mir die Frage auf: Pass ich überhaupt in so einen Anzug? Oder bin ich zu fett dafür? In meinem Kopf fing es an zu rattern: Spreche ich das jetzt selbst an oder lasse ich es? Wenn der Typ Bedenken hätte, dass ich zu schwer sein könnte, würde er es doch von selbst ansprechen, oder? Andererseits dachte er sich vielleicht auch: »Soll der Moppi erst mal das Geld rüberwachsen lassen und auf den Berg fahren. Runter kommt der so oder so!« Er sagte jedenfalls nichts.

Als die anderen schon zahlten, ergriff ich glücklicherweise doch noch das Wort, denn bei der Wahl zwischen »paragliden und abstürzen« oder »unten bleiben und leben« würde ich mich trotz toller Aussicht immer für das Leben entscheiden. Sein Englisch war genauso bescheiden wie meins, also versuchten wir es mit Mimik und Gestik. Schließlich zog ich mein Shirt hoch und präsentierte ihm meinen Bauch. So war die Frage trotz Sprachbarriere klar. Er winkte lässig ab und gab mir zu verstehen, dass das schon klargehen würde, doch nach einem Moment meldete sich offenbar das Gewissen bei ihm. Er griff zum Telefon und sprach mit einem der Fluglehrer. Er fragte, wie viel ich wog. Das war kein Moment, in dem ich die Zahl schönen sollte, aber andererseits wusste ich es gar nicht genau. Da ich ein 4XL-Shirt trug, spekulierte ich auf 150 Kilo. Er lachte, zeigte mir anerkennend den Daumen nach oben und sagte: »Biiiig Man!« Es schien ihm zu imponieren. Aber je länger er telefonierte, umso klarer wurde es, dass sich die Sache wohl doch eher schwierig darstellte. Und schließlich kam die Ansage: Es geht nicht! Ich bin zu fett fürs Paragliden.

Am nächsten Tag blieb ich im Tal, während die anderen sich schon frühmorgens auf den Weg machten. Ich lächelte es weg und brachte irgendwelche Sprüche à la »Wenigstens Geld gespart«, aber innerlich war ich einfach nur deprimiert. Obwohl ich eigentlich nicht der große Kiffer bin, ließ ich mir von meinen Begleitern erst mal einen dicken Dübel bauen. Einmal verdrängen bitte. Ich setzte mich an den riesigen Phewa-See, schaute nach oben, und jeder Paraglider, den ich sah, zog mich weiter runter.

2) Flip-Out Rostock mit den Kids meiner Freundin:

Ich holte die beiden von der Schule ab, wir fuhren mit der Straßenbahn zum Flip-Out – eine riesige Trampolinhalle für Jung und Alt. Ich hatte schon eine leise Vorahnung und deshalb ein »Erlebnis Fußball«-Heft zum Lesen dabei.

In der Halle angekommen, sprang mir schon nach ein paar Sekunden der Satz ins Auge: »Die Gewichtsbeschränkung für unsere Trampoline liegt bei 115 kg.« Was für ein Tiefpunkt. Im ersten Moment fühlte ich keine Scham, ich war einfach nur traurig. Mehr schlecht als recht fand ich eine Ausrede und versuchte den beiden Lütten aufzutischen, dass ich doch keinen Bock hätte und lieber lesen wolle. Früher hab ich immer gedacht, Kinder checken nichts. Aber die checken alles. Ich glaube, sie wussten sofort Bescheid. Aber das Wichtigste war: Die beiden hatten riesigen Spaß. Ich find's toll von Lena, dass sie es hinbekommen hat, dass die Kids so mutig und angstfrei sind. Die beiden stürzten sich in jeden Parcours. Selbst die älteren Kinder staunten, was sie für Stunts ablieferten. Ich hätte einiges gegeben, um mit ihnen rumzuhüpfen.

Alibimäßig kaufte ich den Kids Brezeln und Nachos für die Pause. Schließlich diente beides als Gemütsmedizin für mich selbst. Ich aß ihnen alles weg. Ich hoffte so sehr, dass sie es nicht mitbekommen würden. Ich sagte ihnen, dass ich schnell auf Toilette gehen würde, nur um den gleichen Stuff noch mal zu kaufen. Ich fühlte mich einfach nur schäbig: ein Loser, der zu fett ist fürs Trampolin und den Kids auch noch das Essen wegfrisst. Erbärmlichkeitslevel 1000!

Als i-Tüpfelchen erkannte mich dann auch noch eine Mitarbeiterin. Sie freute sich sehr und offenbarte mir, dass sie für die Öffentlichkeitsarbeit der Halle zuständig sei. Was für ein Glück ... Sie fragte, ob sie ein Foto machen dürfe. In solchen Momenten hasse ich die Band. Ich saß da nicht als Frontmann einer Band, sondern als kompletter Lappen. Ich wollte kein Foto machen. Ich wollte nicht lächeln, aber ich lächelte. Logischerweise wollte sie aber kein Foto davon, wie ich traurig Nachos esse, sondern wie ich fröhlich rumjumpe. Wenn man sich die Instagram-Seite des Ladens anschaut, sieht man: Das haben bisher alle so gemacht, von Marteria bis zum Rostocker Oberbürgermeister. Aber ich musste ihr nun erklären, dass ich laut ihrer Regularien zu fett zum Hüpfen bin. Um noch irgendwie cool zu tun, sagte ich: »Ich will ja eure Halle nicht lahmlegen.« Was für ein erbärmlicher Versuch, meine Unsicherheit zu überspielen. Sie reagierte total cool und wir machten draußen ein Foto vorm Logo der Halle.

Ich bin wahrscheinlich der Erste und Einzige, der auf der Instagram-Seite einer Trampolinhalle auftaucht, obwohl er zu fett für Trampoline ist. Wieder mal was geschafft, Monchi! Wer mich auch nur ein bisschen kennt, sieht auf dem Bild, dass ich einfach nur angepisst war. Nicht vom Foto, sondern von der Gesamtsituation. Von mir selbst. Als die Mädels auf der Rückfahrt sagten, dass sie unbedingt wiederkommen wollten und ich dann aber bitte auch mitmachen solle, bekam ich feuchte Augen. Zum Glück saßen sie hinten in ihren Kindersitzen und bekamen nichts davon mit.

Ich kann mir hundertmal sagen, dass ich alles machen kann, was ich will. Aber das ist pure Augenwischerei. Ich muss endlich was tun. Und zwar nicht nur, weil alles andere Selbstmord auf Raten wäre, sondern auch, um mir nicht mehr selbst im Weg zu stehen. Um frei zu sein, alles zu tun, was ich will. Aber was genau ist mein Ziel? Wie viel will ich abnehmen? Darüber habe ich viel nachgedacht, und schließlich habe ich festgestellt: Mein Ziel ist keine Zahl, kein Idealgewicht, kein Sixpack, kein traumhafter BMI. Aber: Ich will einmal in meinem Leben paragliden. Einfach für mich. Ich muss nicht mal zwischen den Achttausendern in Nepal über den riesigen See fliegen. Ich kann auch irgendwo über Mecklenburg-Vorpommern schweben. Das wäre für mich genauso schön. Und wenn's gut läuft, gibt's gleich noch einen Bungee-sprung hinterher.

Und: Ich will noch mal mit den Kids zum Flip-Out, mit ih-nen dann aber richtig durchdrehen, bis nix mehr geht und ich völlig verschwitzt aus der Halle torkele. Das wär's! Und da die Marke fürs Paragliden bei 120 und fürs Trampolinsprin-gen bei 115 Kilo liegt, ist die Zielstellung eigentlich ziemlich klar. Danach kann ich auch wieder ein, zwei Kilo zunehmen, das ist mir Latte. Bis dahin ist es ein sehr weiter Weg. Aber ich denke, jeder Psychologe wäre schon mal stolz auf mich, weil ich von alleine »Ich will das« sage. Und eins ist Fakt: Ich will das!

ICH SEHE WAS, WAS DU NICHT SIEHST

STÜHLE UND MATRATZEN

»Wenn Waagen, Stühle und Matratzen einfach unter dir zerplatzen, dann mach dich nicht verrückt: Du bist nicht zu dick, nein, die andern sind zu dünn« – das Soloprojekt von Farin Urlaub fand ich nie so richtig geil, aber die Zeilen von »Wunderbar« gehen mir bis heute nicht aus dem Kopf. Ich weiß es noch ganz genau: Als ich das Lied zum ersten Mal hörte, war ich vielleicht 18 Jahre alt und freute mich, dass er Menschen beschreibt, die offensichtlich noch viel fetter waren als ich. Bei mir war bisher weder ein Stuhl noch eine Matratze zerplatzt. Das fühlte sich gut an.

Kein Jahrzehnt später gehe ich in kein Café oder Restaurant mehr, ohne sofort die Sitzgelegenheiten abzuchecken: Gibt es keine Bänke, sondern nur Stühle? Wie dicht stehen sie nebeneinander? Pass ich da rein, halten sie mich aus? Das Schlimmste: Stühle mit Armlehnen. Kann mir irgendjemand erklären, wofür die Dinger da sind?

Unzählige Male stand ich schon vor irgendwelchen Läden und bin nicht reingegangen, weil ich ahnte, dass es mit den Sitzgelegenheiten schwierig werden könnte. Ich schüttelte mir dann irgendwelche anderen Gründe aus dem Ärmel: »Ich hab doch null Bock auf griechisches Essen, lass mal woanders hingehen.« Ich hatte nie das Gefühl, dass jemand die Lunte gerochen hätte. Sollen sie lieber denken, dass ich einen Schuss habe, als die Wahrheit zu wissen. Seit mir das erste Mal in einem Restaurant der Stuhl weggebrochen ist und die Bedienung einen XXL-Stuhl aus dem Lager holen musste, versuche ich, solche Momente zu vermeiden. Wenn es in einem Restaurant Sitzbänke gibt, gebe ich Hackengas. Erleichterung durchströmt meinen Körper. Die Chance ergreife ich gern.

Es gibt so viele Dinge, die ich als Dicker im Alltag zu beachten habe, bei denen normalgewichtige Menschen sich keine Platte machen müssen. Dinge, die ihnen gar nicht bewusst sind, die für mich aber jedes Mal mit Stress und Anspannung verbunden sind. Ich sehe was, was du nicht siehst. Zum Beispiel: zerbrochene Klobrillen.

Hat jemand von euch schon mal eine Klobrille zerstört? Allein in den letzten beiden Jahren sind sechs davon unter meinem Arsch zerbrochen. Wenn es auf öffentlichen Klos passiert, verdünnisiere ich mich so schnell wie möglich. Kann jeder gewesen sein. Wenn so was aber in meiner WG passiert, in der ich mit Abstand der Voluminöseste bin, ist es klar, auf wen der Verdacht fällt. Ich habe zwei linke Hände, aber ratzfatz Klobrillen abzumontieren und anzuschrauben habe ich in den letzten Jahren gelernt. Eine Zeit lang hatte ich zwei Stück unter meinem Bett liegen. Als Präventivmaßnahme hatte ich im Baumarkt schon mal vorgesorgt.

Noch schlimmer als Klos, die mich nicht aushalten, sind Kloschüsseln, auf die mein Arsch nicht mehr passt. Nicht nur einmal musste ich befürchten, den Treffer nicht versenken zu können. Und je dicker ich bin, desto mehr wird es zur Herausforderung, mir ordentlich die Backen abzuwischen. Lange ging es noch irgendwie. Aber dann war Schluss. Ich kam einfach nicht mehr dran. Manchmal stecke ich mir einfach den Duschkopf zwischen die Backen, um sicherzugehen, dass alles sauber ist.

Ich liebe es, in verschiedenste Gewässer zu springen. Das ganze Jahr über, auch im Winter. Auf Tour verschafft mir das immer das Gefühl, nicht nur den Backstage-Raum der Konzert-Location gesehen zu haben, sondern auch etwas von der Gegend. Also habe ich angefangen, das Nützliche mit dem Schönen zu verbinden …

Auf Tour ging ich nur noch in absoluten Ausnahmefällen aufs Klo. Immer öfter wartete ich einfach auf das nächste Gewässer, in das ich springen würde. Wenn es so weit war und keine Leute in der Nähe waren, seilte ich ab. Unter Wasser. Ich schlug zwei Fliegen mit einer Klappe: Einerseits kam ich nicht in die Verlegenheit, eine fremde Klobrille zu zerstören, andererseits war mein Hintern sofort wieder sauber, ohne dass ich mich verrenken musste. Und wenn der nächste Sprung in den See zu lange hin war, konnte ich auf meine prallen Backen setzen. Liebevoll taufte ich dieses Szenario »Vorscheißen«: Die Mine bricht ab und im besten Fall bleibt erst mal alles zwischen den Backen hängen. Halleluja! Gibt es auch andere Menschen, die das machen, oder bin ich der einzige Vorscheißer auf diesem Planeten?

So was sollte man wohl eigentlich nicht einfach so erzählen. Aber jetzt ist es raus. Das natürlichste Bedürfnis der Welt ist für viele sehr schambehaftet. Für mich eigentlich auch. Aber solche Einschränkungen gehören einfach zum Dicksein dazu: Irgendwann kann selbst der Gang auf die Toilette zum Problem werden. Bitter, aber wahr.

Ich sehe was, was du nicht siehst: kaputte Lattenroste. Mein Kopf fängt ohne Ende an zu rattern, wenn es darum geht, in fremden Betten zu schlafen. Selbst bei meinem eigenen Bett sind jahrelang immer die Latten aus dem Rost geknallt, wenn ich mich draufgesetzt habe. Das änderte sich erst, als ich in ein spezielles XXL-Lattenrost investierte. Entsprechend behutsam teste ich die Betten in Hotels aus. Wobei ich damit leben kann, ein Hotelbett zu zerstören. Viel schlimmer sind Situationen, in denen ich in den privaten Betten anderer Menschen lande.

Als ich mit Lena zusammenkam, hatte ich permanent Angst, mich in ihrem Bett umzudrehen. Obwohl ich Seitenschläfer bin, blieb ich die ganze Nacht stocksteif auf dem Rücken liegen. Vor allem in der Anfangsphase will man ja nicht gleich komplett abliefern und das Bett der Angebeteten zerstören. Aber irgendwann kam die Stunde der Wahrheit, ich drehte mich um – und natürlich knackte es laut. Hatte sie es mitbekommen? Fuck, Alter. Ist da grad was durchgebrochen? Nicht schon wieder! Sie hat zum Glück einen guten Schlaf. Ich lag weiter da, ohne mich zu bewegen. Irgendwann wurde sie wach und ging aufs Klo. Jetzt oder nie! Ganz vorsichtig rollte ich mich von der Matratze herunter und hob die Matratze hoch: Puh, nur eine Latte rausgesprungen, nichts kaputt. Als sie zurückkam, lag ich schon wieder im Bett. Noch mal gut gegangen … bis es das nächste Mal kracht!

FEBRUAR 2019
ABGEKACKT

In der Nacht nach dem Konzert in der Brose Arena habe ich nicht zum ersten Mal beschlossen, dass ich etwas ändern muss. Aber wie das so ist, vergisst man manche Dinge lieber wieder, weil es bequemer ist und man sich mit den harten Fakten nicht auseinandersetzen will oder kann. Mein erster Versuch ist noch gar nicht lange her. An den Auslöser erinnere ich mich noch genau. Es war ein Sonntagmorgen im Februar 2019.

Es war nicht das erste Mal in meinem Leben, dass ich hart gebechert hatte. Ich hatte schon einige fiese Kater hinter mir. Aber diesmal war es schlimmer. Am Vorabend hatte es zu viel Schnaps an der Theke gegeben. Viel zu viel. Das Problem: Ich hatte meinen Eltern versprochen, zum Kaffeetrinken vorbeizukommen. Schon auf der Hinfahrt bemerkte ich den kalten Schweiß, den ich gekonnt ignorierte. Als ich schließlich vor der Kirschtorte saß, die mir meine Mutter besorgt hatte, wurde mir plötzlich schwindlig. Ich stand auf und merkte, dass ich mich kaum auf den Beinen halten konnte. Auf dem Weg zur Couch musste mein Vater mich stützen. Das hatte es noch nie gegeben. Jedenfalls kann ich mich nicht daran erinnern. Fühlt sich so ein Schlaganfall an, von dem immer alle sprechen? Oder hatte ich hier grad einen Herzinfarkt? Mit meinem Lebensstil und dem starken Übergewicht hätte ich mich eigentlich nicht beschweren können. Auch ich hab intensiv gelebt ... Aber fuck, Mann, ich war trotz allem erst 31 Jahre alt und hatte keinen Bock auf 'nen Bypass oder so 'ne Scheiße. Manner hat doch auch bis über 50 durchgehalten. Warum ich? Warum jetzt?

Ich bin nicht so der Typ, der wegen jeder Kleinigkeit zum Doktor rennt. Wenn es mir nicht gut geht, regelt das meist das Bett oder die Badewanne. Das war bisher immer die beste Medizin gewesen, würde diesmal aber ganz offensichtlich nicht ausreichen. Meine Eltern fragten, ob sie den Arzt rufen sollten. Dass ich sofort Ja sagte, beweist, was für einen Schiss ich hatte. Nach ein paar Minuten trafen die Rettungssanitäter ein und checkten mich vor Ort durch. Nach kurzer Zeit gaben sie Entwarnung. Höchstwahrscheinlich kein Herzinfarkt, auch kein Schlaganfall. Als ich ihnen sagte, dass ich getrunken hatte, schien der Befund klar zu sein. Zur Sicherheit wollten sie mich trotzdem mit ins Krankenhaus nehmen, um einen Komplettcheck machen zu können. Sie bestanden darauf, mich auf einer Trage in den Krankentransporter zu bugsieren. Obwohl ich geschwächt war, wäre ich lieber selber gegangen. Ich fragte mich, ob sie überhaupt eine Trage hatten, die so einen dicken Menschen wie mich aushielt. Als Rettungssanitäter würde ich so hart kotzen, wenn ich mir 'nen Bruch heben müsste, nur weil irgend so ein Moppi nicht auf seinen Suff klarkommt.

Als ich auf der Trage rumlag, erklärte mir einer der Sanitäter, dass er Fan von Feine Sahne sei. Entwarnung also, denn natürlich wäre es deutlich unangenehmer gewesen, von jemandem auf einer Trage festgeschnallt zu werden, der mir offenbart, dass er mich hasst, und sein Landser-Shirt aufblitzen lässt. Aber als er mich dann nach einem Selfie fragte, war ich einfach nur überfordert. Wie kommt es, dass ich immer wieder in solche Situationen gerate? Ich hatte eigentlich null Bock, aber zu jemandem, der meine Gesundheit in den Händen hält, wollte ich lieber nicht Nein sagen. Zudem war er auch einfach sympathisch. Also kurz den kalten Schweiß wegwischen, lächeln, Foto! Und schon ging bei mir der Film los: Was, wenn er sich verstellt hat und das Bild gleich in allen Telegram-Gruppen der hiesigen Naziszene viral geht? Oder noch erbärmlicher: wenn das Foto an irgendeine Klatschzeitung verkauft wird? Wie sich später herausstellen sollte, war die Angst unbegründet. Warum muss ich immer in Worst-Case-Szenarien denken? Mein Kopf ist gefickt.

Im Krankenhaus angekommen, checkten die Ärzte mich durch, legten mir eine kleine Infusion und kamen zum Schluss, dass mein Kreislauf abgekackt war. Sinngemäß war die Ansage: »Ruhen Sie sich aus, trinken Sie Wasser, Sie haben einfach zu viel gesoffen.« Und nachdem ich bei meinen Eltern ausgeschlafen hatte, ging es mir am nächsten Tag tatsächlich schon deutlich besser. Aber irgendwie war ich mir unsicher, ob nicht doch was im Argen lag.

Herr Wagner ist der Vater eines engen Freundes. Er ist Arzt, passenderweise spezialisiert auf Adipositas-Patienten, und hat in den letzten Jahren immer mal wieder angeboten, mich durchzuchecken. Bisher hatte ich immer abgelehnt, aber jetzt machte ich mir ernsthaft Sorgen. Ich mag ihn sehr, und mir war klar: Wenn ich mich von irgendwem durchchecken lasse, dann von ihm. Ich kontaktierte ihn privat, und schon kurz darauf durfte ich zu ihm in die Praxis kommen. Die Untersuchung dauerte eine gute Stunde. Seine Assistentin nahm mir Blut ab, sie ließen mich ein paar Sportübungen machen, überprüften meine Beweglichkeit und stellten viele Fragen.

Wenige Wochen später kam ich zur Nachbesprechung. Stunde der Wahrheit. Und ich konnte etwas aufatmen. Herr

Wagner sagte, es sei noch keine komplette Vollkatastrophe, aber wenn ich so weitermachte, würde ich mit Vollkaracho auf diese zurasen: Gelenkschmerzen? Nur eine Frage der Zeit. Knie im Arsch? Dauert nicht mehr lange. Diabetes? Wenn es so weitergehe, sei die Frage nicht, ob, sondern wann ich anfangen müsse, mir Insulin zu spritzen. Keine Überraschung, aber hart zu hören: Der Fettanteil meines Körpers sei überproportional hoch. Wie viel zu hoch? Keine Ahnung. Das Messgerät vom Arzt konnte dies bei so einem starken Übergewicht wie meinem nicht mehr berechnen. Er bescheinigte mir eine behandlungsbedürftige Adipositas. Ich wusste nicht mal, dass es verschiedene Stufen der Fettleibigkeit gibt. Ich war in der Champions League angekommen: Adipositas-Grad 3! Ziemlich hart.

Und es kam noch härter. Er sagte, dass es nur eine Frage der Zeit sei, bis ich es mit Luftnot zu tun bekäme. Das könne früher oder später schließlich zur Beendigung der Sängerkarriere führen. Klar, wie soll man es durchhalten, zwei Stunden auf der Bühne rumzurennen, wenn man keine Luft bekommt? Mit Rumrennen wär eh nicht mehr viel, da mich schmerzhafte Bewegungseinschränkungen durch Gelenkverschleiß dazu verdammen würden, auf einem Fleck stehen zu bleiben. Schöne Scheiße.

Mir war absolut bewusst, dass ich kein Athlet bin. Aber wenn die Fakten mal auf dem Tisch liegen und mich jemand, der richtig Ahnung hat, so damit konfrontiert, ist das für mich doch noch mal was anderes als der Ärger, wenn ein T-Shirt nicht mehr passt. Bei Herrn Wagner hatte ich sofort das Gefühl, dass er sich ernsthaft Sorgen um mich macht. Er sieht mich nicht als Monchi, nicht als Zecke, nicht als Musiker. Er sieht mich als Jan. Er ist kein Moralapostel und kein Schwätzer, sondern jemand, der es einfach gut mit mir meint.

Er gab mir verschiedenste Tipps und bot mir an, mich jederzeit bei ihm zu melden. Und dann fragte er mich, ob ich mir vorstellen könne, zu einer Ernährungsberaterin zu gehen. Puh, Ernährungsberatung? Mein erster Gedanke war, dass ich niemanden brauche, der mir sagt, dass ich mir nicht nur Pizza und Döner gönnen soll. Das wusste ich schon. Aber andererseits: So einiges wusste ich ja vielleicht doch nicht. Vielleicht würde ich Denkanstöße bekommen, die mir etwas bringen. Und wenn Herr Wagner meint, die Ernährungsberatung könnte mir dabei helfen, abzunehmen, dann sollte ich es probieren. Was hatte ich schon zu verlieren? Außer meinen Kilos …

APRIL 2019
DAS TOR ZUR HÖLLE

So schwer es manchmal auch sein mag, den Arsch hochzu-
kriegen, schien mir das mit dem Sport noch immer die kleinere Herausforderung zu sein als die Umstellung meiner Ernährung. Und auf den Termin bei der Ernährungsberatung
musste ich eh noch ein paar Wochen warten. Aber wie sollte
ich anfangen, Sport zu treiben? Ich hatte elf Jahre lang rein
gar nichts gemacht, mal von den paar Bahnen abgesehen, die
ich ein, zwei Mal im Monat in der Schwimmhalle zog. Das
ging noch gerade so, denn beim Schwimmen fühle ich mich
weniger fett. Bisschen Tischtennis zocken war zwischendurch
auch drin. Ich habe eine große Armspannweite, deshalb kann
ich einfach stehen bleiben und verliere trotzdem nicht jedes
Mal. Die döllsten Sporteinheiten, die es für mich gab, waren
unsere Konzerte. Mehr gab's nicht. Dabei hatte ich auf Tour
so oft verkatert in irgendeinem Bett gelegen und gedacht:
»Morgen früh lege ich los.« Los ging es dann aber immer nur
zum Frühstücksbuffet.

Aber jetzt sollte es wirklich kein Zurück mehr geben, ich
wollte etwas tun. Ich erinnerte mich, dass mein Freund Ronny
mich erst vor Kurzem gefragt hatte, ob ich nicht mal mit ihm
ins Fitnessstudio gehen würde. Also meldete ich mich direkt
bei ihm und wir machten was aus. Wichtig zu erwähnen ist
in diesem Zusammenhang, dass Fitnessstudios für mich immer das Allerletzte waren: ein Laufsteg für durchtrainierte

Testosteron-Hoschis und solariumgebräunte Tussis, die nix können, außer ihren Bizeps und ihren Arsch zu präsentieren. Dazu noch die Fascho-Pumper, die in Mecklenburg-Vorpommern obligatorisch sind. Mir reicht es schon, sie im Alltag auf der Straße zu sehen. Da brauche ich es nicht, dass sie mir auch noch schadenfroh dabei zugucken, wie ich keine 20 Kilo bewegt bekomme, ohne zu schwitzen, während sie die 100-Kilo-Hanteln drücken, als wär das nix.

Eigentlich will ich ja offen für vieles sein, bin ich aber nicht immer. An erbärmlichen Vorurteilen, die es mir leicht machten, das Fitnessstudio zu meiden, mangelte es mir nicht. So sparte ich mir die Anstrengung und konnte mich dabei noch über die »Testosteron-Hoschis« erheben. Ich freue mich, dass ich immerhin nicht mehr so hängengeblieben bin und denke, dass nur Hansa-Fans oder nur Zecken cool sind. Was für ein Quark. Es gibt so viele tolle Menschen, die sich gar keiner Szene oder Subkultur zugehörig fühlen. Dieses Schwarz-Weiß-Denken Stück für Stück abzulegen war für mich jedes Mal eine einzige Befreiung. Vielleicht würde es hier ja auch so sein? Also wischte ich alle Bedenken weg und sagte mir: Wenn, dann jetzt! Ich würde ja auch nicht allein hingehen, sondern mit Ronny, und geteiltes Leid ist bekanntlich halbes Leid.

Ich war megamotiviert und hatte mir extra neue Sportschuhe besorgt. (Mehr musste ich nicht besorgen, denn die Sachen, die ich im Alltag trage, sind nichts anderes als Sportkleidung. Andere Klamotten passen mir meist gar nicht mehr.) Doch als ich schon fast da war, sagte Ronny mir ab, sein Sohn war krank. Da konnte ich nicht mithalten, das war klar. Trotzdem war ich genervt. Ich hätte das natürlich auch für mich als Ausrede nutzen können, um doch keinen Sport zu machen. Aber irgendwie hatte ich mich doch ganz schön drauf gefreut. Und ich wusste genau: Wenn ich wieder nach Hause fahren

würde, ohne immerhin ein bisschen auf so 'nem Fahrrad rum-
gestrampelt zu haben, würde mich das runterziehen. Also öff-
nete ich die Tür und übertrat die Schwelle zur Hölle. Ich gab
meine Daten an, kriegte ein rotes Bändchen ums Handgelenk
und ließ mir die Umkleidekabinen zeigen. Die Typen, die sich
dort gerade umzogen, interessierten sich nicht für mich. Keine
abschätzigen »Hat die fette Sau sich verlaufen?«-Blicke, gar
nichts. Hmm, vielleicht war das gar nicht die Hölle? Es roch
nur ziemlich nach verschwitzten Männern. Aber das sorgte
eher dafür, dass ich mich heimisch fühlte, denn ich schwitzte
ständig. Alles in allem war es da irgendwie ganz schön normal.

Im Obergeschoss ließ ich die Pumper-Geräte erst mal au-
ßen vor und steuerte schnurstracks die Fahrradergometer an.
Da wusste ich wenigstens in etwa, was ich zu machen hatte.
Bei den ganzen anderen Gerätschaften hatte ich gar keinen
Plan. Auf das eine Teil hatte sich gerade ein Typ mit seinem
Arsch gesetzt, da hätte ich gewettet, dass man sich mit dem
Bauch drauflegen muss. Ich entschied mich für das Bike in
der hintersten Ecke, um so unauffällig wie möglich beobach-
ten zu können, was die Leute auf all den Sportdingern über-
haupt anstellten.

Ich sollte eine Schwierigkeitsgradstufe zwischen 1 und
29 wählen. Ich nahm die 10 und trat in die Pedalen. Meine
größte Angst, dass ich irgendwie negativ auffallen würde,
war offenbar völlig unangebracht gewesen, da sich niemand
auch nur ansatzweise für mich zu interessieren schien. Wie
geil, Alter, ich konnte einfach mein Ding machen, ohne von
irgendwem behelligt zu werden! Auch wenn ich nur 15 Minuten durchhalten sollte, hätte es sich schon für diese Erkenntnis gelohnt, herzukommen.

Natürlich liefen dort Leute rum, die für mich wie Hoch-
leistungssportler aussahen, aber daneben schwitzten auch

andere Dicke, die es geschafft hatten, sich aufzuraffen, und vor mir strampelten sich drei Omas ab, deren Sporteinheit ganz offensichtlich auch eine Tratsch-Einheit darstellte. Der Großteil der Menschen: im besten Sinne einfach Normalos. Und alle konzentrierten sich nur auf sich selbst. Noch nie hatte ich menschliches Desinteresse als so schön empfunden.

Nach 35 Minuten war ich am Ende. Ich schwitzte sehr stark, aber ich war glücklich. Schön, dass ich Ronnys Absage nicht auch für mich als Ausrede genutzt hatte. Ich machte gleich einen Termin fest, um einen Jahresvertrag abzuschließen. Wenn schon, denn schon! Ich nahm mir vor, zwei- bis dreimal die Woche herzukommen. Das war für meine Verhältnisse eine ganze Menge, aber ich hatte Bock drauf.

Die nächsten Male führte ich meine Beobachtungen fort. Ich hoffte, dass es nicht so wirkte, als würde ich irgendwem auf den Arsch starren oder so. Dein Arsch ist mir egal, ich will einfach nur wissen, wie man sich auf so einem Stepper bewegen muss, ohne runterzufallen! Sicherheitshalber blieb ich aber erst mal beim Fahrrad. Auf dem Stepper würde ich wahrscheinlich eh keine fünf Minuten schaffen, dachte ich, so anstrengend, wie das aussah. Den Schwierigkeitsgrad am Ergometer erhöhte ich allerdings jedes Mal, und ich hielt auch immer länger durch.

Es war krass für mich, zu sehen, wie schnell sich meine Kondition verbesserte. Nach ein paar Wochen schaffte ich es, auf Level 15 eine ganze Stunde lang zu fahren, und es machte mich einfach nur glücklich. Ich, 60 Minuten im Fitnessstudio. Es gibt Sachen, die gibt's gar nicht. Und irgendwann traute ich mich sogar auf den Stepper. Alter, war das anstrengend. Aber: Damit konnte ich deutlich mehr Kalorien verbrennen. Herr Wagner meinte zwar mal, dass die Dinger zu hohe Zahlen anzeigen, um einen zu pushen, aber wenn das stimmt, würde ich mich in diesem Punkt sehr gerne belügen lassen, denn die wachsende Zahl motivierte mich ungemein!

Und dann waren da noch die Faschos. Natürlich hätten mich die meisten von ihnen einfach umhauen können. Nur weil ich ordentlich Schwungmasse habe, heißt das nicht, dass ich ein guter Schläger bin. Aber dazu kam es nicht. Es herrschte kalter Krieg. Ein bisschen zudüsen hier, ein bisschen blickficken da. Ein einziges Mal setzten sie sich auf die Fahrräder, die um mich herumstanden, um mich einzuschüchtern. Links ein Arier, rechts ein Arier. Sie kamen sich ziemlich geil vor. Ich stand irgendwann auf, schaute die Jungs an und fragte: »Seid ihr Fans? Wollt ihr ein Autogramm? Kein Ding. Selfie kostet für euch 'nen Fünfer, Freundschaftspreis.«

Einmal wurde ich von Bekannten aus Berlin gefragt, ob ich nicht einfach in ein Fitnessstudio wechseln könne, in dem keine Nazis trainieren. Diese Frage zeigt, wie weit Lebensrealitäten auseinanderliegen können, auch wenn die jeweiligen Wohnorte nur eine zweistündige Autofahrt trennt. Ja, wo soll ich denn hingehen? Soll ich immer bis nach Kreuzberg fahren, um 'ne Stunde Sport zu machen? In einem Bundesland wie Mecklenburg-Vorpommern, in dem es gut organisierte Neonazistrukturen gibt, in denen fast 17 Prozent die AfD wählen und die NPD trotzdem noch ihr bundesweit bestes Ergebnis erzielt, lässt es sich für mich schwer in einer Blase leben. Und das will ich auch gar nicht.

Natürlich hat es mich Überwindung gekostet, das erste Mal in ein Fitnessstudio zu gehen, aber schlussendlich freue ich mich darüber, es getan zu haben. Und auch wenn es da natürlich ein paar Hoschis gibt: Der größte Spinner bin eh ich selbst. Und meine Vorurteile waren mal wieder nur dafür da, um meine eigene Unsicherheit zu überspielen.

ERNÄHRUNGSBERATUNG

Ich wollte auf Herrn Wagner hören und war bereit, es zu probieren. Also hatte ich mich bei Frau Melzin gemeldet, auf deren Visitenkarte »Individuelle Ernährungsberatung« stand. Das klang schon mal nicht nach 08/15-Tipps, die ich auch in irgendwelchen Fitnessblogs nachlesen könnte. Ich war guter Dinge, vielleicht wirklich etwas Neues herauszufinden.

Gerade lief es für meine Verhältnisse ganz gut. Meine Ernährung hatte ich vor dem Termin schon selbst etwas umgestellt. Es war das erste Mal in meinem Leben, dass ich versuchte, mich besser zu ernähren. Meine Freundin Lena, die sehr fit in dem Thema ist, half mir dabei. Sie zeigte mir, dass nicht nur Kalorienbomben lecker sein können. Vorher hatte ich irgendwann echt das Gefühl, dass mir nur noch Fast Food schmeckt. Schön, dass es nicht so ist.

Im Fitnessstudio lief's auch, und tatsächlich purzelten die ersten Kilos. Vielleicht würden die Tipps der Expertin sich ja als das i-Tüpfelchen erweisen, mit dessen Hilfe ich schon in ein paar Monaten 20 oder 30 Kilo abgenommen hätte. Ich war gespannt. Was so eine Ernährungsberaterin wohl von mir wissen wollte? Sollte ich ihr wirklich von meinen Fressattacken erzählen, so richtig auspacken? Ich setzte mich aufs Rad und freute mich, dass ich nach der Ankunft noch ein paar Minuten Zeit hatte, denn nach der kurzen Strecke war ich schon gut durchgeschwitzt. Also noch mal durchpusten. Ich war nervös.

Mich begrüßte eine sympathische Frau über 50, die mir erzählte, dass sie den Job schon seit mehreren Jahrzehnten macht. Immerhin war ich also nicht der erste richtige Brocken, der auf diesem Stuhl Platz nahm. Sie erzählte von ihrer Arbeit und von Weiterbildungen, die ihre Überzeugungen komplett umgekrempelt hätten. Sie legte mir das Buch »Böses Gemüse – Wie gesunde Nahrungsmittel uns krank machen« ans Herz und verriet mir ihre neue Geheimwaffe: lektinarme Ernährung.

Bitte was? Das ging ja schon mal steil los. Ich saß da erst seit ein paar Minuten und verstand schon nur Bahnhof. Das erste Mal in meinem Leben war ich bereit, mich mit Ernährung auseinanderzusetzen, und die quatscht mich mit Lektinen voll. Auch wenn sie die Fachbegriffe natürlich irgendwie erläuterte: Spätestens bei solchen Formulierungen wie »Arachidonsäure reduzieren« schaltete ich auf Durchzug.

Alle Daten und Werte meiner Untersuchung lagen ihr vor, aber sie fragte noch nicht mal was Konkretes in Bezug auf meine Essgewohnheiten. Irgendwie kam da gar nix, außer zig Folien auf ihrem Laptop über lektinarme Ernährung. Stand auf der Karte nicht »individuelle Ernährungsberatung«? Ich fragte mich, wann endlich der individuelle Teil dran war. Doch ich hatte das Gefühl, dass sie nur ihren eigenen Stiefel durchzog. Auch nach einer halben Stunde: keine Frage nach meinen Lebensumständen, keine Frage danach, ob ich schon mal probiert hatte, abzunehmen, keine Frage danach, was ich mir von der Beratung erhoffte. Nächste Folie: Welche Fette sind endzündungsfördernd, welche Fette sind entzündungshemmend? Nächste Folie: Transfettsäuren. Kekse, Pommes, Pizza: problematisch! Musste ich mir da echt erzählen lassen, dass Pommes nicht perfekt zum Abnehmen sind? Ich versuchte immer mal wieder nachzuhaken mit Sätzen wie: »Ich glaube, solche Sachen sind mir bewusst, aber wie schaffe ich es, mich selber zu überlisten?« Aber statt darauf einzugehen, folgte die nächste Folie: eine Auflistung dessen, was von nun an verboten und erlaubt sein sollte. Absoluter Jackpot. Genau was ich brauche. Auch wenn sie immer wieder betonte, wie viele Sachen ich essen könne, blieb in meinem Kopf nur eins hängen: Verbote, Verbote, Verbote. Wenn das Ganze auch nur ansatzweise individuell gewesen wäre, wäre ihr klar geworden, dass Verbote bei mir keinen positiven Effekt haben.

Ich merkte, wie enttäuscht ich war. Ich war so stolz auf meine ersten kleinen Erfolgserlebnisse, doch statt daran irgendwie anzuknüpfen, kam schließlich die Krönung: Bestimmte Obst- und Gemüsesorten seien auch verboten, andere nur saisonal erlaubt. Saisonal, Digger? Ich habe mich die letzten 15 Jahre gefühlt nur von Döner und Gummibären ernährt, bin stolz darauf, nun stattdessen öfter zu einer Birne oder einem Apfel zu greifen, und dann wird mir gesagt, dass dieses und jenes Gemüse nur in diesem und jenem Monat gut für mich ist? Ich konnte es nicht fassen. Am liebsten hätte ich mir vor ihren Augen ein Kilo Erdbeeren reingekloppt, denn die sind im April nicht erlaubt.

Wie auf einem schlechten Trip erzählte sie mir dann noch, dass ich nur ganz bestimmtes Brot essen solle. Das Beste sei es, wenn ich mir mein Hirsebrot selber backen würde. Sie konnte ja nicht wissen, dass ich aus einer Bäckersfamilie stamme. Das geilste Brot wird in Altentreptow von meiner Familie gebacken und nicht in meiner WG-Küche. Wieder versuchte ich, eine persönliche Komponente in unser Gespräch zu bringen, und erzählte ihr, dass ich durch Feine Sahne mehr auf der Autobahn als zu Hause bin. Wie soll ich mir da eigenes Brot backen? Und noch wichtiger: Selbst wenn ich alle Zeit der Welt dafür hätte, hätte ich keinen Bock drauf. Ich bin einfach nicht der Typ für so was. Mit ein, zwei Fragen hätte sie das herausgefunden.

Am Ende fragte ich sie, wie viele ihrer Patienten es schaffen, dauerhaft abzunehmen. Ohne sich groß aus dem Konzept bringen zu lassen, sagte sie, dass ich mindestens 60 Kilo abnehmen müsse, um wirklich etwas für meine Gesundheit zu tun, dass sie Patienten mit vergleichbarem Übergewicht, die es langfristig geschafft hätten, über 25 Kilo abzunehmen, jedoch an einer Hand abzählen könne. Ein echtes Motivationstalent, diese Frau! Als ob es das Normalste der Welt wäre, schloss sie ganz locker die Frage an, ob ich denn schon mal an eine Magenverkleinerung gedacht hätte.

Ich konnte das in dem Moment gar nicht so richtig fassen: Ich habe nicht meine 20. misslungene Diät hinter mir, sondern versuche das erste Mal in meinem Leben, abzunehmen. Und trotzdem wird mir schon in der ersten Beratungssitzung eine Operation nahegelegt. Individuelle Ernährungsberatung? Ihr könnt mich mal individuell am Arsch lecken. Vielleicht hätte ich so was sagen sollen, aber ich war zu perplex und druckste nur rum: »Weiß nicht. Keine Ahnung.« Sie betonte noch mal: Wenn das mit der Ernährungsumstellung nicht funktioniere, solle ich eine OP ernsthaft in Betracht ziehen. Darüber könne man dann auch in den nächsten Sitzungen reden. Saisonales Gemüse oder Magenverkleinerung! Dazwischen gibt es anscheinend nix.

Sagt die das zu allen Patient:innen? Oder nur zu mir, weil sie mich für einen hoffnungslosen Fall hält? Kriegt die Prozente für so 'ne Operation, oder was? Ich war aufgewühlt, ging als Erstes zum Imbiss, holte mir zwei Bockwürste und tippte auf meinem Handy »Magenverkleinerungen« in die Suchmaschine. Es gibt verschiedene chirurgische Eingriffe, lernte ich, die das Volumen des Magens reduzieren, was zu einem Rückgang des Hungergefühls, einer reduzierten Nahrungsaufnahme und schließlich zur Gewichtsabnahme führen soll. Bla, bla, bla …

Jeder soll sich so entscheiden, wie es sich richtig anfühlt, und natürlich ist es eine medizinische Errungenschaft, wenn Menschen, bei denen es mit dem Abnehmen nicht klappt, eine solche OP angeboten werden kann. Ich persönlich bin aber der festen Überzeugung, dass das für mich nur der letzte Ausweg sein darf. Es ist und bleibt eine Operation und es scheint auch nicht gerade ein kleiner Eingriff zu sein. Ich wollte nur noch nach Hause.

Die Form der Ernährungsumstellung, die Frau Melzin mir vorgeschlagen hatte, kam mir völlig unrealistisch vor. Versuchen wollte ich es trotzdem. Ich ging zu Lena und zeigte ihr die Liste der erlaubten und verbotenen Lebensmittel. Sie schüttelte ungläubig den Kopf und meinte: »Dann ernähre ich mich also auch schon mein Leben lang komplett falsch. Was für ein Quatsch.« Trotzdem begleitete sie mich auf den Wochenmarkt in der Rostocker Innenstadt. Ich hatte mich gerade erst daran gewöhnt, die Obst- und Gemüsestände nicht komplett zu ignorieren, und war so stolz darauf, Sachen gefunden zu haben, die mir schmecken. Mit der Liste war das gar nicht mehr so leicht: Blumenkohl, den ich gerade für mich entdeckt hatte, war im April nicht vorgesehen. Erdbeeren? Verboten! Bohnen? Verboten! Und auch Gurken durfte ich mir erst im August wieder gönnen. Es war einfach nur ernüchternd. Ohne noch mal auf die Liste zu schauen, kaufte ich schließlich ein paar Äpfel. Dieser lektinfreie Scheiß kann mich mal!

Ich ging zu keiner der drei weiteren Sitzungen. Die erste hatte mich schon so sehr runtergezogen, dass ich das Experiment mit der besseren Ernährung wieder sein ließ, und auch ins Fitnessstudio ging ich bald nicht mehr. Wenn ich nicht mehr leben darf, nehme ich lieber wieder zu.

ICH SEHE WAS, WAS DU NICHT SIEHST

MOLLI-LÄDEN

2020 hat H&M die großen Größen aus dem Sortiment genommen, mit der Begründung, dass man sich an den »Bedürfnissen der Kund:innen« orientiere. In solchen Läden ist XL so ziemlich das Maximum. Wenn es hart auf hart kommt und ich für einen festlichen Anlass ein Hemd oder einen Gürtel benötige, brauche ich es da also gar nicht erst zu probieren. Stattdessen muss ich in einen Molli-Laden gehen. »Was ist denn ein Molli-Laden?«, fragen mich immer wieder Freunde mit deutlich weniger Bauchumfang. Molli-Läden gibt es in jeder größeren Stadt. Als Schlanker mag man an ihnen vorbeilaufen, mir fallen sie meist sofort ins Auge, denn sie sind der letzte Klamotten-Strohhalm, den ich habe. Das Problem ist nur: Die Klamotten dort sehen nahezu immer scheiße aus. Für Senioren mag das Sortiment annehmbar sein, aber für Leute in meinem Alter gibt es nix! Und mit nix meine ich null Komma null niente!

Gerne lasse ich mich vom Gegenteil überzeugen, aber ich kann mit voller Überzeugung sagen, noch nie in einem coolen Molli-Laden gewesen zu sein. Es fängt schon bei den Reklametafeln an: »Wir führen Übergrößen!« Ist klar, dass die damit werben, aber wenn ich das lese, ahne ich schon, dass das wahrscheinlich das einzige Argument ist, das der Laden zu bieten hat. Da krieg ich richtig Bock, zu shoppen! Ich schäme mich nicht für viel, aber die Türschwellen dieser Läden zu übertreten, habe ich immer als erniedrigend empfunden. Wenn dann noch eine schlanke Mittfünfzigerin versucht, einem das wohl hässlichste Oberteil des Geschäfts als »megahip« anzudrehen, fühlt sich das einfach nur erbärmlich an.

Einmal merkte ich erst kurz vor einer Hochzeit, dass alle meine Hemden so eng waren, dass ich spätestens beim Hinsetzen das Gefühl hatte, sie würden gleich platzen. Also auf zum Molli-Laden! Sie hatten ein rot-schwarzes Hemd da, das mir halbwegs passte. Es war eigentlich etwas zu groß, aber immerhin nicht zu klein. Lieber Kartoffelsack als Presswurst. Ich fand es so hässlich. Aber ich kaufte es, und weil es nicht zu klein war, trug ich es irgendwann ständig. Das Hemd schaffte es dann sogar aufs Filmplakat für »Wildes Herz«.

Das Erbärmlichste sind aber meistens nicht die Kleider, sondern die Namen der Geschäfte. Ich frage mich, ob man in Deutschland nur ins »Dickengeschäft« einsteigen darf, wenn man einen möglichst bescheuerten Namen parat hat. Diese grenzdebil benannten Läden gibt es einfach überall. Ich war im »Größenwahnsinn« in Berlin, bei »Rund – na und?« in Travemünde, und online hat meine Mutter beim »Pfundskerl« bestellt. Mein absoluter Favoritenname ist und bleibt aber unangefochten »Mollywood«. Das muss man sich mal auf der Zunge zergehen lassen. »Mollywood«! Wie viel Crack muss man geraucht haben, um zu denken, dass irgendein dicker Mensch es auch nur ansatzweise geil finden könnte, bei »Mollywood« einzukaufen? Würde ein kleiner Mensch gerne im »Zwergenland« shoppen? Würde ein dünner Mensch sich darüber freuen, seine Kohle im »Halben Hahn« oder beim »Spargeltarzan« zu lassen?

Am häufigsten war ich im Rostocker »gross_art_ich«. Ganz bestimmt nette Leute, aber auch da fand ich selten Klamotten, die mir wirklich gefielen. Als absoluten Hohn habe ich es immer empfunden, dass dieser Laden für Dicke direkt neben einer »Schokoladerie« steht. In meiner Fantasie reibt sich da ein gewitztes Ehepaar die Hände, füllt die Kundschaft erst mit Kalorienbomben ab und schiebt die Moppis dann mit einer Karre rüber zum XXXXXXL-Shopping. Geniale Geschäftsidee!

Was ich nicht verstehe: Der Kapitalismus macht doch aus jeder Scheiße Geld. Beispiel: Meine Geschwister haben mir zu Weihnachten einen Mini-Jacuzzi geschenkt, der nur dafür da ist, um seine Eier reinzuhängen. Es wird jeder erdenkliche Müll verkauft, aber keiner schafft es, geile Klamotten für Dicke herzustellen? Sachen, die gut sitzen und in denen man sich nicht wie ein Aussätziger fühlt? An jeder Ecke kann ich was kaufen, um mich fett zu fressen, aber für Klamotten gibt es keine Alternative zu diesen Molli-Läden, die mit nichts punkten außer mit der Verfügbarkeit großer Größen? Ich kann doch nicht der Einzige sein, der das so sieht, oder? Ich hoffe, dass irgendein gewitztes Team an einer Geschäftsidee arbeitet und am besten ab morgen richtig geile Klamotten für uns rausballert. Sollen die Milliarden machen, sie hätten's verdient! Ich würde dem Kapitalismus das erste Mal danken, freudestrahlend über die Ladenschwelle laufen und alles leer kaufen! Doch dafür ist der Kapitalismus dann wohl doch zu dumm ... Danke für nix, Digger.

VON MISSIONAREN UND VENTILEN

Zurück in die Gegenwart: Die ersten Wochen nach der Tour habe ich einfach verstreichen lassen, obwohl ich mir nach dem 182-Kilo-Hammer vorgenommen hatte, ab Tag eins in 2020 gleich durchzustarten. Aber gute Vorsätze sind bekanntlich leicht über Bord zu werfen, und so habe ich erst mal den Schlaf der letzten Jahre nachgeholt, mich mit Freunden getroffen, habe es endlich mal wieder zu einem Heimspiel von Hansa geschafft, das sie auch noch gewonnen haben, und habe versucht, mich auf meine Familie zu konzentrieren. Das erste Mal seit Jahren hat es sich für mich wirklich wie Ankommen angefühlt.

Die Band-Auszeit tut gut. Wir sagen bisher wirklich alles ab. Also, na ja, fast alles. Die Tage kam eine Anfrage bei uns rein, ob wir Bock hätten, im Mai in Mexico City zu spielen. Pantéon Rococó feiern in einem 65 000-Leute-Stadion ihren Geburtstag, und wir sollen Support spielen. Da kannste nur zusagen …

Ende Januar habe ich angefangen, mich zum Sport zu zwingen. Fast ein Jahr war ich vorher nicht im Fitnessstudio gewesen, seit mich die Ernährungsberatung damals so runtergezogen hat. Aber jetzt bin ich wieder motiviert! Ich gehe drei- bis viermal die Woche hin. Zudem versuche ich, mich regelmäßig auf meinen Drahtesel zu schwingen und kleinere Strecken zu fahren. Zuerst war es erschreckend für mich, wie verschwitzt ich schon nach kurzer Zeit war. Wenn es auch nur die kleinste Steigung gab, war ich nicht nur klitschnass, sondern habe richtig nach Luft geschnappt. Genauso war es in der Fitte. Krass, wie schnell ich nach meinen Versuchen vor ein paar Monaten wieder abgebaut hatte. Einmal war ich mit einem Freund im Studio und schämte mich, weil ich so schnell schon nicht mehr konnte. Ich erinnere mich an die letzten Male, als ich Fußball mit Freunden gespielt habe. Wie ich ihnen beim Sprinten zusehen durfte, während ich sogar im Tor schwitzte wie ein Schwein. So was spornt mich nie dazu an, etwas zu verändern, der Vergleich mit den anderen sorgt eher dafür, dass ich die Lust verliere, und so fing mein Kopf auch damals an zu streiken: Dann kaufe ich mir lieber was Süßes im Penny, das gibt wenigstens ein paar Glücksgefühle, dachte ich mir und machte beim Fußballspielen nicht mehr mit. Es war ein Teufelskreis: Je unsportlicher ich wurde, desto mehr zog ich mich bei jeglichen sportlichen Aktivitäten zurück. Desto mehr futterte und soff ich. Aber diesmal ist es anders! Das hoffe ich zumindest. Ich will mir selber in den Arsch treten und nicht ständig irgendwelche Ausreden erfinden.

Und mit solchen Erfahrungen im Hinterkopf habe ich schnell gemerkt, dass es für mich der richtige Weg zu sein scheint, alleine Sport zu machen. So kann ich mich einfach nur auf mich konzentrieren, ganz ohne Schwanzvergleich oder Minderwertigkeitsgefühle. Freunde, die mitbekommen, dass ich Sport mache, fragen immer mal wieder, ob wir was gemeinsam machen wollen, und sie meinen es bestimmt alle gut, aber ich habe gerade einfach keinen Bock darauf. Also versuche ich immer, ohne Umschweife abzusagen. Ich habe angefangen, mein Ding komplett alleine durchzuziehen, und das kann ich nur jedem empfehlen. Nach dem Sport mit anderen dachte ich eigentlich nie »Toll, dass ich was geschafft habe«, sondern meistens nur »Krass, was ich alles nicht kann«. Und ich will weder vom Antrieb durch andere abhängig sein noch mich mit irgendwem vergleichen müssen. Der Sport muss ganz allein meine Sache sein! Nur ich selbst kann mich motivieren.

In den letzten Jahren haben sich jedoch immer wieder Leute dazu berufen gefühlt, mich zum Abnehmen zu bewegen. Mal auf nette und freundschaftliche, mal auf komplett peinliche Art. Nach einem Konzert in Dresden kam mal ein Typ, den ich zuvor noch nie gesehen hatte, bei der After-Show-Party auf mich zu und quatschte mir ein Ohr ab. Er kam ziemlich schnell auf den Punkt: Er sei ein Instagram-Fitnesscoach und biete mir an, mich innerhalb von ein paar Monaten zu einer »Bestie« zu machen. Das war ganz offensichtlich mein großer Glückstag. Ich müsse dafür nichts bezahlen, sondern ihm lediglich einen Schlafplatz an der Ostsee besorgen, mehrmals wöchentlich seine Seite verlinken und öffentlich von seinem Trainingsprogramm schwärmen.

Sowohl privat als auch im Fitnessstudio habe ich nette Sportfreaks kennengelernt, die mir coole Tipps gaben, wie ich mich auch zu Hause sportlich betätigen kann. Nervig finde ich nur komplett durchtrainierte Sport-Atzen, die mir ungefragt erzählen, dass sie jeden Morgen mindestens 10 Kilometer laufen und 200 Liegestütze, 200 Sit-ups und 200 Burpees (ich wusste doch bis vor Kurzem nicht mal, was das ist!) machen. Einfach so zum Aufstehen. Das müsse ich unbedingt auch mal ausprobieren. Halt die Fresse, Mann! Erzähl's mir noch mal, wenn ich's schaffen sollte, 50 Kilo abzunehmen, aber doch nicht jetzt. Ich wieg bestimmt dreimal so viel wie du, kriege nicht mal eine normale Liegestütze hin und du denkst, dass es mich motiviert, dass du die Dinger sogar einhändig absolvierst? Nichts demotiviert mich mehr als über-ambitionierte durchtrainierte Motivationstrainer.

Und was mich richtig krank macht, ist diese Instagram-Welt, in der völlig gesund und attraktiv aussehende Menschen mir erzählen wollen, dass sie totale Probleme mit Übergewicht haben. Wenn ich mich selbst verarschen will, kauf ich mir ein Shirt in Größe L. Das Schlimme ist aber, dass die das anscheinend ernst meinen. Ehrlich, ich kapier's nicht. Wahrscheinlich reden sich solche Leute dann auch noch ein, dass das irgendwem mit ernsthaften Gewichtsproblemen hilft. Hashtag #bodypositivity. Mein Eindruck ist aber eher, dass die meisten es einfach nur machen, um Bestätigung und Applaus in Form von Likes zu bekommen – und vielleicht noch ein paar Werbeeinnahmen. Wenn du Bock hast, dich zu präsentieren, dann präsentier dich, egal wie du aussiehst! Hol raus, was du zeigen willst: Arsch, Beine, Bauch, Titten, Fuß, Gesicht … was auch immer. Aber bitte verschon mich mit deinem Geheule.

Viele Sportatzen kommen mir so vor, als hätten sie ihre Ersatzreligion gefunden und wollten mich nun bekehren. Jeder kann glauben, was sie oder er will. Aber ab dem Punkt, wo mich jemand missionieren will, mache ich zu, egal ob die Gottheit nun Jesus, Allah, Jehova oder Fitnessstudio heißt. So wie die Zeugen Jehovas immer wieder an der Tür klingeln, ballern die Fitness-Missionare dich mit 50 Instagram-Storys pro Tag zu, in denen sie nach einem Triathlon in die Kamera lachen und ihre Pseudobotschaften überbringen: »Du musst einfach nur anfangen, dann ist die Erlösung nicht mehr weit!« Als wäre das alles, was im Leben wichtig ist. Sollte ich es wirklich schaffen, abzunehmen: Bitte schlagt mich, wenn ich jemals irgendwem das Gefühl vermitteln sollte, dass es nicht okay sei, fett zu sein. Lieber fett und rund als nervig und gesund!

Früher habe ich immer nur mit dem Kopf geschüttelt, wenn jemand meinte, dass Sport so ein tolles »Ventil« sei. Für mich klang das wie eine Phrase, um ein einfaches Hobby zu glorifizieren. Als ob es eine ach so erleuchtende Erfahrung sein könnte, ein paar Kilometer im Kreis zu laufen. Doch seit ich mich dazu aufgerafft habe, regelmäßig Sport zu machen, erwische ich mich dabei, dass mir selbst solche Formulierungen in den Sinn kommen. Ich merke vor allen Dingen, dass es unglaublich gut für meinen Kopf ist. Das sind keine neuen wissenschaftlichen Erkenntnisse, aber für einen Menschen wie mich ist es etwas Besonderes, selber dahinterzukommen. Für mich eine Erkenntnis zu haben, die hoffentlich lange anhält: Es tut mir gut. Alles andere ist irrelevant.

Ohne dass ich es jemals so hätte formulieren können, habe ich genau das ständig gesucht: ein Ventil. Vieles, was ich erlebe, erzähle ich niemandem. Selbst meine Freunde kennen nicht mal die Hälfte aller Geschichten. Wenn mir jemand all meine Storys aus den letzten Jahren auftischen würde, würde ich ihn für 'nen Schnacker halten. Deshalb habe ich oft das Gefühl, erst mal zwei Stunden Input geben zu müssen, damit mein Gegenüber überhaupt ansatzweise kapieren kann, worum es mir geht. Die wenigsten Menschen sind mir so nah, dass sie alle Ebenen mitdenken können, die mir wichtig sind. Ich denke, dass das ein Grund dafür ist, dass ich vieles für mich behalte. Wenn's mal wieder zu viel war, habe ich nicht das Gespräch gesucht, sondern mich an die Freunde gewandt, die immer da waren: Alkohol und Süßigkeiten. Dann wurde der Selbstzerstörungsmodus eingeschaltet. Hauptsache, ich muss nicht nachdenken. Mein bisheriges Ventil war bisher immer der Exzess, die Maßlosigkeit.

Egal, wie gestresst ich war, und egal, was ich für einen Scheiß erlebt oder gebaut hatte: Das Essen schien mich zu verstehen, wenn ich mich von sonst niemandem mehr verstanden fühlte. Je mehr Stress ich hatte, desto mehr habe ich gegessen und schlussendlich gefressen. Aber hinterher, eigentlich schon währenddessen, habe ich mich meist trotzdem schlechter gefühlt als vorher. Und auch von irgendwelchen Verdrängungsbesäufnissen bin ich in den seltensten Fällen glücklich nach Hause gekommen. Ich habe mich dann einfach nur abgeschossen, um im wahrsten Sinne abzuschalten. Umso krasser ist es für mich, nun einen neuen Ausweg aus Stresssituationen gefunden zu haben: Sport scheint für mich zurzeit einfach die beste Medizin zu sein! Für den Kopf und für die Seele. Es ging mir danach noch kein einziges Mal schlecht. Stattdessen werden Endorphine freigesetzt und jedes einzelne Mal bin ich stolz auf mich. So schlecht es mir auch geht: Wenn ich es schaffe, mich aufzuraffen, ist mein Kopf danach wie freigepustet. Und das ist genau das, was ich will: einfach mal eine Stunde lang nicht an die Scheiße denken, die mich grad umtreibt. Ich höre mich schon an wie die Leute, über die ich mich gerade eben noch lustig gemacht habe, aber dieses Ventil möchte ich nicht mehr missen.

Und wenn ich dann doch mal wieder komplett demotiviert bin, denke ich an Max, unseren Trompeter. Als ich ihm erzählte, dass ich grad versuche, regelmäßig Sport zu machen, aber manchmal total demotiviert bin, sagte er ganz nebenbei zu mir: »Immer wenn ich keinen Bock auf Sport habe, stelle ich mir das Glücksgefühl vor, das ich hinterher haben werde, wenn ich mich dann doch aufgerafft habe.« Ich habe Max das noch gar nicht gesagt, aber dieser Gedanke begleitet mich, seit er ihn ausgesprochen hat. Er ist maßgeblich dafür verantwortlich, dass ich an vielen Abenden glücklich ins Bett gefallen bin. Dann hatte ich das Gefühl, am jeweiligen Tag wenigstens eine geile Sache für mich gerissen zu haben.

Damit war Max ein besserer Motivationstrainer für mich als all die Instagramer, Sport-Youtuber und aufdringlichen Tippgeber zusammen. Dafür bin ich ihm sehr dankbar. Erst heute früh bin ich dank seinem Rat nach einer ausgiebigen Radtour glückselig in die kalte, erfrischende Ostsee gesprungen.

Dass man es schaffen kann, sich zu überwinden, hätte ich ja auch früher schon für möglich gehalten. Aber dass ich es kann? Das hätte ich niemals geglaubt. Wenn ich drei oder vier Tage hintereinander nichts gemacht habe, merke ich mittlerweile immer, wie sehr ich mich darauf freue, endlich wieder loszulegen. Auf geht's!

ICH MAG KEINEN ALKOHOL, NUR DAS BESOFFENSEIN

Manchmal komm ich mir im Leben schlau vor und manchmal einfach nur extrem dumm. Erst in den letzten Monaten habe ich gerafft, dass auch mein übermäßiger Alkoholkonsum mich dick gemacht hat. Da die Erkenntnis, dass auch Alkohol Kalorien hat, mir nach fast 20 Jahren regelmäßigem Suff erst mit 32 Lenzen kommt, fällt hundertprozentig unter die Kategorie: Wie selten dämlich bin ich eigentlich?

Dabei scheint es einfach überall Artikel über die Zusammenhänge von Alkohol und Übergewicht zu geben. Bisher habe ich diese aber gekonnt ignoriert. Sie beschreiben, dass Alkohol appetitanregend und enthemmend wirkt und dass im EU-Parlament darüber diskutiert wird, ob für alkoholische Getränke eine Kalorienangabe zur Pflicht werden soll. All das wollte ich anscheinend gar nicht wissen. Saufen macht mich vielleicht dumm, aggro und asozial. Aber fett? Was ich trinke, pinkel ich doch sowieso wieder aus.

Doch dass ich so dick geworden bin, liegt eben nicht nur an falscher Ernährung und jahrelanger körperlicher Untätigkeit, sondern auch daran, dass ich an unzähligen Abenden unzählige Liter Kalorienbomben in mich reingegossen habe. Als wäre ich ein Swimmingpool, der gefüllt werden muss. Wie viele Liter Schnaps und andere alkoholische Getränke waren es in meinem Leben? Ich weiß es nicht ansatzweise.

Zigtausende. Das wird sicher keine Übertreibung sein. Ein, zwei Feierabendbierchen sind nicht mein Ding. Dann trink ich lieber 'ne Kirschsaftschorle.

Damit bin ich zumindest nicht allein. Denn wenn meine Generation etwas in Vorpommern gelernt hat, dann ist es Komasaufen. Das erste Mal angesoffen war ich auf meiner Konfirmation. Bei meiner kleinen Dankesrede lallte ich Gästen und Familie was vor. Und einmal musste mein Vater mich von der Schule abholen, als ich mit Jägermeister intus den Klassenclown gemacht hatte, um eine Mitschülerin zu beeindrucken. Zu Hause gab es eine amtliche Standpauke, aber dass meine Eltern sich Sorgen machten, war mir in dem Moment scheißegal. Ich lief in mein Zimmer, knallte die Tür zu und riss laut die Boxen auf, aus denen mich wahlweise die Onkelz, die Ärzte oder King Kool Savas in meiner »Ich gegen den Rest der Welt«-Attitüde bestätigten.

Es war nicht unser erster und auch nicht unser letzter Streit. Streit wurde zu dieser Zeit zum Normalzustand. Ich war ständig auf Kontra und fing an, mehr Anzeigen als akzeptable Schulnoten nach Hause zu bringen. Als ich anfing, mich in der Fußballszene zu bewegen, wurde es erst recht immer döller. Zu jedem Heimspiel fuhr ich ab Greifswald mit den immer gleichen Chaoten per Wochenendticket gen Rostock. Schon auf dem Hinweg gönnten wir uns Pfeffi, Bier und Schnaps. Wer zuerst kotzt, verliert! Auch wenn meine Eltern weiter um mich kämpften, konnten sie gegen Hansa und all die Erlebnisse nur verlieren. Irgendwann wollte ich zu jedem Auswärtsspiel fahren. Ich erzählte meinen Eltern von erfundenen Übernachtungen bei Freunden und fuhr stattdessen nach Freiburg, München, Halle, Hamburg, Karlsruhe oder Stuttgart. Erst Jahre später erzählte mein Vater mir, dass er manchmal auch zu den Spielen gefahren ist und mich vom

Gästeblock aus beobachtet hat, um irgendwie einschreiten zu können, wenn ich wieder Ärger hatte. Ich glaubte ihm erst nicht, bis er mir Fotos zeigte, die er von mir geschossen hatte.

Auf den ersten Auswärtstouren schoss ich mich so asozial ab, dass ich manchmal schon nackt durch den Zug lief, als wir nicht mal aus Mecklenburg-Vorpommern raus waren. 'ne Flasche Korn auf ex ist gar nix. Und auch als ich anfing, mit Fußballkumpels zu Punkrock-Konzerten zu gehen, gönnte ich mir richtig. Dass ich am Folgetag noch wusste, wie ich nach Hause gekommen war, kam eher selten vor. Mit 17 stand ich beim Force Attack hinterm Tresen, der größten Punker-Party der Welt in der Nähe von Rostock. Auch wenn ich vom Fußball in Sachen Asozialität einiges gewohnt war, setzte dieses Festival allem die Krone auf. Wenn wir heute manchmal auf riesigen Festivals spielen und Leute rumjammern, weil die Toiletten mal überlaufen oder weil sie ihr Handy nicht aufladen können, schüttele ich den Kopf: Beim Force Attack konnte man sich freuen, wenn es noch Toiletten gab. Die Dixis wurden in guter alter Tradition angezündet. Meine These, dass es beim Force Attack keinen Tag gab, an dem nicht mindestens ein Scheißhaus gebrannt hat, ist keine gewagte. Die 50 Euro gewinn ich!

Ein halber Liter Bier für 'nen Euro, Suff, Schlägereien, NPD-Plakate, die als Feuerholz benutzt wurden, 24 Stunden Tresen, abgefuckte Konzerte, bei denen Bands mit Schlamm beschmissen wurden. Sodom und Gomorrha, mitten in der mecklenburgischen Provinz. Mein Herz weint bis heute darüber, dass es dieses Festival nicht mehr gibt. Immer am letzten Juliwochenende blitzt bei mir der Gedanke auf: »Scheiße, jetzt wäre eigentlich das Force …« Mein erstes Festival, mein erstes Mal hinterm Tresen! Ich wollte immer die Morgenschicht ab 6 Uhr machen, um abends die Bands sehen zu können. Schlussendlich war es aber eh egal, denn besoffen war ich immer –

mit dem Zapfhahn auf Anschlag. Einmal stand ein Hamburger Altpunker stundenlang am Tresen und beleidigte uns, weil wir ihm kein Freibier mehr geben wollten. Schließlich stellte ich 40 Wodka auf den Tisch und forderte ihn auf, gegen mich zu saufen. Wenn er gewann, durfte er bleiben und trank gratis, wenn ich gewann, musste er sich verziehen – es sei denn, er wollte von der Crew vorn Turm bekommen. Er fand den Deal super, denn er unterschätzte mich. Zakkzarapp, und der Schnaps war in meinem Kopp. Die Schicht musste ich zwar unterbrechen, um mich zwischen die Bierfässer zu legen, aber den Altpunker zog ich ab. Er, Ehrenmann, verdünnisierte sich endlich. Selten habe ich jemanden so traurig zu einem Kassierer-Konzert trotten sehen.

Als wir mit Feine Sahne Fischfilet das erste Mal selbst beim Force Attack auftreten durften, drehte ich vor Freude ab. Aber nicht nur dort gönnten wir uns. Von Anfang an haben wir bei nahezu jedem Konzert gesoffen, was das Zeug hält. Anfangs gab es bei unseren Konzerten immer einen Pfeffi-Contest: Wir holten ein paar Leute auf die Bühne, und wer zuerst eine große Pfeffi-Flasche geext hatte, gewann: ... noch eine Pfeffi-Flasche! Bei einem Auftritt in Pasewalk kackte ein Gewinner auf der Bühne ab. Ich dachte, er würde schlafen, aber irgendwann war gar nicht mehr so klar, ob er überhaupt noch atmete. Wir unterbrachen das Konzert für ein paar Minuten, ließen einen Krankenwagen rufen, und dann spielten und soffen wir weiter. Irgendwelche Leute mögen sich jetzt die Hände übern Kopp schlagen, aber für uns war es schon die Höchstleistung an Selbstreflexion, dass wir irgendwann dieses Stück mecklenburg-vorpommerscher Hochkultur in die Mottenkiste verschwinden ließen. Zwar haben wir bis heute immer mal wieder ein Fass auf der Bühne, aber Pfeffi-Wettsaufen gibt's nicht mehr.

Ich selbst knallte mich damals bei 95 Prozent der Konzerte komplett weg. Im Demminer Jugendklub bekamen wir nach unserem Auftritt Hausverbot, weil wir Schnaps an die Fans verteilten, obwohl das härteste Getränk, das in der Jugend- einrichtung verkauft werden durfte, Sekt mit Orangensaft war. Einmal wurde uns gesagt, wir seien die Kassierer Vor- pommerns. Ich weiß bis heute nicht, ob das als Kompliment oder als Beleidigung gemeint war.

Wie oft wir besoffen durch die Provinz gefahren sind! Nach den Partys upp'n Dörp wäre die einzige Alternative ge- wesen, sich von älteren Angesoffenen in ihren Tuner-Karren nach Hause bringen zu lassen. Da konnten wir auch gleich selber mit Schnaps im Kopp nach Hause gurken. Fahrer war immer der, der am wenigsten getankt hatte. Bullenstatio- nen wurden aufm Dorf eh wegrationalisiert, die gibt's hier nicht. Genauso wenig wie U-Bahn oder S-Bahn, Mann, hier gibt's nicht mal 'nen Nachtbus. Ist also nicht so, dass wir es damals hart gefeiert hätten, besoffen Auto zu fahren. Wir haben uns darüber ganz einfach keine Gedanken gemacht. Zähl mir zehn Leute auf, die in der Provinz in Mecklenburg- Vorpommern groß geworden und nie bei jemandem mit Pro- mille mitgefahren sind, und ich weiß, dass du lügst. Es ist unglaublich, dass keinem von uns so 'n weißes Kreuz am Straßenrand gewidmet ist.

Und irgendwann waren dann auch immer wieder mal här- tere Drogen als Schnaps im Spiel. Zuerst Kiff oder Speed, das Rattengift des kleinen Mannes. Koks wurde höchstens von Älteren ausgegeben, die schon Kohle verdienten oder selber tickten. Wie viel Gift verträgt mein Körper? Egal. Ich habe mir immer nahezu alles reingepfiffen. Eigentlich ein Wunder, dass ich älter als 30 geworden bin.

Wenn wir nicht auf Tour waren, habe ich in Rostock gesoffen. Jedes Wochenende Schnaps, Schnaps, Schnaps. Ich habe mir darüber lange keinen Kopf gemacht. Wochenende heißt Alkohol, Alkohol heißt saufen, saufen heißt Absturz. Ständiger Absturz macht nicht schlauer. Ständiger Absturz macht fett. Aber die Verknüpfung habe ich nicht hergestellt, und es wäre mir auch egal gewesen. Die nächste Halligalli-Drecksauparty war allerhöchstens ein paar Tage entfernt. Manchmal schlief ich in Kneipen ein, nur um nach dem Aufwachen weiterzusaufen. Ich liebte es zu schocken, auch wenn ich mich teilweise wie ein Vollwichser aufführte. Der Letzte macht das Licht aus, und das Letzte, das bin ich.

Aber irgendwann switchte es. Je bekannter die Band wurde, desto absurder wurden manche Partys. In den Läden, in denen ich seit Jahren abhing und mich wohlfühlte, wurde ich plötzlich pausenlos vollgequatscht. Ey, bist du nicht Monchi? Ich find dich cool/ich find dich scheiße. Können wir ein Foto machen? Ey, ist ja peinlich, dass du Fotos mit den Leuten machst. Bist du jetzt ein Star, oder was? Ey, warum willst du kein Foto machen, bist du jetzt arrogant? Ey, könnt ihr bei meiner Hochzeit spielen? Ihr seid mir zu politisch/zu unpolitisch. Ey, lass mal einen saufen! Ey, warum säufst du so viel? Ich find dich zu prollig/warum spielt ihr nur Kuschelrock? Du bist zu sexistisch/was bist du für ein Weichei! Ey, bist du schwul, oder warum hast du im Musikvideo 'nen Typen geküsst? Kannste mir die Nummer von Campino/Charly Hübner/Marteria geben? Bin ein guter Freund, aber hab die Nummer verloren. Ey, ich hab dir bei Instagram geschrieben, warum antwortest du nicht? Meinst du, du bist was Besseres?

Ich konnte damit manchmal nicht umgehen und soff mich dann nur noch ins Amöbenstadium, hämmerte mich mit allen Substanzen weg, die in der Nähe waren. Und wenn dann auch noch permanent Leute ankamen und mir einen ausgeben wollten, habe ich zwar bestimmt die Hälfte der Schnäpse einfach weggeschüttet – aber bei hundert Leuten sind das dann immer noch fünfzig Schnäpse zusätzlich. Oftmals, wenn's mir zu viel wurde, nahm ich einfach 'ne Flasche Pfeffi vom Tresen und hielt sie den Leuten an den Hals. Los, wenn du mit mir saufen willst, dann auch richtig! Ich dachte vielleicht, dass sie dann abhauen würden, aber das Absurde war, dass ganz bestimmt nicht alle, aber viele dieses Arschlochverhalten auch noch abfeierten und sich freuten.

Auf Konzerten, Festivals und After-Show-Partys darf ich mich natürlich nicht wundern, wenn die Leute ein Foto mit mir haben wollen. Alter, die haben ballerviel Kohle für uns Spinner ausgegeben. Ich würde mich niemals im Backstage-Bereich verschanzen, weil ich es liebe, vor den Konzerten rauszugehen und mit den Menschen zu labern. Ich bin einfach nur megadankbar, dass ich das erleben darf. Wie viele Bands würden dafür all ihr Hab und Gut verschachern? Und wenn die Fans sich über ein Foto mit mir freuen, mache ich das gerne. Auch wenn mich Leute anquatschen, wenn ich privat unterwegs bin, ist das für mich bis zu einem gewissen Grad okay. Manchmal, wenn ich eine Person mit FSF-Shirt sehe, tue ich das sogar selber. Einfach, weil ich mich so freue. Aber wenn Leute mich um 1 Uhr nachts das hundertste Mal innerhalb von 30 Minuten angequatscht haben und ich das Gefühl hatte, nur noch ihr Clown zu sein, war ich manchmal einfach nur überfordert. Ich will nicht scheiße zu den Menschen sein, bin es aber manchmal trotzdem.

Auch meine Freunde sind in solchen Situationen oft überfordert oder ziehen sich zurück. Ich fühle mich dann allein und habe das Gefühl, nicht mehr ich selbst sein zu können. Statt nach Hause zu gehen oder meine Freunde zu bitten, mit

mir woanders hinzugehen, habe ich mich dann nicht nur einmal wie ein kompletter Vollidiot benommen. Manchmal pöbelte ich rum, benahm mich wie ein Gör, manchmal zettelte
ich völlig ungerechtfertigte Schlägereien an. Über keins der
Hausverbote, die ich bis jetzt kassiert habe, könnte ich mich
beschweren.

Es wäre einfacher, immer nur mit dem Finger auf andere zu
zeigen, aber das will ich nicht mehr. Wie oft war ich scheiße
zu Fremden, aber auch zu Freunden und Familie? Ich habe
selbst meinem Bruder schon wegen irgendeiner Nichtigkeit
eine angeschlagen und meine Mutter aufs Schäbigste belei-
digt. Wie oft bin ich völlig besoffen mit irgendwelchen Menschen im Bett gelandet? Selbst wenn ich vergeben war. Wenn
meine Mutter diese Zeilen liest, wird sie sagen, dass einige
meiner Ex-Freundinnen auch nicht besser waren und ich
mich nicht so schlechtmachen soll. Aber es geht hier nicht um
meine Ex-Freundinnen, sondern um mich. Vor einiger Zeit
schrieb ich aus diesem Gefühl heraus folgende Zeilen:

Ich bin ein Mensch und nichts Menschliches ist mir fremd
Egal wie oft du mich betrügst, ich bin die größte Schlampe,
die ich kenn

Ich habe auch keinen Bock mehr, mein schäbiges Verhalten
mit meinem Stresslevel zu rechtfertigen, denn damit würde
ich es mir zu einfach machen. Zwar ist auch der Alkohol
nicht an allem schuld, denn auch nüchtern kann ich scheiße
sein, aber im Suff potenziert es sich einfach. Dass das Saufen
dazu beigetragen hat, wie dick ich geworden bin, habe ich ja
schon festgestellt. Aber mir wird gerade auch immer klarer,
dass das noch lange nicht alles ist.

Meine Tante Gesine war Alkoholikerin und ist vor ein paar Jahren sogar an ihrer Sucht gestorben. Da sie in Altentreptow wohnte, 30 Kilometer von meiner Heimatstadt Jarmen entfernt, bekam ich nicht viel davon mit und sah sie nur, wenn ich bei meinen Großeltern zu Besuch war. Manchmal hatte sie gute Phasen, aber wenn sie wieder zur Flasche griff, pöbelte sie alles und jeden an und jeglicher Alkohol musste vor ihr weggeschlossen werden. Einmal saß ich im Schaukelstuhl meines Opas vorm Fernseher, als meine Tante sich zu mir setzte. Ich hatte gerade bundesweites Stadionverbot bekommen. Sie erzählte mir, dass ich ihr Lieblingsneffe sei, weil sie jetzt nicht mehr das einzige schwarze Schaf der Familie sei. Gern geschehen ... Sie drückte mir 50 Euro in die Hand und meinte, dass ich die Hälfte davon behalten könne, wenn ich ihr von der Tanke gegenüber eine Flasche hole.

Wie der Teufel Alkohol einen so lieben und schlauen Menschen so weit treiben kann, frage ich mich bis heute. Aber bin ich mit meinem Pensum so weit davon entfernt? Ich trage einiges von Tante Gesine in mir. Das beschäftigt mich ernsthaft. Ich nehme mir vor, für drei, vier Monate keinen Alkohol zu trinken. Irgendwie habe ich gerade richtig Bock drauf, es zu probieren. Auch wenn es schwierig werden dürfte bei all den Geburtstagen und Feiern, die anstehen ... und der Reise nach London, die wir mit Freunden geplant haben: Punkrock, Fußball, Kneipentour. Dass ich am Sonntag mit schlechtem Gewissen und Schädel aufwache, ist deutlich wahrscheinlicher, als dass ich's wirklich durchziehe und sage: »Nee, ich bleib heute bei Wasser.«

Das Saufen am Wochenende war für mich in den letzten Jahren so natürlich wie der Gang zum Klo. Aber Alkohol diente mir nie zum Genuss: Ich habe mir noch nie im Leben für zu Hause ein Sixpack Bier oder eine Flasche Wein gekauft, im Restaurant bestelle ich viel lieber Kirschsaftschorle, Ginger-Ale oder Wasser – schon immer. Alkohol diente mir viel zu oft nur zum Abschuss am Wochenende oder auf Tour. Weil ich zu Hause unter der Woche deshalb nie etwas getrunken habe, konnte ich mir ganz gut einreden, dass ich kein Alkoholiker bin. Ich bin gespannt, ob das stimmt!

WARUM ICH?

Ich war nicht immer unsportlich. In meiner Kindheit in Vorpommern habe ich alles ausprobiert: von Judo bis Volleyball. Alles, was in Jarmen angeboten wurde, guckte ich mir zumindest an, um herauszufinden, was mir am meisten Spaß macht. Schlussendlich lief es auf Deutschlands beliebteste Sportart hinaus. Fußball war für mich schon immer das Geilste.

Beim glorreichen Heide 90 Jarmen e.V. fing ich schon in der F-Jugend mit dem Vereinsfußball an. Da der mit den meisten Pfunden zumeist ins Tor zu gehen hat oder ansonsten Stammgast auf der Auswechselbank ist, entschied ich mich schon in jungen Jahren für die Torwarthandschuhe. Ich liebte es. Das Tollste war für mich, wenn es in den Wettbewerb ging und wir hart umkämpfte Spiele knapp gewannen. Ein 3 : 2 gegen Traktor Pentz fühlte sich wie ein Champions-League-Sieg an. Im Tor machte ich größtenteils eine solide Figur. Selbstverständlich war ich kein Perry Bräutigam (für die Banausen: Hansa-Torwartlegende zu Bundesliga-Zeiten), hatte aber sein Trikot an. Ich kann mich noch erinnern, wie stolz ich war, wenn ich mal einen Pokal nach Hause brachte, etwa weil ich zum »besten Torwart des Turniers« gekürt wurde. Dass das zweimal beim legendären Gorkow-Bau-Cup der Fall war – einem Turnier, das mein Vater mit seiner Firma ausrichtete –, machte mich damals nicht stutzig. Noch Jahre danach standen die Pokale in meinem Zimmer.

Trotzdem war ich auch als Kind immer schon eher proper. Vielleicht stellt man sich bei dicken Kindern klischeemäßig Eltern vor, die nur zu Hause rumsitzen und sich für nichts interessieren. Aber bei mir war genau das Gegenteil der Fall. Meine Eltern haben meine sportlichen Aktivitäten immer unterstützt. Jedes Wochenende fuhren sie mich zum nächsten Punktspiel. Obwohl es über die Jahre sehr viele waren, kann ich mich an kein Spiel erinnern, wo nicht mindestens einer von ihnen an der Seitenlinie stand und mit mir mitfieberte. Damals hielt ich das für selbstverständlich. Erst heute verstehe ich, wie viel Zeit, Kraft und Liebe sie investiert haben. Obwohl mein Vater kein Frank Pagelsdorf (für die Banausen: Trainerlegende bei Hansa Rostock) war, übernahm er sogar eine Zeit lang den Trainerjob, weil sich im Dorf niemand anderes dafür fand. Damals dachte ich, dass er da einfach Bock drauf hat. Ich weiß noch, dass ich damit fremdelte: mein Vater mein Trainer. Ich fand das ziemlich uncool. Der Gedanke, dass er das für mich macht, kam mir gar nicht. Dabei hätte er sich nach seinen Zwölf-Stunden-Tagen als Chef eines Bauunternehmens sicher etwas Entspannteres vorstellen können, als einer Gruppe von Kids zu erklären, wie man einen richtigen Einwurf macht. Heute schäme ich mich dafür, mich geschämt zu haben. Aus genau solchen Erinnerungen entstehen Liedzeilen wie »Sollte ich mal Kinder haben, will ich so sein wie ihr«. Und meine Eltern unterstützten nicht nur mich mit einer solchen Intensität, sondern auch meine drei Geschwister. Was für ein Pensum!

Warum ich der Einzige von uns vieren bin, der so aus allen Nähten geplatzt ist, möchte ich herausfinden. Meine Schwester ist eine wunderschöne Frau, innerlich wie äußerlich, die zwar immer mal wieder sagt, dass sie sich zu dick fühlt, aber niemand, der alle Latten am Zaun hat, würde das bestätigen. Mein mittlerer Bruder hat jahrelang Fußball als Leistungssport betrieben, spielte in der A-Jugend Bundesliga bei Preußen Münster als Stammspieler und beim FC St. Pauli in der Herrenmannschaft. Ja, ich weiß: Ich hätte ihn auch gern bei Hansa spielen sehen, aber von meinem Bruder bin ich immer Fan, egal wo er spielt. Ich bin stolz darauf, wie er sich hochgekämpft und es allen gezeigt hat! Ich erinnere mich an ein Duell zwischen uns, das mich richtig runtergezogen hat. Ich war 21 und er zwölf. Wir spielten auf dem Jarmener Sportplatz Fußball. Es zeichnete sich schon seit Längerem ab, dass er mal schneller sein würde als ich. Aber nun war es so weit. Er zog mit dem Ball an mir vorbei und ich sah keinen Stich. Ich hechelte ihm das ganze Spiel über nur hinterher und durfte allerhöchstens seinen Staub fressen. Ich beleidigte ihn und versuchte ihn zu foulen (einen Zwölfjährigen!), aber selbst dafür war ich zu langsam. Einfach nur würdelos … Heute betreut er Kids bei Union Berlin auf ihrem sportlichen Weg. Mein jüngster Bruder ist gerade von zu Hause ausgezogen, und zwar auch wegen Sport. Bei ihm ist der Ball etwas kleiner: Er liebt Handball und ist auf eine Schule gewechselt, wo er täglich nach dem Unterricht ein spezielles Training bekommt. Er ernährt sich tausendmal gesünder als ich in seinem Alter, zugegeben. Sie alle ernähren sich gesünder als ich.

Aber ist das der einzige Grund dafür, dass nur ich fett geworden bin? Oder haben meine Eltern bei mir vielleicht etwas anders gemacht? Es wäre so schön einfach, zu behaupten, dass meine Eltern mir weniger Liebe geschenkt haben. Aber so ist es einfach nicht. Liegt es vielleicht doch an den Genen? An meinen schweren Knochen? Oder warum bin ich sogar zu fett, um mir die eigenen Fußnägel zu schneiden?

Um Antworten auf diese und andere Fragen zu bekommen, die mich beschäftigen, habe ich das erste Mal im Leben einen Brief an meine Eltern geschrieben:

Mutters und Fatters,

*noch nie habe ich euch einen Brief geschrieben. Klar,
ihr bekommt aus nahezu jedem Urlaub eine Postkarte,
aber ein richtiger Brief ist was anderes. Ich wusste
nicht, wie ich das machen soll, und habe immer wieder
neu begonnen. Wie schreibt man seinen Eltern einen
Brief? Am besten komme ich direkt auf den Punkt:
Ihr wisst, dass ich versuche, abzunehmen. Seit ich
Sport mache und Zeit habe, mich mit mir selbst
auseinanderzusetzen, sind bei mir viele Erinnerungen
hochgekommen und Fragen, die ich noch nie gestellt
habe. Was ihr nicht wisst, ist, dass ich angefangen habe,
darüber zu schreiben. Davon weiß fast noch niemand.
Deshalb schreibe ich euch diesen Brief. Mich würde
interessieren, was ihr als Eltern gedacht habt, als ich
immer dicker geworden bin. Und Mutters, sei nicht
gleich fuchsig, wenn das ein oder andere wie Kritik
klingt. Ich mein's immer in dem Bewusstsein, dass ich
kein größeres Glück mit meinen Eltern hätte haben
können. Je länger ich mich mit der ganzen Sache
beschäftige, desto klarer wird mir, wie viel ihr dazu
beigetragen habt, dass es mir gut geht. Dass ich mich
selbst mag. Mit meinen guten Seiten, mit meinen
erbärmlichen Seiten. Ihr habt mir nie das Gefühl
gegeben, als würdet ihr mich weniger achten, weil ich
immer dicker wurde. Klar habt ihr euch mal für mich
geschämt, wenn es wieder Anzeigen gab oder die Leute
redeten, weil der Gorkow-Bengel wieder dies und jenes
verbrochen hatte – aber nie im Grundlegenden. Es
stand nie zur Debatte, ob ihr mich liebt oder nicht. Im
Gegenteil: Dass ihr mich liebt, habe ich immer gespürt.*

Wegen euch habe ich so ein gutes Selbstbewusstsein und versinke nicht gleich im Boden, wenn jemand mich verunsichern will.

Als ich jünger war, dachte ich immer, dass alle Eltern so sind. Aber je älter ich werde, desto klarer wird mir, dass es keine Selbstverständlichkeit ist.

Aber ich habe euch ja schon vorgewarnt. Ein paar Fragen habe ich noch:

1) Wann ist euch aufgefallen, dass ich nicht mehr nur etwas Übergewicht habe, sondern einfach viel zu viele Kilos mit mir rumschleppe? Und gab es vielleicht doch Momente, in denen ihr euch dafür geschämt habt? Ab wann habt ihr euch ernsthaft Sorgen um meine Gesundheit gemacht?

2) Warum bin ich so fett geworden? Die Frage lässt sich leicht stellen, aber alles andere als leicht beantworten. Was meint ihr?

3) Früher hieß es immer: Das verwächst sich. Wann habt ihr gemerkt, dass es nicht so ist?

4) Ich habe hin und her überlegt und kann mich nicht erinnern, dass ihr mir mal wirklich ernsthaft gesagt habt, dass ich abnehmen muss, wenn ich gesund bleiben will. Gab es so was? Hab ich das verdrängt? Ich kann mir vorstellen, dass es schwierig ist, so was beim eigenen Kind anzusprechen, weil man Angst hat, dessen Gefühle zu verletzen. Aber ich glaube, ihr hättet das hinbekommen. Was denkt ihr?

5) Klar sind meine Geschwister auch deshalb nicht so dick wie ich, weil sie so viel Sport machen. Aber habt ihr bei ihnen irgendwas anders gemacht? Vielleicht mit der Ernährung?

6) Ihr hättet mich nie als dick oder fett bezeichnet, sondern habt immer Wörter wie »korpulent« benutzt. Irgendwann war allerdings der Punkt erreicht, an dem man medizinisch von einer Fettsucht sprechen musste. Warum fiel es euch so schwer, das auszusprechen?

7) Ich bin der Meinung, dass wir in meiner Kindheit oder Jugendzeit nie über Ernährung geredet haben, auch unabhängig von meinem Übergewicht. Gesunde Ernährung war kein Thema bei uns. Wieso nicht?

8) Habt ihr eine Idee, warum ich in jeglicher Hinsicht so doll bin? Warum gibt es bei mir immer nur »ganz oder gar nicht«? Habt ihr dafür eine Erklärung?

9) Rückblickend betrachtet: Würdet ihr irgendwas im Umgang mit meinem Übergewicht anders machen? Wenn ja, was?

Wenn ihr irgendwann Zeit findet für ein paar Zeilen, wäre das toll. Das muss nicht heute, nicht morgen, nicht übermorgen sein. Ich weiß, wie voll euer Terminkalender ist. Aber wenn eine Antwort von euch kommt, werde ich mich freuen. Bestimmt werde ich Dinge erfahren, die neu für mich sind. Ich bin schon jetzt aufgeregt und warte gespannt!
Ich hab euch lieb.

Euer Jan

ICH SEHE WAS, WAS DU NICHT SIEHST
CHEMNITZ

Am 27. August 2018 fuhr ich abends zu einem Wald irgendwo zwischen Brandenburg und Mecklenburg-Vorpommern. Marteria und Casper gaben dort anlässlich ihres gemeinsamen Albums »1982« ein Geheimkonzert auf der Ladefläche eines Trucks. Da ich bei einem Lied auf der Platte mitgesungen hatte, war ich auch eingeladen: »Es ist Zeit für einen Absturz, Leben ohne Sünde macht so kraftlos«. Aber grad war nicht wirklich Zeit für einen Absturz, sondern eher Zeit, um sich geradezumachen.

Zwei Tage zuvor war Daniel H. in Chemnitz von irgendeinem Arschloch bei einem Streit erstochen worden. Die Faschos drehten daraufhin komplett ab, die Melange aus AfD, organisierten Kameradschafts-Nazis und rechtsterroristischem Milieu präsentierte sich so offen wie selten zuvor. Da liefen der Mörder von Walter Lübcke neben Pegida-Leuten, die rechtsterroristische Gruppe »Revolution Chemnitz« neben extra aus Mecklenburg-Vorpommern angereisten Neonazis und viele Bürger aus der Mitte der Gesellschaft. Einige checkten in ihrer Fassungslosigkeit sicher zunächst nicht, mit wem sie da durch die Straßen zogen. Und andere waren gerade froh darüber, dass solche Leute da waren, um sich die Hände für sie dreckig zu machen. Denn auch in der Mitte der

Gesellschaft gibt es genug Arschlöcher. Wer mir erzählen will, dass es bei diesen Demos, bei denen schwarz-weiß-rote Fahnen geschwenkt und Hitlergrüße gezeigt wurden, um Trauer ging, darf offiziell sein Maul halten.

Auf dem Weg zum Wald ratterte es in meinem Kopf. Ob's an diesem Abend wieder knallen würde? Die Nachrichten überschlugen sich, es gab grad kein anderes Thema. Ich fühlte mich hilflos. War das jetzt der Tag X, an dem Faschos bundesweit abdrehen würden? Ich wartete darauf, im Radio von riesigen Gegenprotesten zu hören, von zigtausend Menschen, die sich dem Mob in den Weg stellten und den Faschos zeigten, dass die Straße nicht ihnen gehörte. Berlin-Kreuzberg ist doch nur bisschen über zwei Stunden entfernt. Wo sind die Ganzen »FCK NZS«-Shirt-Träger:innen? Leider wartete ich vergeblich, stattdessen gab es sogar Aufrufe, zu Hause zu bleiben, da man für die Sicherheit nicht mehr garantieren könne. Ich fragte mich, ob wir als Band irgendwas machen könnten. Mehr als den tausendsten Betroffenheitspost bei Facebook, der sowieso immer nur die Gleichen erreicht. Wenn nix geht, muss man dahin und ein Konzert spielen? Nee, Quatsch. Oder?

Ich kam im Wald an und freute mich über das Buffet. Aus Angst davor, dass es nur Musik geben würde, hatte ich an der Tanke meine Hosentaschen schon mit Bifi Roll und Ritter Sport befüllt, aber ein bisschen Platz im Bauch ist immer frei. Als ich mich mit vollgeladenem Teller niedergelassen hatte, kam ich mit Marteria ins Labern. Wir quatschten über Chemnitz und waren uns einig, dass wir irgendwas machen mussten. Casper und sein Manager Beat, der auch Kraftklub betreut, kamen dazu. Sie erzählten, dass Kraftklub, die aus Chemnitz kommen, überlegten, dort am kommenden Montag ein Konzert zu organisieren. Trettman, der auch aus Sachsen kommt, habe wohl schon gesagt, dass er auch dabei wäre. Das isses. Lass machen, Alter! Beat, ruf die mal an und sag, dass wir alle Bock haben! Marten und Casper sagten an Ort und Stelle zu. Beat rief K.I.Z an, die ebenfalls zusagten. Ob Nura auch Bock hätte? Jemand machte die Sache mit ihr klar. Ich rief schnell die anderen Jungs aus der Band an. Zack! Feine Sahne waren auch dabei. So schnell kann's gehen. Ach übrigens, die Toten Hosen sind ja auch grad auf Tour. Soll ich die mal fragen? Denkst du, die wären so spontan dabei? Keine Ahnung, fragen kostet nix. Kraftklub, Marteria, Casper, Nura, K.I.Z, wir, Trettmann, die Hosen … Digger, wie sollte man so was in nicht mal einer Woche auf die Beine stellen? Wie viele Leute würden dahinkommen? 10000? 20000? Keine Ahnung. War das überhaupt eine gute Idee? Scheißegal. Einfach machen!

Nicht mal eine Stunde später standen Casper und Marten auf einer winzigen Bühne im Wald vor hundert Leuten, und ich war völlig aufgewühlt, griff immer und immer wieder in meine Hosentasche: links Ritter Sport Nugat, rechts Marzipan. Ich kann im Nachhinein nicht mal mehr sagen, ob ich bei unserem Lied mit auf der Bühne gestanden habe. In meinen Kopf war nur noch Chemnitz.

Das Ordnungsamt würde vor Freude ganz sicher steife Nippel bekommen, wenn wir spontan eine Kundgebung für mehrere Zehntausend Leute anmeldeten, und das in einer so aufgeheizten Situation. Wer würde eine Bühne besorgen? Wer würde die Spendenboxen für die Familie des Ermordeten und antirassistische Projekte in Sachsen bauen? Wer die Absprachen mit der Stadt machen? Wer Security? Wer aus Chemnitz wäre bereit, für die Sache sein Gesicht in die Kamera zu halten? Wer wäre Pressekontakt, wer würde an der Pressekonferenz teilnehmen? Klar, Bands hatten wir. Aber was wären die Bands ohne die Leute im Hintergrund? Welche Bühnenbauer:innen hatten so spontan Zeit und Bock? Gab's 'ne Technik-Crew, die das so kurzfristig stemmen konnte? Preisfrage: Wie viele Dixi-Klos besorgt man, wenn man nicht weiß, ob 20 000 oder 50 000 Menschen kommen? Und wo kriegt man auf die Schnelle so viele Scheißhäuser her?

In den Folgetagen war Schlaf Mangelware und mein Ersatz war Essen. Ich ging nicht zu meinem Stammsupermarkt, sondern fuhr extra in ein anderes Viertel, damit die Kassierer nicht dachten, dass das alles für mich war, was ich kaufte. Ich brauchte den besten Stoff auf dem Markt: fünf große Milka Noisette, viele, viele Kirsch-Milchreis-Becher, eine Armee von Schlümpfen, vier Schokoladen-Pizzen. Schokolade auf Pizza, vorher fand ich das Konzept noch eklig. Jetzt hatte ich Bock.

Alle Bands, Booking-Firmen, Crews, Managements und Freund:innen waren am Rödeln. Viele kannte ich kaum, aber jetzt zogen alle an einem Strang. Es ist krass, wie viele Leute abliefern, wenn abgeliefert werden muss. Die Tage vergingen wie im Flug. Es sah so aus, dass auch Leute von »Chemnitz Nazifrei« und »Jugendliche ohne Grenzen« mit auf die Bühne kommen würden, aber verständlicherweise mussten sie es sich noch ein bisschen durch den Kopf gehen lassen. Dass Leute aus Chemnitz dabei waren, die die Scheiße in den letzten Tagen miterlebt hatten, war tausendmal wichtiger als der Refrain von »Komplett im Arsch«. Ich finde selbst nichts peinlicher als Leute aus der Großstadt, die zu Demos in Mecklenburg-Vorpommern kommen, um den Leuten zu erklären, wie man mit den Nazis umgehen muss.

Plötzlich war schon Freitag. Die Hosen hatten uns als Vorband zu ihrem Konzert nach Ferropolis eingeladen. Inmitten von all diesem Trubel stand ich abends auf der Bühne und dachte während unseres Auftritts darüber nach, wie ich am Montag in Chemnitz eine angemessene Ansage machen könnte. Die dem Umstand gerecht wurde, dass dort ein Mensch abgestochen worden war, gleichzeitig aber klarmachte, wie erbärmlich es war, dass die Faschos diesen Mord so ausnutzten. Wie sollte ich das schaffen? Bloß keine Phrasen. Was fühlte ich selbst? Ansonsten ging das Konzert an diesem Abend wie im Traum vorbei. Wo das Catering stand, wie es aussah, dass es eine geile Leberwurst gab – nur daran kann ich mich erinnern.

Am Tag darauf folgte direkt das nächste Konzert – im Rostocker Ostseestadion mit Marteria. Für mich war es eine absurde und schöne Situation zugleich. Weil Marten uns eingeladen hatte, spielten wir dort, wo ich seit meiner Kindheit Hansa lieben und hassen gelernt hatte. Ich mein, ich hatte hier mal mehr als fünf Jahre Stadionverbot, und nun durfte ich hier auftreten? Wenn ich monatelang auf ein Konzert hingefiebert habe, dann auf dieses. Ein paar Wochen vorher hatte ich mit einem Freund darüber gescherzt, dass ich mir Meerrettich auf die Fingernägel schmieren sollte, um mich davon abzuhalten, vor Aufregung meine Finger abzuknabbern.

Nun bluteten meine Fingernägel aber nicht wegen des Konzerts, sondern weil in zwei Tagen richtig Alarm sein würde. Die Bild-Zeitung lief sich schon mal warm. Wie könne es sein, dass bei einer solchen Veranstaltung eine Band spiele, die im Verfassungsschutzbericht von Mecklenburg-Vorpommern erwähnt worden sei? Sie zitierten Textzeilen, die älter sind als mein kleiner Bruder. Sie warnten vor Ausschreitungen, aber eigentlich würde sich niemand so sehr freuen wie die Bild, wenn es am Montag in Chemnitz an allen Ecken und Kanten knallen würde.

Das Stadion war voll. Die Leute machten mit. Ich konnte mehr abschalten als am Tag zuvor bei den Hosen. Meine Eltern saßen auf der Osttribüne und winkten mir zu. Als wir »Niemand wie ihr« anstimmten, musste ich weinen. Ich war Marten so dankbar für die Einladung.

Die Nacht hätte doll werden können, aber mit dem Komplett-aus-dem-Leben-Schallern hat es nicht geklappt. In meinem Kopf war wieder nur Chemnitz. Beim Abschied meinte mein Vater zu mir: »Pass bitte auf dich auf!«

Als ich meine Klamotten zusammenlegte, dachte ich, dass ich mit meiner einzigen verbliebenen kurzen Hose eigentlich nicht in Chemnitz auflaufen konnte. Sie hatte mehrere Löcher, war im Schritt gerissen und mehrmals wieder zugenäht. Sie riss ständig wieder auf. Überall war es mir bisher egal gewesen, aber diesmal nicht. Es war Sonntag, alle Molli-Läden hatten zu. Also schnitt ich die Hosenbeine einer noch halbwegs passenden langen Hose ab. Es sah richtig scheiße aus. Ich lief mit ihr zu Lena, und sie rettete mir wortwörtlich den Arsch, indem sie mir die Hose umnähte. Ich schämte mich, dass ich es nicht allein gebacken bekam. Ein, zwei Stunden später gab sie sie mir zurück. Ich war einfach nur dankbar – auch wenn die Hose deutlich zu eng war. Von der Bühne springen war nicht drin. Bei der Pressekonferenz sollte ich mich besser nur gaaaanz langsam hinsetzen.

Endlich war Montag, wir kamen in Chemnitz an, und nach der Pressekonferenz ging es Schlag auf Schlag. Von überallher reisten Menschen an. Die Rede war von 40 000 Leuten. Krank! Dann sprach die Polizei von mehr als 50 000, schlussendlich sogar 65 000. Puh. Es war einfach krass, was in so kurzer Zeit auf die Beine gestellt worden war und was für eine Stimmung herrschte. Ich sprach mit Leuten, die Proteste organisiert hatten, sie erzählten von ihrer Freude über die Veranstaltung, aber auch von ihrer Angst vor der Situation, wenn alle wieder abgereist wären. Ich kann sie fühlen … Auch wenn das Motto »Wir sind mehr« war: In so vielen Gegenden sind wir nicht mehr!

Als die »Chemnitz Nazifrei«-Leute die Bühne betraten, um mit einer Rede die Veranstaltung zu eröffnen, und schließlich eine Schweigeminute für den ermordeten Daniel H. angekündigt wurde, wurde mir ganz anders im Magen. Ich war so nervös. Ich stopfte mir irgendwas in den Mund und kaute drauf rum. Hoffentlich sind die Leute einfach ruhig, dachte ich. Zehn Lappen, die nicht verstanden, dass das hier kein Festival war, hätten gereicht, um das Ganze scheitern zu lassen. Aber dann war es so weit, und 65 000 Menschen waren komplett still, für eine volle Minute. Ruhe kann so laut sein.

Die Konzerte liefen gut, aber sie waren nur Beiwerk, das wussten alle Künstler:innen. Die Faschos wurden in die Schranken gewiesen, darum ging's. Und es funktionierte. Ihnen gehört die Straße nicht. Jedenfalls heute nicht! Auf jedem Dorffest in Vorpommern gibt es mehr Stress. Als es dunkel wurde und die Leute nach Hause gingen, wurde aufgeräumt. Unzählige helfende Hände bauten die Bühne ab, packten Stände ein, zählten Spenden. Ich ließ mich in einen Sitz fallen. Scheißegal, jetzt durfte die Hose reißen. Alter, wir hatten's geschafft. Die Nachrichten berichteten über ein erfolgreiches Konzert, die Bilder gingen um die Welt. Ein Pärchen aus Chemnitz erzählte mir, wie viel Kraft ihnen das Ganze gegeben habe, und umarmte mich. Von mir fiel alle Abspannung ab. Was für eine kranke Woche. Mein Kopf war kurz vorm Durchbrennen. Zum Abkühlen gab's Cola, Cola, Cola. Aber an Schlaf war noch nicht zu denken.

Meine enge Freundin Katharina König-Preuss rief an. »Monchi, du musst aufpassen. Die drehen jetzt richtig gegen dich ab.« Es gibt nur sehr wenige Menschen, deren Meinung ich so ernst nehme wie ihre. Aber ich wollte das in diesem Moment nicht hören und legte angepisst auf. Sie schrieb mir Nachrichten. Julian Reichelt, der Chefredakteuer der Bild-Zeitung, habe ein Bild von mir hier in Chemnitz retweetet, auf dem es so aussehe, als würde ich einen Hitlergruß zeigen. Der originale Post mit einem aus dem Zusammenhang gerissenen Screenshot aus einer Instagram-Story von uns stammte vom Berliner NPD-Chef. Selbst dafür sind die Typen von der Bild sich nicht zu schade? Das konnte nur ein schlechter Film sein. Als ich mich nach ein paar Minuten etwas beruhigt hatte, rief ich Katharina an und entschuldigte mich. Gleichzeitig ballerten zig Anrufe und Nachrichten von Freunden auf mich ein. Die einen gratulierten zum Konzert, die anderen fragten, ob ich wirklich einen Hitlergruß gemacht hätte. Als pseudorebellischer Jugendlicher auf einem vorpommerschen Dorffest hatte ich ganz sicher schon mal abgehitlert. Aber auf gerade dieser Veranstaltung in Chemnitz? Sicher nicht. Dem Typen von der Bild scheint journalistische Sorgfaltspflicht ein ganz besonderes Anliegen zu sein. »Keine Überraschung«, ich weiß, aber das sagt sich vor allem so locker, wenn man noch nie von so einem Typen gefickt wurde.

Ich versuchte mich auf das Schöne zu konzentrieren – darauf, dass wir es gemeinsam geschafft hatten –, während mein »Hitlergruß« auf konservativen Seiten viral ging. Denjenigen, die sich darüber aufregten, war das massenweise Abgehitlere in den letzten Tagen noch völlig scheißegal gewesen. Als wir nach Hause fuhren, hatte ich bereits einmal gekotzt, weil ich so vollgefressen war. Bei McDonald's hielten wir trotzdem an. Ich bestellte zwei Menüs, aß mich in den Schlaf und wurde von einem Freund sicher zu meiner Wohnung gebracht.

Als ich morgens aufwachte, warteten Hunderte Nachrichten auf meinem Handy. Ich ließ es liegen und ging zum Penny um die Ecke. Ein Bekannter sah mich, klopfte mir auf die Schulter. »Stark gemacht!« Ich würde die Bild sicher nicht bezahlen, blätterte aber kurz drin rum, bis ich das Bild von mir mit erhobenem Arm entdeckte. Weg mit dem Ding, ab zum Süßgkeitenregal. Als ich den Laden verließ, rotzte mir ein Unbekannter vor die Füße und brabbelte was von »Volksverräter«. Ich konnte es kaum erwarten, gleich die Haribo-Tüte aufzureißen. Darüber nachzudenken, was in diesen letzten sechs Tagen alles abgegangen war, das kriegte ich nicht hin. Es war Zeit für einen Absturz.

VON KALORIENZÄHL-APPS UND INTERVALLFASTEN

»Sport und Ernährung, Sport und Ernährung, Sport und Ernährung!«

Persönlich kenne ich die beiden bis jetzt nur vom Hörensagen. Aber immer und immer wieder wird mir dieses Erfolgsduo angepriesen. Sport und Ernährung. Eine Wortkombination, die ich nicht richtig ernst nehmen kann. Das kann doch nicht alles sein. Oder?

Aber ausprobieren will ich es. Diesmal will ich es wirklich. Eine Magen-OP, wie von der Ernährungsberaterin vorgeschlagen, steht für mich noch nicht zur Debatte. Erst mal will ich gucken, ob das berühmte Duo vielleicht doch was kann. Ich werde mir sicher ein bisschen in den Arsch treten müssen, um die beiden richtig kennenzulernen.

Und was soll ich sagen? Mit dem Sport klappt's überraschend gut. Woran es aber noch hapert, ist die Ernährung. Das Problem ist: Ich habe einfach keine Ahnung. Natürlich weiß ich, dass ein Big-Mac-Menü nicht so gesund ist wie eine Käsestulle mit Gurken. Aber die Erinnerung an die Ernährungsberatung und der Gedanke, dass selbst die Stulle vielleicht nur mit ganz besonderem Brot und wahrscheinlich auch nur in bestimmten Monaten des Jahres gesund wäre, verunsichern mich noch immer. Nie im Leben werde ich selber Hirsebrot backen, aber besser ernähren muss ich mich trotzdem. Nur wie?

Ich habe keinen Bock darauf, mir die letzten hundert »Fit for Fun«-Ausgaben durchzulesen. Und eigentlich weiß ich doch eh schon genau, was Phase ist: Ich esse zu viel Mist. Ich brauche weder eine Ernährungsberatung noch irgendwelche schlauen Bücher, um zu raffen, dass ich mit einer großen Milka-Noisette-Tafel und einer ganzen Packung Schlümpfe pro Tag und mit einer Tüte Chips als Gute-Nacht-Snack keine 20 Kilo abnehmen werde. Aber dass ich das weiß, heißt eben nicht, dass ich's einfach so ändere. Also gucke ich doch mal, was es so zu lesen gibt.

Ich habe noch nie im Leben selber etwas im Internet bestellt, habe weder einen eBay- noch einen Amazon-Zugang. Wenn ich mal etwas brauche, was äußerst selten vorkommt, frage ich Freunde, ob sie es mir bestellen können. Da ich aber nicht will, dass irgendwer von meinen Ambitionen weiß, recherchiere ich erst mal allein. Ich gebe bei Google »Buch übers Abnehmen« ein. »Ungefähr 15 900 000 Ergebnisse« steht da als Erstes. Ich werd bekloppt. Was ich sofort lerne: Die Molli-Läden haben die dummen Namen ganz offensichtlich nicht allein für sich gepachtet. »How not do die«, »Deutschlank«, »Iss dich grün«, »Der Fatburner« – nichts, aber auch gar nichts davon spricht mich an. Es ist unglaublich, wie viele »Einfach schlank und fit«-Bibeln mit großen Versprechungen es gibt. Ich bin vor allem überfordert.

In eine meiner beiden Rostocker Lieblingsbuchhandlungen (»Sequential Art« und die »andere buchhandlung«) zu gehen, um mich beraten zu lassen, ist mir zu riskant. Trotz Maske könnte ich erkannt werden. Ich muss daran denken, wie mich mal ein Bekannter gefragt hat: »Und, Spaß gehabt?« Ich wusste gar nicht, was er wollte. Dann sagte er, dass eine Freundin von ihm, die bei Rossmann arbeitet, mir Kondome verkauft hätte … Ich will auf keinen Fall, dass als

Nächstes jemand zu mir kommt und fragt: »Und, schon ein bisschen abgenommen?« Ich weiß genau, wie sehr mich so was demotivieren würde. Und das darf gerade jetzt am Anfang nicht passieren.

Meinem Computer kann ich nichts verheimlichen. Der hat längst verstanden, dass ich abnehmen will, und schlägt mir immer wieder Apps zum Kalorienzählen vor. Also zakk, kostenlose Version runtergeladen, und schon bin ich laut App »nur noch ein paar Schritte von meinem perfekten Body entfernt«. Nachdem ich alle Daten zu meinem Körper eingegeben habe, muss ich mein persönliches Wunschgewicht eingeben. Ich denke an Nepal und die Trampolinhalle und gebe 114,9 Kilo ein. Und schon verrät mir die App, dass ich ab sofort jede Woche ein halbes Kilo abnehmen soll. Ist das viel? Ist das wenig? Ich hab keine Ahnung. Sie verrät mir außerdem, dass ich 125 Wochen brauchen werde, um mein Wunschgewicht zu erreichen. Zwei Jahre und vier Monate? Ich hab gedacht, das geht schneller. Aber was will ich von meinem Körper verlangen? Die letzten 20 Jahre, also 1042 Wochen, habe ich mich wie ein Mülleimer ernährt. Insgeheim wusste ich natürlich, dass der ganze Ballast nicht innerhalb von ein paar Wochen wegzukriegen ist. Aber hoffen wird man wohl noch dürfen …

Ich darf jeden Tag 3508 Kalorien zu mir nehmen, sagt die App. Spinnt das Teil? Das kommt mir sehr viel vor, denn bisher habe ich immer gehört, dass für einen Mann in meinem Alter um die 2400 Kalorien empfohlen werden. Und obwohl ich abnehmen will, soll ich noch 1000 Kalorien mehr zu mir nehmen? Es muss am Übergewicht liegen. Die App denkt sicher, dass 3508 Kalorien schon eine harte Einschränkung für mich sind. Das mit der App und mir könnte was werden, wenn sie sich weiter so vorbildlich benimmt.

10 000 Schritte soll ich am Tag machen, mindestens 2,5 Liter Wasser am Tag trinken. Alles klar, ich denke, das ist alles machbar. Ich seh's schon vor mir: In 125 Wochen hüpfe ich vom Berg und springe mit den Kids von Trampolin zu Trampolin. Kein Problem! Also los …

Zeitsprung, fünf Wochen später. Wie lief es nun mit der App und mir? Machen wir es kurz: Es widert mich nur noch an. Ich soll einen Barcode-Scanner benutzen, um zu sehen, wie viele Kalorien die Nahrungsmittel im Supermarkt haben. Einmal habe ich es probiert und meinen Lieblings-Kirsch-Sahne-Kefir gescannt. Es war kurz vor Ladenschluss, aber selbst wenn ich den Kefir hätte klauen wollen, wäre ich nicht so erpicht darauf gewesen, dass mich bloß keiner sieht.

Trainingseinheiten werden in meiner Kalorienbilanz berücksichtigt. Danke dafür. Ein Nährwert-Tracker hilft mir dabei, mich ausgewogen zu ernähren. Danke plus! Jeden Furz soll ich hier in einem kleinen persönlichen Ernährungstagebuch eintragen. Alter, sonst hab ich mir ein halbes Schwein reingekloppt, ohne mir Gedanken zu machen. Ich habe nur in Massen, nie in Maßen gegessen. Jetzt soll ich jedes Staubkorn, das ich einatme, aufschreiben? Ein Strich Butter: 74 Kalorien, eine Scheibe Bierschinken: 33 Kalorien, eine Banane: 140 Kalorien, ein Strich Nutella: 81 Kalorien.

»Guten Morgen, du darfst jetzt 816 Kalorien zu dir nehmen.« »Freust du dich auf dein Mittagessen? 1088 Kalorien stehen dir zur Verfügung. Guten Appetit!« »Jetzt noch 680 Kalorien zum Abendbrot. Aber denk dran: Nicht zu spät essen!« Ich krieg richtig Wallungen, Alter. Wenn es dann noch heißt, ich dürfe jetzt auch mal »snacken«, geh ich richtig steil. 236 Kalorien snacken? Das sind zwei kleine Riegel Kinderschokolade. Wenn das snacken sein soll, dann will ich lieber verhungern. Oder besser noch: Gebt mir ein ganzes Spanferkel, hier und jetzt. Mit Schlagsahne!

Mindestens einen Liter soll ich heute noch trinken. Eigentlich ist das gar kein Problem, aber lieber verdurste ich, als wie ein Köter dieser App hinterherzuhecheln. Wenn ich mit den Kids beim Homeschooling sitze, weil die Schulen gerade geschlossen haben, daran scheitere, ihnen zu erklären, wann man Doppel-s und wann Buckel-s benutzt, und die App mir dann mitteilt, dass ich heute noch zu wenige Schritte gegangen bin, dann dreh ich durch.

Ich denke, dass es viele Menschen gibt, für die so eine App genau das Richtige sein kann. Auch wenn ich in der Zeit, in der ich sie ausprobiert habe, durchaus ein paar Kilo abgenommen habe: Für mich ist es genau das Falsche. Leben muss auch Spaß machen. Ich hab nicht mal mehr Bock, abzunehmen, weil ich mir wie so 'n Roboter vorkomme. Das hier fühlt sich an, als würde ich permanent von jemandem kontrolliert werden. Ich kann das nicht, ich will das nicht. Zakk. Aus. App löschen. Einzig richtige Entscheidung.

Es ist wie immer bei mir. Ich muss von alleine drauf kommen, was schlecht und was gut für mich ist, nicht durch Vorschriften und Richtlinien. Ich brauch keine App, die immer wieder mit dem erhobenen Zeigefinger anklopft. Ich muss meinen Weg selber finden.

Für einen letzten Spaß war die App am Ende aber doch noch zu gebrauchen: Ich wollte wissen, wie viel ich in den letzten Jahren an einem durchschnittlichen Tag gegessen habe, und gab alles in den Rechner ein …

Morgens: vier belegte Brötchen vom Bäcker – 1200 Kalorien, zwei Gläser Saft – 226 Kalorien, ein gekochtes Ei – 108 Kalorien. Mittags: Jägerschnitzel mit Pommes – 1081 Kalorien, dazu zwei Gläser Mezzo Mix – 432 Kalorien. Nachmittags: ein Pfannkuchen – 209 Kalorien, ein Magnum-Eis – 261 Kalorien, und eine große Fanta – 380 Kalorien. Abends: Döner – 774 Kalorien, zwei bis drei Fritz Kola – 420 Kalorien. Und dann ging's eigentlich erst los. Obwohl ich schon so viel gegessen hatte – satt war ich niemals. Und bei einem konnte mein Magen sich sicher sein: Abends würde er noch mal die volle Dröhnung Süßigkeiten kriegen. Ich hatte dann zwar nie Hunger, aber das war scheißegal. Abends wurde gestopft. Mein Bauch war dann immer so voll mit Süßigkeiten und Limonaden, dass ich permanent aufstoßen musste. Manchmal fühlte ich mich wie eine Kuh, wie ein Wiederkäuer. Und dazu muss ich sagen: So schlecht schmeckt das süße Zeug auch dann nicht, wenn's wieder hochkommt. Halten wir den Durchschnittswert fest: eine große Milka-Tafel – 1590 Kalorien, eine Packung Schlümpfe – 668 Kalorien.

Das sind insgesamt 7349 Kalorien. Es kann gut sein, dass ich auch mal deutlich weniger gegessen habe. Es ist aber auch genauso oft passiert, dass es noch mehr war. 7349 Kalorien pro Tag. Das ist fast dreimal so viel wie der Durchschnittswert für Männer in meinem Alter, von dem ich gehört habe. Alter, was hab ich mir da Tag für Tag alles reingekloppt? Wie kann es sein, dass ich darüber noch nie wirklich nachgedacht habe? 7349. Wieder so eine Zahl, die mich nicht mehr loslässt.

Schritt für Schritt habe ich angefangen, mich an mich selber heranzutasten, jetzt ohne App: Was brauche ich überhaupt? Wie viel muss ich am Tag essen, um nicht hungrig ins Bett zu gehen? Und kenn ich überhaupt das Gefühl von Hunger? Definitiv nein. Hunger kenne ich nicht. Richtigen Hunger kennen wohl die allerwenigsten Menschen, die das Glück haben, in so einem reichen Land wie Deutschland geboren worden zu sein. Aber ehrlich gesagt geht es bei mir noch darüber hinaus: Ich weiß nicht mal mehr, was Appetit ist. Eigentlich esse ich immer.

Ich probierte herum und landete schließlich ganz automatisch beim Intervallfasten. Ich hatte schon vorher davon gelesen: Durch ausgelassene Mahlzeiten soll sich der Stoffwechsel verändern, der Blutzuckerspiegel abfallen und der Blutdruck sinken. Keine Ahnung, was das genau bedeutet, aber Herr Wagner würde das sicher gutheißen. Nach dem sogenannten »16:8-Konzept« kann man etwa zwischen 8 und 16 Uhr essen, was man will, und fastet dann bis 8 Uhr morgens. Acht Stunden essen, 16 Stunden fasten. Klar sollte ich mir in diesen acht Stunden keine fünf Schokoladentafeln reinknallen. Aber etwas mehr essen darf ich dann schon, weil ich nur zwei statt drei Mahlzeiten zu mir nehme.

Ich habe es einfach versucht. Und was soll ich sagen? Ohne langes Geplapper: Intervallfasten ist genau mein Ding. Erst dachte ich, dass 16 Stunden ohne Essen der totale Abfuck wären. Aber es ist gar nicht schlimm. Zumindest nicht, wenn ich mich komplett nach mir selbst richte. Die reine Lehre sagt wohl, dass es am besten sei, abends zu fasten. Aber ich habe schnell gemerkt, dass es mir wichtig ist, zu Abend zu essen. Auf der anderen Seite brauche ich aber gar kein Frühstück. Also ist die grobe Aufteilung bei mir klar. Und es funktioniert! Damit hätte ich nicht ansatzweise gerechnet. Scheiße, ist das geil.

Mit der Zeit habe ich mir angewöhnt, ab 12 Uhr das erste Mal und um 20 Uhr das letzte Mal etwas zu essen. Ich mache mir aber keinen Druck. Wenn das Abendessen mal später wird, esse ich am nächsten Tag einfach auch erst um 13 oder 14 Uhr. Ich schaffe es tatsächlich ziemlich problemlos, 16 Stunden lang nichts zu essen. Gar nichts zu essen ist für mich viel einfacher, als wenig zu essen. Das erste Mal versuche ich, nur dann zu essen, wenn ich Hunger habe. Das ist das Döllste, was ich lernen muss. Unglaublich schwer ist es dann, wenn Leute in meiner Gegenwart frühstücken. Dann ist die Versuchung groß. Also versuche ich, die WG-Küche am Morgen zu meiden.

Je bewusster ich auf die Zeiten achte, desto bewusster achte ich auch darauf, was ich esse. Ich fange an, die Salattheke im Edeka zu verehren. Mehrmals die Woche stelle ich mir einen Salat zusammen, kaufe mir dazu Matjes oder Lachs, und fertig ist ein richtig geiles Abendessen. Auch mittags oder nachmittags esse ich das, worauf ich Bock habe – zum Beispiel Brötchen mit Käse oder mit vegetarischen Aufstrichen. Ich habe mich über das Zeug früher lustig gemacht, aber seit ich es probiert habe, weiß ich: Die vegetarische Leberwurst schmeckt genauso geil wie die normale. Ich habe mir gar nicht vorgenommen, auf Fleisch zu verzichten, aber eines Tages ist mir das erste Mal aufgefallen, dass ich ganz automatisch zwei Wochen lang kein Fleisch gegessen habe, ohne es zu merken. Wenn ich beim Diyar Bistro von meinem Freund Bahri sitze, muss ich mir nicht jedes Mal Fast Food bestellen. Ich kann auch mit ihm draußen abhängen und einen Chai trinken.

Nach einer Weile habe ich es sogar hinbekommen, meinen Limonadenkonsum zu reduzieren. Solange ich mich erinnern kann, habe ich jeden Tag irgendwelche Zuckerwasser in mich reingeschüttet, ohne mir etwas dabei zu denken. Aber wenn ich schon versuche, mich besser zu ernähren, sind zwei oder drei Flaschen Cola, Fanta oder Mezzo Mix am Tag wohl auch nicht das Schlauste vom Schlauen. Ich versuche gerade, so viel Wasser wie möglich zu trinken. Ich war mir nicht sicher, wie gut ich das hinbekomme, aber die Getränke machen mir sogar noch weniger Probleme als das Essen. So wie vorher die Brause lasse ich nun das Wasser in mich hineinlaufen. Und nicht nur das: Immer dann, wenn ich im 16-stündigen Fasten-Intervall so was wie Hunger verspüre, hilft ein ordentlicher Schluck Wasser ganz gut, um das Gefühl zu vertreiben.

Während ich früher immer komplett vollgefressen ins Bett gefallen bin, merke ich jetzt richtig, dass ich gesünder und tiefer schlafe und morgens tausendmal besser hochkomme. Früher habe ich immer gedacht, dass jeder Körper sich so anfühlt wie meiner. Irgendwie überladen. Jetzt weiß ich, dass es sich nicht so anfühlen muss. Das lag offenbar immer nur daran, dass mein Magen Vollzeit arbeiten musste. Jetzt hat er auch mal Feierabend.

Das Schönste bei alldem ist: Ich habe das Gefühl, dass es von Woche zu Woche besser wird. Und das trotz wöchentlichem Cheat-Day. Weil ich jetzt nicht mehr permanent und völlig beliebig in mich reinstopfe, freue ich mich mittlerweile richtig darauf, mir mal wieder einen Döner, eine Cola oder eine Tafel Milka Noisette zu gönnen. An diesen Tagen ist jede Eskalation erlaubt. Und das ist entscheidend. Von Woche zu Woche, von Monat zu Monat lerne ich immer mehr über mich. Und ich weiß, was das Allerwichtigste für mich ist: Nichts darf verboten sein. Wenn ich unbedingt naschen will, dann nasche ich. Wenn ich Bock auf 'ne doppelt belegte Pizza habe, dann hämmer ich mir eine rein. Es fühlt sich grad so wunderschön einfach an: Ich darf einfach alles essen. Wenn über irgendetwas ein Verbotsschild hängen würde, dann würde es mich die ganze Zeit dahintreiben. So aber kann ich einfach mein Ding machen.

Gerade wird mir bestätigt, dass das der richtige Weg ist, indem die Pfunde purzeln ohne Ende, und mit jedem Kilo fällt es mir leichter, Wasser statt Cola zu trinken. Dass es funktioniert, ist die beste Motivation. Alter, ich pass grad sogar wieder in das 4XL-Shirt rein, das mir vor ein paar Monaten auf Tour nicht mehr ansatzweise gepasst hat. Das ist so besonders für mich! Scheiß auf »Abnehmen für Loser« und die Kalorienzähl-App, den ganzen Kram brauche ich nicht. Ich habe mit dem Intervallfasten einen anderen Weg gefunden, der sich nicht wie eine Einschränkung anfühlt, sondern wie ein Gewinn. So als hätte mein Körper eine neue Balance gefunden: Ich esse weniger und habe trotzdem keinen Funken mehr Hunger. Und das liegt daran, dass ich nicht nur auf irgendeine Diät-Weisheit höre, sondern vor allem – das erste Mal in meinem Leben – auf meinen Körper.

»Jetzt wissen wir wenigstens, warum die Kinder in Afrika hungern müssen.« »Das fette Schwein gehört an die Wand.« »Wir müssen uns wegen ihm keine Sorgen machen, ein Herzinfarkt wird's regeln. Ich gebe ihm noch zwei Jahre.«

Das ist nur eine winzig kleine Kostprobe von unzähligen vergleichbaren Internetkommentaren. Mein Rekord wurde kurz nach dem »Wir sind mehr«-Konzert in Chemnitz aufgestellt: Innerhalb weniger Tage erhielt ich über 70 mehr oder weniger verklausulierte Morddrohungen. Wenn auch nur in einer Zeile eines Online-Artikels »Feine Sahne Fischfilet« oder mein Name genannt wird, gehen die Troll-Armeen steil. Da liest man die erbärmlichsten Sachen. Es ist schon beeindruckend, dass auch der tausendste Dulli sich noch innovativ vorkommt, wenn er aus unserem Bandnamen etwas vermeintlich Beleidigendes wie »Stinkende Sahne Walfilet« macht. Selten hat uns etwas so hart getroffen, Respekt dafür! Ich kann mir bei diesen Kommentaren sicher sein, dass es meist irgendwie um meine Figur geht. Diese Leute benutzen immer und immer wieder die gleiche Munition. Im Gegensatz zu Situationen im Alltag, in denen es wirklich brenzlig für mich wird, kann ich virtuelle Angriffe aber immerhin wegscrollen und versuchen, sie zu ignorieren.

Das musste ich erst lernen. Aber irgendwann habe ich dann ganz bewusst aufgehört, mir jeden Kommentar durchzulesen, auch wenn ich dafür relativ lange gebraucht habe. Das war die richtige Entscheidung, es ist wie Medizin für die Seele. Jede Minute, die ich nicht am Handy verbringe, ist eine gewonnene Minute. Denn den Leuten ist einfach nix zu dumm. Es gab mal eine Band, die ein Lied namens »Wir sind Feine Sahne« schrieb und darin über mein Körpergewicht herzog. Das dazugehörige Video zeigte die Bandmitglieder, wie sie McDonald's-Burger in sich reinstopften. Einer ihrer Fans beschmiss mich danach auf einem Festival mit einer Bockwurst. Ich habe sie aufgehoben und gegessen.

Seit Jahren kursiert ein Bild von mir im Internet. Mit Regenbogenschminke im Gesicht und nur mit einem freizügigen Leder-Outfit bekleidet, tänzele ich über die Bühne und singe inbrünstig ins Mikro. Das Bild wird dann mit solchen Kommentaren aus der Mottenkiste hervorgeholt: »Die Lieblingskapelle des Bundespräsidenten setzt noch einen drauf. Welche Botschaft will Monchi uns senden?« Selbst irgendwelche AfD-Bundestagsabgeordneten sind sich für solche Posts nicht zu schade. Das Foto ist über zehn Jahre alt und entstand in San Francisco bei der »Folsom Street Fair«, einem jährlich stattfindenden Straßenfest für Leder- und Fetischkultur. Nicht dass ich nicht auch mal zu so einer Parade gehen würde, aber der Witz ist: Ich war noch nie in meinem Leben in San Francisco. Das auf dem Foto bin ich gar nicht.

So was können aber nicht nur irgendwelche Leute in sozialen Netzwerken. Oft habe ich mich auch über professionelle Journalist:innen gewundert und mich gefragt, wer hier nun der Asoziale ist. In vielen Artikeln über uns wird über meinen Körper geschrieben, und meiner Meinung nach ist es auch völlig in Ordnung, jemanden äußerlich zu beschreiben. Aber dabei bleibt es oft nicht. Mit der Zeit sind die absurdesten Sachen zusammengekommen. Einmal stand ein Konzert im Nürnberger Z-Bau an. Irgendein CSU-Hinterbänkler wollte offenbar Aufmerksamkeit bekommen, um im Plenarsaal ein paar Reihen nach vorne zu rutschen, und forderte ein Verbot unseres Konzertes. Die Zeitung mit vier Buchstaben griff das Thema auf und titelte: »CSU will Auftritt von Fettpunker verbieten«, gefolgt von journalistisch wertvollen Zeilen wie »Frontmann ist der dicke Sänger Monchi, der dem Publikum auch gerne mal seine Wampe entgegenstreckt«. Wohl eher kein Artikel, den meine Mutter stolz ihren Freundinnen präsentiert hat. Fürs Sammelalbum ausgeschnitten wird sie ihn trotzdem haben, so wie sie es mit allen anderen Artikeln auch macht.

Wenn Deutschlands größte Tageszeitung so was absondert, schmunzel ich erst mal drüber, aber dann frage ich mich schon: Was steckt dahinter? Wollen die mich ficken? Muss ich darauf irgendwie reagieren? In diesem Fall kamen wir auf die Idee, zehn Gästelistenplätze für kulturell benachteiligte Kinder von CSU-Eltern zu verlosen. Fans druckten Shirts mit dem Aufdruck »Je suis Fettpunk«, eine Band wollte ein »Fettpunk«-Lied mit mir am Mikro machen und irgendwelche Organisationen schrieben Statements zur Diskriminierung von Dicken, in denen sie sich mit mir solidarisierten.

Bei mir erzeugen solche Sachen immer eher Abstand. Wenn ich wegen so einem Schwachsinn Solidaritätsbekundungen bräuchte, gäbe es gar kein Ende mehr. Ich würde nicht mal ein »Je suis Fettpunk«-Shirt tragen, wenn ich es geschenkt bekäme, und auch ein »Fettpunk«-Lied habe ich dankend abgelehnt. Wenn ich Bock habe, den Clown zu machen, dann mache ich das – dann singe ich zum Beispiel »Dicke« von Westernhagen –, aber nicht, weil irgendwer danach fragt. Dieses ständige »Ich steh drüber«-Gefühl habe ich mir eingeimpft. Die döllste Nebenwirkung? Dass nun alle genau das von mir erwarten. »Ach, Monchi kann das schon ab!«

Aber komplett egal ist es mir anscheinend doch nicht. Denn wenn ich mal aus diesem »Leckt mich am Arsch!«-Modus rauskomme und ein bisschen in mich reinhöre, merke ich, dass all diese Dinge bei mir einen Gedanken manifestiert haben. Und ich glaube, dass dieser Gedanke einer der Gründe dafür ist, dass ich mich in den letzten Jahren davor gesträubt habe, es mit dem Abnehmen zu probieren: Wenn ich es wirklich schaffen sollte, werde ich nicht ein Gramm wegen ihnen, ihren blöden Witzen, ihren düsigen Artikeln und ihrem Hass verloren haben. Das war mein Gedanke: Für euch nicht! Vielleicht wollte ich unterbewusst zeitweise sogar noch mehr zunehmen, um ihnen zu zeigen, wie egal mir ihr Gelaber ist.

Aber genau deshalb ist jetzt der richtige Zeitpunkt, es zu versuchen. Jetzt habe ich Ruhe und es gibt endlich mal keine Öffentlichkeit, die kommentiert, wie ich mich verändere. Jetzt ist Platz in meinem Kopf für das Gefühl: Ich mache das nur für mich und für niemanden sonst!

MAI 2020
FAHRRADUNFALL

Wie es das Schicksal will, fällt unsere Live-Pause nun mit einer weltweiten Pandemie zusammen. Gut, dass wir für dieses Jahr keine Pläne haben, die durchkreuzt werden können. Für mein persönliches Vorhaben sieht das aber anders aus: Da seit ein paar Wochen die Fitnessstudios und Schwimmhallen geschlossen sind, muss ich eine Alternative finden, sonst werden die ersten Erfolge schnell wieder verblassen. Also habe ich mich entschieden, regelmäßig aufs Fahrrad zu steigen. Egal ob es regnet oder die Sonne scheint. Seitdem fahre ich vier- bis fünfmal die Woche frühmorgens an die Ostsee, gehe schwimmen und trete gut durchblutet wieder den Heimweg an.

Heute habe ich die Fähre in Warnemünde genommen, um vom Strand aus wieder in die Rostocker Innenstadt zu radeln. Am Fischereihafen war jedoch Schluss. Ich bin mit dem Vorderrad in eine der Industrieschienen gerutscht, hängen geblieben und kopfüber auf den Asphalt gestürzt. Der Aufprall muss amtlich gewesen sein, das sagen zumindest die Menschen, die mich von der Straße getragen haben. Sie haben sofort den Krankenwagen und die Polizei gerufen. Ich fand das zunächst übertrieben, aber als ich nicht mal ohne Hilfe in den Krankenwagen steigen konnte, weil mir so schwindlig war, war ich doch dankbar für die Hilfe. Mit Blaulicht wurde ich in die Notfallstation der Rostocker Uniklinik gebracht, wo mir erst mal der Kopf rasiert und die Wunde zugetackert wurde. Mein Bettnachbar, den gerade zwei Polizisten hereingebracht haben, ist völlig besoffen. Er wurde im Netto festgenommen, als er eine Flasche Korn klauen wollte. Beim Fluchtversuch packte er sich mit der Flasche auf die Fresse und verletzte sich an der Hand. Rostock Asozial, ein Bruder im Geiste!

Schon weil er offensichtlich nur Polnisch spricht, sind die Pflegerinnen damit überfordert, ihn zu beruhigen. Immer wieder steht er auf, pöbelt rum und benutzt die Schränke als Schlagzeug. Ich ahne, dass der nasse Fleck auf seiner Hose kein verschütteter Korn ist. Das passiert den Besten, denke ich, und versuche ihn mit ein paar polnischen Sätzen wieder aufzumuntern, was überraschend gut klappt. Er hat sicher nicht damit gerechnet, hier – sagen wir mal: polizeikritische – Sprichwörter aus der Heimat zu hören zu bekommen. »CHWDP« – der Kenner weiß Bescheid. Polen galt für halb Ultra-Deutschland lange als das Gelobte Land. Wer auf ausschweifende Pyroshows und Rambazamba im Fußballstadion stand, kam um Spielbesuche bei Lech Poznań, Legia Warschau oder Zagłębie Sosnowiec nicht rum. Deshalb habe ich noch weitere polnische Schimpfwörter auf Lager und ein Loblied auf »Piwo«, also auf Bier, was uns kurz zu Freunden macht. Aber schnell wird mir klar, dass bei ihm nicht nur Piwo und Schnaps im Spiel sind – seine Nase läuft bestimmt nicht ohne Grund. Asis erkennen Asis.

Mein Kopf dröhnt, und während mein Nachbar, nennen wir ihn Lech, sich das Shirt zerreißt, realisiere ich, dass nicht nur er ein Patient hier ist, sondern ich auch. Aber was heißt das? Ich komm doch heute wieder hier raus, oder? Trotz der Schmerzen kommt mir der Gedanke nicht, dass was Schlimmes passiert sein könnte. Helme sind was für Studenten. Ich frage mich, wann ich wieder Sport machen kann. Übermorgen bin ich zu meiner ersten 40-Kilometer-Radtour mit einem Homie verabredet. Aber zum Fahrradfahren brauch ich ja meine Beine, nicht meinen Kopf. Das wird schon gehen.

Trotzdem fange ich an, mir Sorgen zu machen, ob ich die Woche vielleicht doch keinen Sport machen kann, während Lech aufspringt, sich auf den Boden schmeißt und Liegestütze macht. 10, 20, 23 Liegestütze auf zwei Promille und auf Nase. Respekt! Mein Schädel bräuchte gerade bestimmt eher was anderes als polnische Volkslieder, aber ich bin ihm dankbar, denn in ruhigen Momenten kommen mir immer beschissenere Gedanken: Fuck, wo steht mein Fahrrad? Es darf bitte, bitte, bitte nicht im Arsch sein. Es ist ein spezielles XXL-Bike für Menschen mit Format, weil normale Fahrräder mich nicht halten. Das krieg ich nicht an jeder Ecke. Ich hab mehr Angst um mein Fahrrad als um meinen Kopf.

Nach der zweiten Runde Liegestütze fängt Lech an, den Pflegekräften zu drohen, die nun die Faxen dicke haben und die Polizei rufen. Ich kann verstehen, dass sie ihm das mit der Handverletzung nicht mehr so recht glauben, aber er singt so wunderschön! Ich habe zwar seit ein paar Monaten keinen Alkohol mehr getrunken, aber in diesem Moment würde ich sofort mit ihm aufs Leben anstoßen. Doch dazu kommt es nicht mehr, denn plötzlich stehen drei überforderte Cops im Raum und führen ihn ab. Ich solidarisiere mich mit ihm: »CHWDP! Dzień dobry! Kurwa policja!« Vielleicht sehen wir uns ja irgendwann wieder, Lech, dann geb ich dir einen aus.

Wenn ich wieder lachen kann, kann ich auch gleich wieder nach Hause, denke ich. Doch dann werde auch ich abgeholt, wenn auch nicht von der Polizei, sondern von der Schwester, für weitere Untersuchungen. Nachdem ich in ein anderes

Zimmer geführt wurde, komme ich das erste Mal zur Ruhe. Noch immer verschwende ich keinen Gedanken an den Unfall, sondern denke nur: Wann kann ich hier raus? Endlich habe ich es geschafft, abzunehmen und mich mit Sport und Ernährung einzupegeln. Ich bin stolz darauf, mich motiviert zu haben. 30 Kilo habe ich schon geschafft! Das sind 25 Kilo mehr, als ich jemals für möglich gehalten hätte. Ich darf nicht einbrechen, ich muss weitermachen! Ich will hier raus, mir einen Salat im Edeka kaufen und morgen früh wieder zum Strand fahren.

Bei der Visite verdeutlicht mir der Arzt, was ich für ein Schwein hatte. Wer mit 150 Kilo Körpergewicht auf den Kopf fällt, hat meist andere Sorgen, als am selben Abend aus dem Krankenhaus entlassen zu werden, sagt er. Zumal ich mir auch noch eine starke Rippenprellung zugezogen habe. Dass so was nicht nach einem Tag verheilt ist, kann ich mir vorstellen, als ich versuche, mich aus dem Bett hochzuraffen, um aufs Klo zu gehen. Was mich aber wirklich trifft: Ich soll mindestens zwei Wochen mit dem Sport aussetzen. Was bedeuten zwei Wochen für mich? Fünf Kilo? Zehn Kilo? In den letzten 15 Jahren wäre mir nichts egaler gewesen, als wenn jemand zu mir gesagt hätte, dass ich zwei Wochen lang kein Sport machen darf. Rumliegen kann ich. Jetzt zieht mich diese Information einfach nur runter.

Nach zwei Nächten werde ich entlassen. Als Erstes sehe ich nach meinem Fahrrad, das leider ziemlich lädiert ist. Was nun? Ich kann nicht einfach in irgendeinen Laden gehen oder einen Freund fragen, ob ich seins benutzen darf. Ich bin zu fett für normale Fahrräder. Mein besonders belastbares Fahrrad kann man nicht überall kaufen. Also bringe ich es in die Werkstatt, das die Ersatzteile natürlich erst bestellen muss.

Wie geil muss es sein, sich auf jedes x-beliebige Fahrrad setzen zu können, ohne darüber nachzudenken, ob es standhält. Wie geil muss es sein, ein Fahrrad in die Werkstatt zu bringen und es am nächsten Tag wieder abholen zu können ... Dank Lieferengpässen darf ich insgesamt vier Wochen warten, bis ich wieder aufs Rad kann.

Acht Kilo nehme ich in dieser Zeit wieder zu. Das ist noch härter für meinen Kopf als für meinen Körper. Ich lerne: Je weniger ich mich bewege, desto schlechter ernähre ich mich auch. Das ist natürlich unlogisch, aber so funktioniere ich offenbar. »Scheiß drauf! Wenn ich keinen Sport mache, muss ich auch nicht auf meine Ernährung achten.« – Gegen diese Einstellung komme ich nicht an. Umso glücklicher bin ich, als ich das Fahrrad aus der Werkstatt abhole und damit schnurstracks wieder an die Ostsee fahre.

Es ist krass, so was über sich selbst zu formulieren, aber: Neben dem Schwimmen ist das Radfahren der einzige Sport, den ich gerade betreiben kann. Für alles andere bin ich zu fett. Das Fahrrad ist mein Rettungsanker! Meine letzte Chance, etwas zu verändern.

Dabei habe ich lange nicht mal ein Fahrrad besessen. Ich empfand es als logischer, mit dem Auto 'ne Viertelstunde nach einem Parkplatz in der Stadt zu suchen, als fünf Minuten mit dem Rad zu fahren oder zehn Minuten zu Fuß zu gehen. Lediglich für ein paar Wochen hatte ich mal eins. Ein Bekannter, der sein Gehalt mit geklauten Fahrrädern aufbesserte, hatte es mir für einen Fuffi überlassen. Das Problem war nur, dass es mich mehr schlecht als recht aushielt: Nach kurzer Zeit waren immer die Reifen platt. Das ist immer so, wenn ich mich auf normale Fahrräder setze. Lange habe ich das verdrängt und einfach gar keine mehr benutzt. Bis letzten Sommer.

Am Rostocker Stadthafen fand anlässlich der Hanse Sail auch wieder die parallel stattfindende Asi-Sail statt. Als kleines Gegenprogramm zum größten Volksfest Mecklenburg-Vorpommerns spielten ein paar Punkrock-Bands am Rostocker Stadthafen. Vor Ort waren auch die »Punx on Wheelz«, die man sonst mit ihren Chopper-Fahrrädern durch Rostock cruisen sieht. Pille, Oldschool-Punker und Hufschmied aus Rostock, präsentierte mir stolz sein neues Gefährt, mit dem er in zwei Wochen zur großen Ausfahrt mit zehn weiteren Bikern aufbrechen würde. Ronja hatte er das gute Stück genannt, das er ganz offensichtlich abgöttisch liebte. Da ich noch nie auf so einem Chopper-Fahrrad gesessen hatte, fragte ich ihn, ob Ronja mich aushalten würde. Er lachte nur, meinte: »Natürlich!«, und bot mir an, eine Runde zu drehen. Gesagt, getan! Ich war nicht mal zehn Meter gefahren, da ging es los: Die Schaltung knallte durch, der Sattel brach nach hinten ab und die Achse war ebenfalls völlig zerstört. Das mag sich übertrieben anhören, aber so war es – ein absoluter Tiefpunkt, und zwar für uns alle. Für Pille, für Ronja, für mich. Nur die Leute drum herum lachten. Pille schaute mich ungläubig an. Ich schaute ihn ungläubig an. Noch nie habe ich mich an einem Hafen so schlecht gefühlt.

Solche Situationen hatte es auch vorher schon immer wieder gegeben. Vor vier, fünf Jahren war ich bei meinen Eltern zu Besuch und wollte mit dem Rad meines Vaters Brötchen holen fahren, was ebenfalls nicht gut endete. Mein Vater fragte daraufhin einen befreundeten Fahrradhändler nach Modellen, die für mich passen könnten. Natürlich hätte ich mich auch selbst mal erkundigen können, aber irgendwie gab es für mich immer eine unsichtbare Barriere. Was, wenn selbst die Dicken-Bikes mich nicht mehr ausgehalten hätten? Ich glaube, ich wollte nicht enttäuscht werden.

Mein Vater schickte mir bald darauf ein Foto des Rads, das ihm empfohlen wurde. »180 Kilo Zuladung« stand da. Ich freute mich sehr: ein Fahrrad, das mich aushält – ich halt's nicht aus! Natürlich wollte ich es haben. So was Spezielles kriegt man allerdings nicht für 100 Euro. Ganz ehrlich: Ohne meine Eltern hätte ich mir das Rad damals nicht leisten können. Mit Mitte, Ende 20 fühlt sich das zwar nicht gut an, aber ich war meinen Eltern sehr dankbar und überglücklich, als endlich das schöne neue Rad vor mir stand. Ich machte gleich eine kleine, aber feine Ortskontrollfahrt. Zu der Zeit ging es mir noch nicht ums Abnehmen oder darum, Sport zu treiben. Es war einfach ein tolles Gefühl, auf ein Fahrrad steigen zu können, wenn ich wollte. Ich nahm es als Freiheitsgewinn wahr, auch wenn ich weiterhin die meisten Strecken mit dem Auto zurücklegte.

Irgendwann habe ich dann auch angefangen, das Fahrrad mit auf Tour zu nehmen. Wir hatten schon so oft in irgendwelchen Städten gespielt, ohne etwas von ihnen zu sehen. Obwohl wir schon mehrmals in Wien waren, hätte ich höchstens was über die Backstage-Räume und Konzert-Locations erzählen können. Umso mehr genieße ich seitdem die Radtouren, die ich oftmals an Flüssen oder Seen enden lasse. Dass ich so ein Gefühl für die Stadt und die Menschen, vor denen wir spielen, bekomme, ist also auch etwas, das mir vom Fahrrad ermöglicht wird.

Ob ich in meinen Leben noch mal mit einem ganz normalen Fahrrad fahren kann? Im Urlaub einfach eins ausleihen? Bei 'nem Platten meinen Mitbewohner fragen, ob ich schnell seins nehmen kann, ohne Angst haben zu müssen, dass ich es kaputt mache? In einen Laden gehen und einfach das Fahrrad kaufen, das mir am besten gefällt? Vielleicht Zukunftsmusik, vielleicht völliger Quatsch. Auch egal. Grad freu ich mich einfach nur, dass ich ein Rad habe, das mich hält. Ich liebe es, an der Ostsee entlangzufahren, und meine Touren werden immer länger. Ich freue mich so sehr, dass ich Spaß an der Bewegung habe, und hoffe, dass ich keine weiteren Unfälle mehr baue. Auch wenn ich noch immer so viel wiege wie zwei schlanke Menschen zusammen – beim Radfahren fühle ich mich ganz leicht und frei.

ALLES ODER NICHTS

Wenn ich was mache, dann richtig. Das ist jedenfalls mein Anspruch. »Ganz oder gar nicht« – das ist ein roter Faden, der sich durch mein Leben zieht. Keine halben Sachen. Das war beim Fußball so, in der linken Szene, in der Band, in Freundschaften und Beziehungen. Dabei ging's auch oft mit dem Kopf durch die Wand. Nur ein Bier? Gibt es nicht. Nur ein Stückchen Schokolade? Auf keinen Fall. Ich war schon immer maßlos. Doch woher kommt das?

Bis heute hasse ich es, wenn Leute sich nur die Rosinen rauspicken, aber ganz schnell weg sind, wenn es hart auf hart kommt. Auf der anderen Seite habe ich den größten Respekt vor Leuten, die alles geben: Dariush, ein Freund von mir, der seit Jahren aufs Mittelmeer fährt, um Menschen vor dem Ertrinken zu retten. Katharina König-Preuss, die im NSU-Untersuchungsausschuss sitzt, obwohl Rechtsrock-Bands Lieder schreiben, in denen dazu aufgerufen wird, sie zu ermorden. Das sind Menschen, die ich ernst nehme.

Leute, die labern, aber nichts machen, ertrage ich nicht. Wenn jemand erzählt, wie schwer er oder sie es hat, erzeugt das bei mir Abstand. So hat mich meine Familie geprägt. Meine Mutter hat mir zwei Gefühle eingeimpft. Erstens: Nicht jammern! Und zweitens, dass man es »ernst meinen« muss, wenn man etwas macht. Wenn es irgendwo einen Widerspruch zwischen meinen Aussagen und meinem Handeln gab, hat sie mir diesen aufgezeigt. Ich weiß noch genau, wie ich meine Eltern mal volllaberte, dass richtige Fußball- fans sich kein Premiere kaufen, sondern zu den Spielen fah- ren. Das sei Kommerz und der Fußball gehe daran zugrunde. Meine Mutter sagte dann, dass sie dann wohl lieber Premiere abbestellen sollte. Nicht dass ich noch dem Kommerz zum Opfer falle, wenn ich es das nächste Mal nicht ins Stadion schaffe.

Dieser roten Linie, die sich durch mein Leben zieht, werde ich mir erst jetzt bewusst. Immer muss ich mir selbst bewei- sen, dass ich es ernst meine. Warum wurde ich kein normaler Hansa-Fan, sondern Ultra? Warum bin ich nicht irgendeiner Parteijugend beigetreten und habe Karriere gemacht, son- dern mich stattdessen in der Antifa engagiert? Warum habe ich in einem Jahr, in dem ich fast permanent mit der Band unterwegs war, zusätzlich noch unendlich viele Filmdiskus- sionen gemacht? Warum konnten wir im Rahmen der »Noch nicht komplett im Arsch«-Aktionen nicht einfach ein Kon- zert im Rostocker Studentenviertel machen, sondern mussten unbedingt nach Anklam neben die NPD-Zentrale? Wenn alle sagen: »Das ist zu doll, das geht nicht!«, dann will ich es erst recht machen. Ich merke erst in der Ruhe, dass das nicht nur eine gute Eigenschaft von mir ist.

»Du bist nicht Campino oder Felix von Kraftklub. Die wie- gen alle 100 Kilo weniger als du«, meinte ein Freund vor ei- nem Konzert in der Berliner Columbiahalle, als ich ihm er- zählte, dass ich mit dem Gedanken spielte, von der Empore zu springen. Mit mindestens 160 Kilo aus vier Metern Höhe in die Menschenmenge springen? Danach wäre ich entwe- der der Held des Abends, querschnittgelähmt oder – noch schlimmer – jemand anderes wäre verletzt. Aber ich musste es mal wieder »ernst meinen« und ließ mich schließlich wie ein nasser Sack in die Leute fallen. Sie fingen mich auf. Einige kippten um, ihnen wurde aufgeholfen. Die anderen trugen mich weiter. Was für ein abgefucktes Gefühl. Besser als jede Droge. Das mit dem »Ernstmeinen« und mir ist eine Hassliebe, die mich in den verschiedensten Situationen immer wieder antreibt. Aber warum?

Ich glaube, dass meine Großeltern mütterlicherseits mich sehr geprägt haben. Oma Annemie und vor allem Opa Gerdi. Er hat nie Wert auf Äußerlichkeiten gelegt. Ich weiß noch genau, wie er mir mal sagte, dass nur Spinner jeden Tag Anzug tragen würden. Ich habe ihn immer bewundert. Keiner sah mit Hosenträgern so geil aus wie er. Opa Gerdi war nicht nur Bäcker, sondern auch Konditormeister. Seine Klamotten waren immer voll Mehl.

Wenn Mutz sagt, dass Opa ganz lange schlank war, ist das für mich irrelevant. Denn solange ich ihn kannte, hatte er einen riesigen, kugelrunden Bauch, auf dem ich als Kind trommeln konnte. Er war der Einzige in meiner Familie, der wirklich dick war. Ich fühlte mich ihm immer ganz besonders verbunden, mit all seinen Ecken und Kanten.

Er wurde während des Zweiten Weltkrieges geboren und sammelte schon als Kind Kartoffeln auf den Äckern, um etwas Geld für die Familie beisteuern zu können. Er hat gefühlt immer nur gearbeitet, doch ich habe ihn nie klagen hören. Er zog halt sein Ding durch. Ganz oder gar nicht. Als er sich nach der Wende selbstständig machte und plötzlich mehr Geld hatte, konnte er gar nicht fassen, was es nun alles zu kaufen gab. Es gab für ihn kein Halten mehr. Meine Mutter erzählt bis heute, wie mein Opa für seine Enkel den Schuhladen leer gekauft hat. Barfuß über Äcker war er selbst genug gelaufen. Wenn er Milch mitbringen sollte, brachte er 'ne Palette mit. Wenn mein Cousin und ich an Silvester böllern wollten, besorgte er uns eine Ladung Feuerwerk, mit der wir die »Vorpommern-Pyronale« hätten ausrichten können. Und während andere mit 60 längst von der Rente träumen, eröffnete mein Opa sein Café »Zum Storchennest«.

Irgendwann bekam mein Opa eine Mehllunge diagnostiziert. Typische Bäckerkrankheit. Er kam natürlich trotzdem täglich in die Bäckerei und die Kunden freuten sich über einen Plausch mit dem Chef, aber in der Backstube arbeiten ging nicht mehr, obwohl die Arbeit doch sein Leben war. Er verzog sich immer öfter in den ersten Stock zu seinen Fischen, denn dort hatte er ein großes Aquarium aufgestellt, und entwickelte irgendwann eine Leidenschaft für ausgestopfte Tiere. Fans bei PETA werde ich damit nicht gewinnen, aber so war es. Mein Opa kaufte Tiere von allen Kontinenten. Bald wurde man in der Bäckerei von zwei riesigen Eisbären empfangen. Bei Familienfeiern im ersten Stock tanzten wir zwischen Straußen, Krokodilen und dem ausgestopften Hund von Tante Gesine zu »Moskau, Moskau, komm wir tanzen auf dem Tisch, bis der Tisch zusammenbricht, hahahahaha, hey!«. Kurz vor seinem Tod fragte mein Opa meinen Vater, ob man eine große Fensterluke ins Dach bauen könnte. Er wollte eine ausgestopfte Giraffe aufstellen, die Altentreptow überblickt. Dazu kam es nicht mehr, aber er meinte es ernst. Eine Giraffe in Vorpommern! Kein Witz!

Aber auch in anderen Dingen bin ich wie mein Opa: Wenn ihm was nicht passte, ist er mit dem Kopf durch die Wand, ob das im jeweiligen Moment nun schlau war oder nicht. Ganz sicher war es mit ihm nicht immer einfach. Er hat sein Ding aber immer durchgezogen. Aus der SED auszutreten war was anderes, als sich heutzutage bei der SPD abzumelden. Ihm war sicher bewusst, dass es dafür von den Genossen keine Tapferkeitsmedaille geben würde, aber das war ihm egal, auch wenn er dafür seinen Führerschein verlor und ein paar Tage in den Knast musste.

Auf Konventionen hat er immer geschissen. Ich weiß noch genau, wie ich ihn gefragt habe, warum er das Geld aus der Kasse im Plastikbeutel zur Sparkasse bringt. Er sagte: »Jung, hast du schon mal gehört, dass Leute mit einer Aldi-Tüte in der Hand überfallen werden? Wenn ich einen Aktenkoffer nehme, ist das viel gefährlicher.« Ich fand das genial. Ich erinnere mich auch, wie er manchmal Kleingeld und Scheine einfach aus seinen Hosentaschen holte. »Ein Portemonnaie verliert man nur, und dann ist gleich alles auf einmal weg«, meinte er zu mir. Das ist bei mir hängen geblieben. Bis heute habe ich noch nie ein Portemonnaie besessen.

Als wir mit Feine Sahne 2006 bei der Hochzeit meiner Schwester ein paar Liebeslieder (wie »Kling Klang« von Keimzeit) coverten, belächelten uns alle. Niemand, nicht mal wir selbst, glaubte ernsthaft daran, dass wir jemals ein Konzert vor mehr als 200 Leuten spielen würden. Als ich später bei Opa am Tisch saß, lächelte er mich an und sagte, dass wir das unbedingt durchziehen sollten und dass wir uns melden sollten, wenn wir was bräuchten. Ein paar Wochen später stand unser erstes eigenes Band-Schlagzeug im Proberaum.

Keine Grenzen im Kopf, nicht mal den Horizont. Mein Opa war ein Freak aus Vorpommern. Ich bin ein Freak aus Vorpommern. Niemals klein denken, lieber machen statt labern, das habe ich von ihm. Und auch das Maßlose habe ich zu einem gewissen Teil definitiv aus Altentreptow geerbt. Maßlos essen, das durfte ich bei Oma und Opa immer. Denn eine Bäckerei, die bietet nicht nur ausgestopfte Krokodile, sondern vor allen Dingen viele Leckereien. Wenn ich bei meinen Großeltern war, naschte ich permanent. Morgens gab es Käse-Schinken-Brötchen ohne Ende und mittags wurde aufgetischt. Oma Annemie war die beste Köchin, die ich kannte. In ihr Gulasch mit Nudeln hätte ich mich am liebsten reingelegt. Und wenn mein Cousin Stefan schon wieder draußen am Rumstromern war, ließ ich mir noch den zweiten oder dritten Nachschlag geben. Nachmittags ging es rüber zur Bäckerei, wo mich meine Oma, die hinter der Theke arbeitete, schon beim Reinkommen fragte, auf welches Eis ich Lust hätte. Unzählige Becher voll mit Kugeleis habe ich im »Storchennest« verschlungen. Kirsche, Kiwi, Schoko, Erdbeer … Ich habe es geliebt. Am Abend saß ich immer im Schaukelstuhl meines Opas, der früh schlafen ging, und oft gab es dann noch Pizza. Wenn ich fertig war, fragte meine Oma, ob sie noch eine zweite reinschieben sollte. Und natürlich sollte sie!

Zum Jahresende wurden immer unzählige Pfannkuchen bestellt, die in der Neujahrsnacht verputzt werden wollten. Ich rede hier nicht von irgendwelchen Wessi-Pfannkuchen, sondern von richtigen Pfannkuchen. Ihr meint, das sind Berliner? Wer kommt hier aus 'ner Konditoren-Familie? Die heißen Pfannkuchen. Gut is! Jedenfalls packten an den Tagen vor Silvester dann alle Enkelinnen und Enkel mit an. Wir füllten das süße Gebäck mit Marmelade, Pflaumenmus, Eierlikör und Senf. Meine Lieblingsdisziplin war das Glasieren: mit dem Finger in den Topf und den Zucker auf den Pfannkuchen verteilen. Immer wieder, tausendfach. Da ich nicht der ordentlichste Mensch auf Erden bin, war meine Schürze von oben bis unten mit Marmelade, Senf und Zuckerguss besudelt. Meine Oma lachte immer herzlich und meinte, dass ich selber wie ein Pfannkuchen glänzte. Einmal drückte ich mich mit der Schürze gegen eine Wand und blieb einfach kleben. Aber das Schönste am Glasieren war, dass eine gute Ladung aus dem Zuckertopf natürlich auch in meinem Mund landete. Und fünf, sechs frische Pfannkuchen pro Nacht gab es auch.

Die Generation meiner Großeltern hat sich sicher noch weniger mit gesunder Ernährung auseinandergesetzt als die meiner Eltern. Denn natürlich meinten die beiden es gut mit mir. Mit all ihren Enkelinnen und Enkeln. Sie waren unglaublich tolle Großeltern. Aber für sie war klar: »Wenn unser Enkel hier ist, wird er verwöhnt!« Wirklich immer, wenn ich irgendwo einen Nachschlag hole, denke ich noch heute an Oma und Opa. An ihr Lachen und all die tollen Momente bei ihnen. Mein Opa hat mir zum Geburtstag immer 'ne Kirschtorte gebacken, deshalb habe ich auf meinem rechten Bein eine Kirschtorte mit seinem Namen tätowiert. Ich mein's ernst und kriege keine Prozente von meiner Tante, die die Bäckerei übernommen hat: Die geilste Torte der Welt gibt's weiterhin im Altentreptower »Storchennest«. Ich bin im Tortenparadies groß geworden.

Ich glaube, dass in diesen Zeilen viele Antworten für mich stecken. Ich konnte nie sagen, weshalb ich so krass auf Süßigkeiten abfahre. Jetzt schreib ich das hier und schmunzle über mich selbst. Es liegt doch so klar auf der Hand. Auch wenn das bei der Beantwortung der Frage »Warum bin ich so dick geworden?« natürlich nur ein Aspekt von vielen sein kann – denn sonst hätte es meinen Geschwistern, meiner Cousine und meinen Cousins ja auch wie mir ergehen müssen.

Es ist schön, an meine Großeltern zu denken. Und gleichzeitig macht es mich traurig, dass sie nicht mehr da sind. Ich würde sie so gerne besuchen und mit ihnen reden. Egal worüber. Übers Große, übers Kleine. Ich stelle mir vor, wieder zusammen mit Opa in der Backstube zu stehen und Pfannku- chen zu glasieren. Ich würde ihn fragen, ob er weiß, warum er so geworden ist. Ich würde ihm sagen, dass ich so viel von ihm in mir habe. So viele positive Sachen, aber auch viele sei- ner schwierigen Seiten. Dass auch seine Maßlosigkeit mich geprägt hat. Und dass ich versuche, einen besseren, gesünde- ren Umgang mit dieser Eigenschaft zu finden. Und ich würde ihn fragen, ob er auch manchmal so mit sich selbst gehadert hat. Was er gerne anders gemacht hätte, was er bereut und was er nicht bereut. Seine Gedanken würden mich so sehr in- teressieren.

ICH SEHE WAS, WAS DU NICHT SIEHST

WEGLAUFEN

Ein Freund hat mal zu mir gesagt, dass er sich auf mich verlassen kann, wenn's knallt. Dass er das Gefühl hat, dass ich immer stehen bleibe und nie wegrenne. Einem Prollherz wie meinem kann man kein viel schöneres Kompliment machen. Wenn ich so was zu jemandem sagen würde, wäre das fast schon eine Liebeserklärung. Stehen bleiben, das hab ich beim Fußball gelernt. Lieber ein paar auf die Schnauze bekommen als rennen. Hansa läuft nicht, nur Wessis laufen! Das ist vielleicht nicht empirisch belegt, meine eigenen Studien sprechen aber eine deutliche Sprache.

Als ich anfing, auf Demos gegen Neonazis zu fahren, stellte ich fest, dass die Sitten dort anders sind. Für viele Antifaschist:innen geht es eben nicht um dicke Eier und Kassierenkönnen, sondern in erster Linie ums Gewinnen. Nüchtern betrachtet ist das deutlich schlauer und gesünder, aber mich hat das zunächst irritiert – obwohl mir eigentlich klar war, dass man Fußballkrawall nicht mit politischen Auseinandersetzungen gleichsetzen kann. Während die einen nach der Schlägerei manchmal sogar noch mit einem Bierchen auf ihr blaues Auge anstoßen, treten die anderen Leuten entgegen, die sie ausrotten würden, wenn sie könnten.

In Dresden findet jährlich am zweiten Februarwochenende

einer der größten Naziaufmärsche Europas statt. Aus nahezu allen europäischen Ländern kommen Faschisten zusammen, um der Bombardierung der Stadt und den deutschen (aber auch nur den deutschen!) Opfern des Zweiten Weltkrieges zu gedenken. Jahrelang konnten sie relativ ungehindert durch die sächsische Landeshauptstadt laufen. Doch im Jahr 2010 kamen auch Zigtausende Antifaschist:innen für eine Gegendemonstration nach Sachsen und schafften es, den Neonaziaufmarsch erstmals größtenteils zu blockieren. Überall in der Stadt gab es Proteste gegen die neonazistische Vereinnahmung des Gedenktags. Von Sitzblockaden und brennenden Barrikaden über Menschenketten und friedlichen Protest bis hin zu militantem Widerstand war alles dabei.

Ob ich mich als Gegendemonstrant bei einer solchen Veranstaltung im Recht wähne? Oh ja, das tue ich. Wenn irgendwelche Leute Faschisten und Antifaschisten gleichsetzen, haben sie ganz einfach den Schuss nicht gehört. Eine Ideologie, die auf die Ausrottung anderer Menschen aufgrund ihrer Herkunft, Sexualität etc. setzt, mit einer Haltung zu vergleichen, die versucht, genau das zu verhindern, ist mehr als gefährlich. Trotzdem wäre es Quatsch, wenn ich behaupten würde, dass es mir bei solchen Veranstaltungen immer nur um die Wahrung des Weltfriedens ging. Scharmützel machen auch Bock. Wer sagt, dass es nicht so ist, war noch nie bei einem dabei. Und nur durch Lichterketten lässt sich kein Naziaufmarsch blockieren.

In vielen Städten war für die Faschos nichts zu holen, aber Dresden war für sie bisher immer eine Machtdemonstration gewesen. Dass es in diesem Jahr so vielfältigen Protest gab, erfreute sie natürlich umso weniger, weshalb es immer wieder zu Angriffen auf Gegendemonstrant:innen kam.

Solche Angriffe gab es aber natürlich auch schon, als sich

noch wesentlich weniger Leute gegen den Naziaufmarsch gewehrt haben. Ich erinnere mich noch sehr gut an eins der vorigen Jahre. Ich war abends mit einigen Antifaschisten auf dem Heimweg, als uns plötzlich eine andere Gruppe entgegenkam, die wir zunächst nicht einschätzen konnten. Je näher wir ihnen kamen, desto mehr ahnten wir, dass es sich nicht um Freunde handelte. Ich könnte jetzt erzählen, dass sie uns zahlenmäßig weit überlegen waren, aber so war es nicht. Doch wir waren eine bunte Mischung aus Bürgern, Studenten und nur wenigen »Action-Orientierten«. Jeder Volldulli hätte hundert Meter gegen den Wind gerochen, dass die Faschos keinen Bock auf ein moderiertes Mediationsgespräch haben würden.

Nach kurzen verbalen Pöbeleien ging es direkt ans Eingemachte. Die Psyche spielt in einer solchen Situation eine riesige Rolle: Wenn einer rennt, rennen alle. Also sollte bestenfalls einfach keiner rennen. Aber einige nahmen sofort die Beine in die Hand – die Kettenreaktion war nicht mehr aufzuhalten. Als sich die anderen in alle Himmelsrichtungen verteilten, fing ich auch an, mich in Bewegung zu setzen. Ich kannte die Stadt kaum und rannte in eine dunkle Gasse. Oder eher: Ich versuchte zu rennen. Ich war so scheiße langsam! Es kam mir vor, als würde ich minutenlang rennen und rennen, in der Realität hat diese semisportliche Betätigung wahrscheinlich keine dreißig Sekunden gedauert. Meine Mitstreiter:innen waren offensichtlich alle schlanker und fitter als ich und hatten schnell einen großen Abstand aufgebaut.

Irgendwann checkte ich, dass die Faschos einfach an mir vorbeiliefen. Ich konnte das gar nicht glauben. Aber da war einer vor mir mit Thor-Steinar-Jacke, der mit stark sächsischem Akzent inbrünstig »Bleibt stehn, ihr Fotzen!« rief. Und ihm folgten weitere. Sie checkten es nicht. Ich rannte anscheinend so langsam, dass die arischen Kämpfer dachten, ich sei einer von ihnen – schließlich sind alle Zecken halbe Hähne. Alter, wie geil! Wenn ich Dialekte nachmachen könnte, hätte ich nun auch gegen die Zecken gepöbelt, und die Tarnung wäre perfekt gewesen. Vor meinem inneren Auge hatte ich schon gesehen, wie ich auf dem Zahnarztstuhl sitze und meine Mutter, die beste Zahnärztin Vorpommerns, mir ein weiteres Mal die Frontzähne richtet. Aber alles easy im Gesicht, es gibt doch einen Gott!

Denkste! Zu früh gefreut, Monchi. Denn leider waren nicht alle Sachsenkrieger so dösig, dass sie das Offensichtliche vor ihren Augen nicht wahrnahmen. Die Nachzügler zischten nicht ganz so schnell an mir vorbei und konnten ihre Mitjoggenden so etwas genauer unter die Lupe nehmen. Ich hatte eine Jacke mit dem Emblem einer damals populären Zeckenmarke an. Sonst hätte ich jetzt einen auf Kameraden machen können. Aber damit half auch keine Dreistigkeit mehr.

Und so sollte das Unvermeidliche doch noch passieren. Ich war völlig aus der Puste und unter der Jacke komplett verschwitzt. Für den, der mir den Weg abschnitt, war es also keine große Aufgabe, mich am Weglaufen zu hindern. Als er seinen Kameraden lautstark verkündete, dass es also doch auch langsame Zecken gebe, kamen von allen Seiten Faschos in mich reingesprungen. Von mir kam nix. Ich hab ja auch keine Ahnung, wie so 'n Kampfsportbums funktioniert. Vielleicht konnte ich einem eine mitgeben, vielleicht auch nicht, ich weiß es nicht mehr. Ich bekam ganz einfach vorn Mischer. So oft, wie die Jungs mir auf ihre unnachahmliche sächsische Art »Du Fotze!« entgegenschrien, während sie in mich reintraten, war klar: Multitasking konnten sie!

Jetzt könnte man mir vorwerfen, wie unreflektiert es sei, sich über Akzente lustig zu machen. Aber ich schwöre es: Der schönste Akzent in so einer Situation ist der sächsische.

Wenn alles ruhig ist, während du aus dem Nichts angegriffen wirst, und die Angreifer kein Wort sagen, fühlt sich das eklig und gefährlich an. Wenn aber so richtig auf dich eingesächselt wird, ist es nur halb so schlimm.

Ein kurzer Rausch, ein kurzer Kick. Man gewinnt oder verliert. Wenn irgendwelche Leute meinen, dass sich ein paar Sekunden wie Stunden anfühlen, konnte ich das noch nie nachvollziehen. Wenn es wirklich knallt, dann knallt es. Und dann fühlen sich Sekunden für mich wie Sekunden an. Das davor und das danach mag sich ziehen. So wie das Weglaufen bei mir. Aber die konkrete Situation ist schneller vorbei, als ich die 50 Meter laufe.

Einer der Typen sagte mehrmals: »Reicht, reicht!«, und dann verpissten sie sich. Sie hätten mich komplett auseinanderballern können. Aber ich konnte ziemlich schnell wieder aufstehen. Bis auf leichte Schmerzen im Gesicht und blaue Flecken am Oberkörper würde ich nichts zu erwarten haben, war mein Gefühl.

Für mich war dieses Erlebnis trotzdem prägend. Dass ich keinen Kampfsport kann, wusste ich ja vorher schon. Ein Großteil der Kunden, die auch nur ein bisschen was in den Armen haben, haut mich um. Mir in solchen Situationen nicht gleich in die Hosen scheißen und ein bisschen durchdrehen, das kann ich. Sonst nichts. Aber die Vorstellung, wie die Typen gefeiert haben müssen (»Haha, hast du gesehen, wie der Fette versucht hat wegzulaufen?«), fühlte sich für mich erniedrigender an als die paar Prellungen. Wenn's irgendwie geht, bleibe ich stehen. Lieber direkt einen an den Wirsing bekommen, als so abzuhecheln. Es mag für viele schwer nachzuvollziehen sein, aber für mich fühlte sich das Wegrennen schlimmer an als das Auf-die-Fresse-Kriegen. Das ist nix für Moppis wie mich ... Weglaufen können Schlanke! Ich nicht!

OBWOHL ICH KEINEN HUNGER HABE, WERDE ICH NIEMALS SATT

Auch wenn das mit dem Sport gut funktioniert und das Intervallfasten Ergebnisse zeigt: Ich muss noch immer lernen, wie man richtig isst. Wenn ich erst mal anfange, neige ich dazu, alles in mich reinzustopfen und nicht mehr aufzuhören. Daran hat auch das Intervallfasten nicht grundlegend etwas geändert, auch wenn ich mich meistens an die Intervalle halte und mich allgemein besser unter Kontrolle habe. In den allerseltensten Fällen esse ich, weil ich Hunger habe. Das Essen hat bei mir anscheinend eine ganz andere Funktion als bei einem Großteil der Menschen. Seit ich bewusst darauf achte, merke ich, dass ich mir vor allem in emotionalen Momenten etwas in den Mund stopfe oder wie hypnotisiert zum Supermarkt oder zum Kühlschrank laufe. Ich habe eine Liste der Momente erstellt, in denen ich offenbar mit dem Essen irgendwas zu kompensieren versuche:

I Stress. Immer wenn ich gestresst bin, greife ich ins Naschfach. Ich esse dann, ohne es richtig zu merken. Dann hämmer ich mir zehn Duplos rein, ohne auch nur wirklich Bock auf Duplos zu haben. Kurzzeitig scheint es mir dann besser zu gehen, es beruhigt mich irgendwie. Obwohl ich merke, dass ich mir und meinem Körper damit eigentlich nichts Gutes tue.

2 Frust. Wenn ich das Gefühl habe, dass sowieso alles scheiße läuft, kann ich auch Scheiße fressen. Das beste Beispiel erlebe ich gerade: Wenn das mit dem Abnehmen nicht mehr klappt, obwohl die Pfunde vorher noch gepurzelt sind, und ich um jedes Gramm kämpfen muss oder sogar wieder zunehme, gibt es Abende, an denen ich die nächste Fressorgie so für mich im Kopf absegne: Ich werd ja sowieso nicht weiter abnehmen, jetzt kommt der Jo-Jo-Effekt und ich kann nichts dagegen tun. Also kann ich heute richtig loslegen …

3 Langeweile hatte ich noch nie. Ich weiß nicht, wie sich das anfühlen soll. Aber chillen kann ich gut. Ich liebe es, einfach auf der Couch zu liegen und das Nordmagazin zu schauen. In solchen Momenten verspüre ich sehr oft das Verlangen, etwas in mich reinzustopfen. Essen als Zeitvertreib!

4 Besuch. Wenn jemand bei mir vorbeikommt oder ich Familie und Freunde besuche, ist das für mich ein Vorwand zum Essen. Je mehr mir das bewusst wird, desto dümmer finde ich es von mir. Und es gibt Orte, an denen ich es nicht schaffe, mich gut zu ernähren. Vor allem bei meiner Familie. Immer, wirklich immer, wenn ich zu Hause bin, gehe ich als Erstes zum Naschschrank. Dann schaffe ich es kaum, mich so zu ernähren, wie ich es mir in den letzten Monaten angewöhnt habe, wenn ich alleine bei mir bin. Wieso nicht? Und dass ich jeden Besuch von Freunden zum Ausnahmefall ernenne, kann auch nicht sein. Alter, ich wohne an der Ostsee, ich habe ständig Besuch.

5 Wenn ich traurig bin, schafft das Essen schnelle Glücksgefühle.

6 Wenn ich nervös bin, lenkt das Essen mich ab.

7 Wenn ich aufgeregt bin, beruhigt es mich, zu essen.

8 Wenn ich Angst habe, gibt mir das Essen ein Gefühl von Sicherheit.

9 Wenn ich erleichtert bin, schmeckt's besonders gut.

10 Stolz. Manchmal esse ich, um mich zu belohnen. Dann fühlt es sich zum Beispiel auch toll an, etwas zu essen, was ich nicht jeden Tag esse. Das sind Momente, in denen ich komplett ohne schlechtes Gewissen esse. Denn ich mache es komplett bewusst. Dann ist es mir auch egal, dass ich meinem Körper mit der immensen Kalorienzufuhr streng genommen keinen Gefallen tue.

Ein Grund dafür, dass ich so dick geworden bin, ist sicher der, dass das Essen mir als Betäubungsmittel dient, mit dem ich schlechte Gefühle unterdrücken kann. Dabei kommt mir nix Gesundes zwischen die Zähne. Einen Fressflash auf Äpfeln oder Birnen hatte ich noch nie. Nein, nur mit dem Ungesundesten vom Ungesunden geht es meiner Seele kurz besser.

Das Ganze ist jedoch ein Teufelskreis: Wenn ich aus Stress, Angst, Traurigkeit oder Frust esse, scheint mich das zwar für einen Bruchteil von Sekunden glücklich zu machen, aber effektiv werden die negativen Gefühle verstärkt und als i-Tüpfelchen kommen jetzt, wo ich mich immer mehr begreife, auch noch Scham und ein schlechtes Gewissen dazu. Deshalb versuche ich, dagegen anzukämpfen. Manchmal hilft Ablenkung, manchmal hilft Sport, manchmal hilft gar nichts. Aber allein, dass ich darüber nachdenke, ist schon ein großer Fortschritt für mich.

Es ist so unlogisch und selbstzerstörerisch, so viel zu essen, obwohl man keinen Hunger hat. Da hätte ich echt auch mal früher drauf kommen können. Wenn mein Kopf aus irgendeinem Grund mal wieder auf »Wo ist das Futter?« schaltet, bin ich in letzter Zeit immer öfter aufs Rad gestiegen und losgefahren. Im Endeffekt ging es mir dann wesentlich besser, als wenn ich mir wieder fünf Donuts reingeknallt hätte.

Ich habe ganz schön lange gebraucht, um das überhaupt auszusprechen. Ich fühlte mich damit allein. Ich konnte mir nicht vorstellen, dass es anderen auch so geht. Aber irgendwann traute ich mich doch, und fast alle, mit denen ich darüber geredet habe, sagten mir, dass sie das auch kennen. Vielleicht nicht in dieser Extremform, aber mit dem Konzept »Frustfressen« waren viele vertraut. Oft kamen auch Sätze wie: »Krass, so ist das bei mir in vielen Situationen auch, nur dass ich dann nicht esse, sondern rauche/trinke/kiffe.«

Es tut sehr gut, über so was mit anderen zu sprechen. Aber je mehr ich darüber nachdenke, desto klarer wird mir: Ich habe eine Sucht. Oder eine Essstörung. Oder beides. Wo andere sich im Stress 'ne Kippe anstecken, baller ich in wenigen Minuten eine große Schokoladentafel weg. Auch wenn unsere Süchte andere Ausformungen haben, sitzen wir doch im selben Boot. Sich das einzugestehen ist natürlich hart, aber das Schöne an dieser Erkenntnis ist: Ich fühle mich nicht mehr so allein.

OKTOBER 2020
DAS ERSTE MAL SHOPPEN

Seit über zehn Jahren war ich in keinem normalen Laden mehr, um mir einfach ein T-Shirt, einen Pullover oder eine Hose zu kaufen. Das Einzige, was mir bei Kaufhof & Co. einigermaßen passt, sind Boxershorts. Zuletzt sind zwar auch die immer öfter gerissen, aber mit überdimensionalem Loch im Schritt genieße ich immerhin komplette Eierfreiheit.

Neue Klamotten sind bei mir fast immer Geschenke. Die zwei langen Hosen, die ich besitze, hat meine Mutter mir bestellt. Sicher steckte der Wunsch dahinter, dass ich zu Anlässen, die ihr wichtig sind, nicht wieder mit kurzer Hose und Flip-Flops auflaufe. Oberteile bekomme ich manchmal von anderen dicken Menschen geschenkt, wenn sie ihnen nicht mehr passen. Oder von Freunden, die eigene Klamotten herstellen – etwa meine Homies von True Rebel und Casual Company versorgen mich immer wieder mit neuen Shirts. Dafür bin ich sehr dankbar, denn ehrlich gesagt wüsste ich sonst oft gar nicht, was ich anziehen sollte. Das wichtigste Kriterium für ein Kleidungsstück bei mir: Groß genug muss es sein. Was passt, zieh ich an. Ob es mir gefällt oder nicht. Der Look ist allerhöchstens zweitrangig, nahezu egal. Am liebsten schwarz, denn das macht mich immer etwas schlanker.

Spätestens seit meinen späten Zwanzigern wollte ich nicht mehr mit riesigen Aufdrucken wie »FCK NZS« auf meinen

Shirts rumlaufen, einfach weil ich mir damit wie eine Lit-
faßsäule vorkam und es auch ein bisschen peinlich fand: als
könnte ich nicht für mich alleine stehen und bräuchte ein
Shirt, das meinen Standpunkt unterstreicht. Vielleicht liegt
es aber auch daran, dass ich es in meinen Teenie-Jahren mit
Spruchshirts völlig übertrieben habe. Bei Internetshops für
Ultras mit so innovativen Namen wie »90min.de« oder »nur-
fotzenglotzen.de« tauschte ich meine Kohle (bzw. die meiner
Eltern) gegen alle möglichen Shirts, auf denen mit altdeut-
scher Schrift jedem klargemacht wurde, dass Rostock meine
Stadt ist und ich ein richtig harter Hund bin. Das »Sieg oder
Spielabbruch«-Shirt war noch das friedliebendste in meinem Schrank. Offensichtlich hatte ich eine ganze Menge zu
kompensieren. Heute weiß ich, dass diese Läden nicht nur
erbärmliche Namen, sondern auch politisch nicht den aller-
geilsten Background haben. Den Leuten dahinter würde ich
meine Monetos heute sicher nicht mehr geben wollen, damals war es mir aber komplett Latte.

Das Anprobieren von Shirts war jahrelang mein einziger
Indikator, ob ich wieder zugenommen hatte oder nicht. Ein
richtiges Körpergefühl gab es nicht. Aber jedes Mal, wenn ein
Kleidungsstück passte, war ich froh, und jedes Mal, wenn ich
neue Shirts zugeschickt bekam, die zwar die gleiche Größe
hatten wie beim letzten Mal, jetzt aber zu klein waren, war
es der pure Abfuck. Wenn ich ein passendes Teil auch mal
ausnahmsweise richtig schick fand, war das wie Weihnachten und Ostern zusammen. Ich trug es dann mindestens fünf
Tage die Woche. Ob es schon müffelte oder noch nass auf der
Wäscheleine hing: scheißegal! Ich zog es an. Wenn so ein Teil
dann irgendwann nicht mehr passte, war es umso schlimmer.

Ich erinnere mich etwa an einen roten Pullover mit einem kleinen Hund drauf, den ich echt geliebt habe. Ich

kannte kein geileres XXXL-Teil, und es saß so super, wie ein XXXL-Teil nur sitzen kann. Das ist etwas, das sich Menschen, die noch nie wirklich fett waren, nicht vorstellen können: wie oberaffengeil es ist, wenn man endlich ein Kleidungsstück hat, das richtig passt. Mega. Ich fühlte mich dann kurzzeitig nicht ansatzweise dick. Irgendwann kam aber immer der unausweichliche Moment, in dem das gute Stück zu klein geworden war. Und das passierte leider immer schneller als gedacht. Natürlich redete ich mir erst ein, dass ich es falsch gewaschen haben musste. Das liegt auch absolut im Bereich des Möglichen bei mir, aber es war dennoch eine Ausrede. Irgendwann fing also auch der rote Pulli an zu spannen, meine Titten zeichneten sich ab, und schließlich fing ich an, den Pulli zu hassen. Nach einem Konzert kam ich verschwitzt von der Bühne und wollte ihn überstreifen, aber es ging gar nix mehr. Ich war so angepisst. Das war's, endgültig! Ich feuerte das Teil in die Ecke und ließ es liegen. Dass ich abnehmen würde, stand eh nicht zur Debatte. Bisher hatte ich ja immer nur zugenommen. Ich hoffe, dass irgendein XXXL-Security-Mann den Pulli gefunden hat und seitdem glücklich spazieren trägt.

Auf der Rückfahrt dachte ich an den Besitzer der englischen Klamottenmarke, der mir ein paar Monate zuvor bei Instagram geschrieben hatte, weil er gesehen hatte, dass ich seinen roten Pulli trug. Er wollte mir was von seiner neuen Kollektion schicken. Immer wenn mich Firmen anschreiben und mir ihre Sachen schenken wollen, bin ich skeptisch. Denn damit geht zumeist auch die Erwartung einher, dass man diese in seiner Instagram-Story oder bestenfalls auf der Bühne bei Rock am Ring präsentiert. Irgendwann habe ich beschlossen, so was nicht zu machen. Sicher ist es verlockend, kurz irgendwelche Strümpfe in eine Kamera zu halten und für so 'nen Scheiß Kohle zu bekommen, aber am Ende wäre es mir peinlich. Klar, wenn man mir wirklich einfach was schenken will: Her damit! Aber wenn mehr dranhängt, sollen es andere machen.

Aber wer weiß? Ich bin grad in einer privilegierten Situation. Wenn ich mal dringend Kohle brauche, mache ich vielleicht auch irgendwann Werbung für irgendeine Scheiße. Und für einen richtig gut sitzenden XXXXL-Pullover wäre ich bestimmt auch diesmal schwach geworden. Aber es kam nicht dazu, denn der Engländer antwortete nicht auf meine Nachrichten. Der Rostocker Buschfunk vermeldete, dass er seine Firma gegen die Wand gefahren hatte und irgendwo untergetaucht war. Schlecht für ihn, gut für mich. Sonst wär ich doch noch so ein Instagramer geworden.

Das größte Kleidungsstück, das ich in meiner Höchstphase trug, war XXXXXXL. Für die Leserinnen und Leser, die zu faul zum Zählen sind: Da stehen sechs X vor dem L. Mit meinen 32 Lenzen kann sich das sehen lassen. Ich bin ein Mann mit Format! Oder schwerer Adipositas, je nach Blickwinkel.

Meine Standardgröße war zu der Zeit XXXXXL. Ich weiß nicht, wie es bei schlanken Menschen ist, aber XXXXXL ist nicht gleich XXXXXL. Manchmal kam es am selben Tag vor, dass mir ein Teil beinahe in XXXL passte, während mir bei einem anderen sogar XXXXXL zu eng war. Das war ernüchternd, aber so konnte ich mir einreden, dass mir die Sachen nur nicht passten, weil die Hersteller Scheiße bauten.

Im Juni 2020 hatte ich ungefähr 35 Kilo abgenommen. Mal wieder hatte ich Besuch. Weil größere Reisen wegen Corona nicht drin sind, kommen mich plötzlich all die Leute besuchen, denen ich in den letzten Jahren gesagt hab: »Komm gern mal vorbei, die Ostsee ist nicht weit von mir!« Ich machte die obligatorische Stadtführung (die meist mit einem Sprung in die Ostsee und einem Abstecher in die Warnemündener Broiler-Bar endet) und zeigte meinen Besuchern die schönsten Orte in und um Rostock. Dabei kamen wir am Casual-Company-Laden im Hansa-Viertel vorbei. Nachdem ich am Vormittag auf die Waage gestiegen war, wollte ich schauen, was ich mit 147 Kilo so tragen konnte. Ich fragte Donnie, einen der Ladenbesitzer, nach einem XXL-Pullover, ganz ohne Ironie – eine absolute Premiere für mich. Er zückte ein dunkelblaues Exemplar im Marine-Stil. Ich streifte es über und fühlte mich, als würde Hansa an meinem Geburtstag aufsteigen. Es passte! War das wirklich XXL? Ein halbes Jahr zuvor wäre das noch völlig unvorstellbar gewesen. Vier X waren verschwunden! Und als Krönung des Ganzen fand ich den Pulli auch noch richtig schick. Eins war klar: Ich würde ihn nicht mehr ausziehen.

Am nächsten Morgen ging ich sofort wieder in die Innenstadt. Ich wollte mir endlich mal eine Hose in einem normalen Laden kaufen. Ich war im Glücksrausch: Wenn ich einfach so einen XXL-Pullover kaufen kann, gibt es ja vielleicht auch eine normale Hose für mich. Als ich voll motiviert einer Verkäuferin von meiner Situation erzählte und nach Hosen in XXL fragte, guckte sie verdutzt und teilte mir mit, dass Hosengrößen meist in Länge und Weite angegeben würden. Mir auch recht, Hauptsache, sie bringt mir was zum Anprobieren! Die Ernüchterung kam jedoch umgehend: Sie fand nichts in meiner Größe. Es gab doch keine Hosen für mich in normalen Läden … Oder nur nicht bei den großen Ketten? Meine Motivation, in anderen Geschäften nachzuschauen, belief sich in diesem Moment jedoch auf minus zehn. Auf dem Nachhauseweg sagte ich die Verabredung mit einem Freund ab, besorgte mir einen amtlichen Eisbecher, verkroch mich in mein Zimmer, verputzte die Medizin in Windeseile und schlief in meinem blauen Marine-Pulli ein.

Mittlerweile ist Oktober und ich breche mit meinem Freund Leo zu einem Ausflug auf. Wir kennen uns schon, seit wir 15 sind, sind gemeinsam zu Hansa gefahren, haben schon so manche Kuh durchs Dorf fliegen lassen, haben gestritten und gelacht und sind immer noch Freunde. Um ein paar Homies zu besuchen, fahren wir für ein paar Tage nach Münster.

Diesmal sind wir diejenigen, die eine Stadtführung bekommen. Zuerst geht's ins Preußenstadion, dann ins Zentrum. Ich würde behaupten, dass Münster eine der geilsten Städte in Westdeutschland ist, mit einer Mischung aus schick und asozial, die mir liegt. Auch die große Skatehalle, in der wir schon mit der Band gespielt haben, oder das Vainstream-Rockfestival sind mir in guter Erinnerung geblieben. Ich habe mir vorgenommen, ein paar Geschäfte auszuchecken. Nachdem ich noch mehr abgenommen habe, muss es doch jetzt endlich ein paar Hosen für mich geben. Und in einer fremden Stadt lässt sich so eine heikle Mission irgendwie freier und entspannter angehen. In Mecklenburg-Vorpommern habe ich mir vor ein paar Jahren mal XXL-Boxershorts gekauft. Die Kundenberaterin schien kein großer Fan zu sein, denn kurz darauf wurde auf einer vorpommerschen Nazi-Facebook-Seite darüber berichtet. Eigentlich schön, wenn ich die Hitlerjungs und -mädels dazu bringe, keine rassistische Scheiße zu posten, sondern über meine Unterwäsche zu debattieren. Aber heute würde ich mich trotzdem freuen, wenn eine Mitarbeiterin mich berät, bei der ich nicht das Gefühl habe, dass sie mich erkennt oder nach Feierabend mit ihren Nazikumpels über mich abfeiert.

Also frage ich mit einem verschmitzten Lächeln in die

Runde, ob die anderen sich vorstellen können, mit mir shoppen zu gehen. Ich glaube, bei mir rechnet man mit allem, aber nicht mit dieser Frage. Als sie zustimmen, freue ich mich sehr.

Wir steuern ein großes Kaufhaus an und begeben uns schnurstracks in den Herrenbereich. Wieder erzähle ich einem Verkäufer von meiner Lage und gestehe ihm, nicht ansatzweise zu wissen, welche Hosengröße ich habe. Diesmal jedoch ist es anders. Kein Stammeln, kein »Oh, da müssen wir mal gucken, ob wir was haben«. Er sagt einfach: »Da sollten wir nach einer 40/34 schauen«, als wäre es das Normalste auf der Welt. Und vielleicht ist es das auch. Aber für mich ist es eine einmalige Erfahrung. Er fragt keine Kollegin: »Sag mal, weißt du, ob wir dem jungen Mann weiterhelfen können?«, sondern legt mit einer völligen Selbstverständlichkeit nach: »Welche Farbe finden Sie gut? Ich hole Ihnen ein paar Modelle.« Zunächst versuche ich mein Glücksgefühl zu dämpfen: Nicht den Tag vor dem Abend loben! Vielleicht schätzt er das nur falsch ein, und gleich in der Umkleide merke ich dann, dass am Knie schon Schluss ist … Und ich habe auch gar keine Ahnung, welche Farbe ich gut finde. Jahrelang stand das gar nicht zur Debatte, weil ich nehmen musste, was passt. Ich sage: »Vielleicht was Dunkles«, um meine Unsicherheit zu überspielen, und schwuppdiwupp, legt der Typ mir eine Auswahl von Hosen vor. Ich greife mir eine Jeans, die ich auf den ersten Blick am schicksten finde, gucke Leo etwas ungläubig an und verschwinde in der Umkleide.

Das ist der Moment der Wahrheit. Wenn das Scheißding nicht passt, behaupte ich einfach, dass ich sie hässlich finde … Aber alle Sorgen sind unbegründet: Ich ziehe die Hose über meine Beine und merke sofort, dass sie an den Haxen nicht zu eng ist. Das ist schon mal viel wert. Und je höher ich die Hose ziehe, desto weniger kann ich es glauben. Als ich den

Reißverschluss hochziehe und den Knopf oben zumache, als wäre es nix, muss ich kurz innehalten. Mein Herz geht auf. Ich steh grad wirklich in einer ganz normalen Umkleide und mir passt eine Hose! Sie ist gar nicht eng, ich musste mich nicht reinzwängen, ich habe nicht mal den Bauch eingezogen. Digger, ich kann ihn sogar rausstrecken. Sie passt wirklich! Eine normale Hose aus einem normalen Laden.

Ich drehe mich in die eine und die andere Richtung, setze mich auf den Stuhl und gucke mich im Spiegel an. Alter, warte mal. Die Hose ist beim Hinsetzen nicht aufgeplatzt, keiner der Knöpfe ist kurz vorm Explodieren. Mit Jeans am Körper sitze ich auf einem Stuhl und es fühlt sich gut an. Nach ein paar Minuten gehe ich raus, lache meine Leute an und laufe wie ein Model auf und ab. Ich bin stolz. Alle sagen, dass die Hose mir steht, Leo lächelt einfach nur. Wie oft haben wir damals Bengalos im Block angerissen, wie oft haben wir die Tresen leer gesoffen. Aber dass wir hier in Münster zusammen shoppen gehen, fühlt sich für mich unwirklicher und verrückter an als jede andere abgefuckte Geschichte, die wir erlebt haben.

Je länger ich sie trage, desto überzeugter bin ich: Diese Hose wurde für Monchi geschneidert und für niemanden sonst. Der Verkäufer fragt, ob ich noch weitere Hosen anprobieren möchte. Will der Typ damit sagen, dass diese wunderwunderschöne Hose und ich nicht zusammenpassen? Nee, nee, der will nur seinen Job machen, alles easy. Aber meine Hose und mich kriegt jetzt erst mal niemand getrennt, die zieh ich nicht mehr aus. Ich bin loyal, und ich hoffe, sie ist es auch. Der Verkäufer bringt einen Gürtel, der ebenfalls sofort passt. Bei diesem ersten normalen Kleiderkauf mit 33 Jahren fühle ich mich wie ein kleines Kind.

Ich bin dankbar, dass meine Freunde mitgemacht und sich

die Zeit für mich genommen haben. Wir laufen noch eine Weile durch die wunderschöne Innenstadt von Münster und stehen irgendwann vor der Lambertikirche. Wir schauen uns die »Wiedertäufer-Käfige« an, die an der Südseite des Turms hängen. Die Münsteraner Homies erzählen, dass dort im Mittelalter Delinquenten zur Abschreckung eingesperrt wurden. Das ist tragisch und ich freue mich sehr darüber, nicht im Mittelalter zu leben, aber grad könnte die Welt untergehen und ich wäre trotzdem glücklich. Danke, ihr Münster-Asis, danke Leo, dass ihr mit mir in den Laden gegangen seid. Wir lassen den Abend in einer Kneipe ausklingen und ich gebe eine Runde viel zu warmen Wodka aus. Wir prosten uns zu und lachen, und innerlich stoß ich auf mich selbst an. Denn heute bin ich einfach nur stolz auf mich.

ICH WIEGE 120 KILO UND FÜHLE MICH WIE EIN SCHMETTERLING

Das letzte Mal, dass ich mehr als ein paar Meter gelaufen bin, war als 17-Jähriger in den Jarmener Anlagen – ein kleiner Wald neben der Kieskuhle, in der ich als Kind schwimmen gelernt habe. Mein damaliger Fußballtrainer Herr Lüdemann, den alle nur Lü nannten, scheuchte uns um die Bäume, und ich versuchte, mit den Teamkollegen mitzuhalten, was schon damals völlig utopisch war. Nicht umsonst spielte ich, wenn ich denn zum Einsatz kam, als Torwart. Einige Mitspieler überrundeten mich, und ich erinnere mich genau, wie unangenehm mir das war. Ich schämte mich, aber ich konnte einfach nicht schneller. Irgendwann dachte ich: »Fickt euch alle!«, hörte auf zu laufen und trottete wie ein bockiges Kind zum Ziel. Ich kann gut verstehen, wenn Lü von mir genervt gewesen sein sollte.

Je öfter ich überrundet wurde, desto weniger wollte ich mitmachen. Es war ein Teufelskreis. Ich war nicht mal 20 und schnaufte schon nach ein paar Metern wie eine Dampflok. Und das wurde mit den Jahren natürlich nicht besser. Irgendwann bin ich selbst die kürzesten Wege mit dem Auto gefahren. Vielleicht bin ich manchmal zum Penny um die Ecke gegangen, aber jede Strecke über 100 Meter legte ich mit dem Auto zurück. Mit der Umwelt brauchte mir keiner zu kommen, ich wollte einfach nicht schwitzen wie ein Eber, wenn ich irgendwo ankam. Nicht nur einmal bin ich gegen 11 Uhr am Vormittag nur deshalb zum Rostocker Glatten Aal um die Ecke gefahren, um bei McDonald's einzukaufen: zwei Big-Mac-Menüs (eins für mittags, eins für abends) und eine 20er-Box Chicken McNuggets mit Süßsauersoße zum Snacken zwischendurch. Und dann ging's tiefenentspannt die paar Hundert Meter mit dem Auto zurück zu meiner Bude.

In den letzten Monaten habe ich für meine Verhältnisse unglaublich viel Zeit auf dem Fahrrad und (wenn die Studios zwischendurch mal wieder aufhatten) auf Steppern verbracht. Aber als ich mit meinem Freund Leo darüber rede, dass die Fitten vielleicht bald wieder schließen, meint er, dass ich doch auch mal joggen gehen könnte. Joggen? Das ist in meinem Kopf so utopisch wie schnelles Internet in Vorpommern. Meint er das ironisch?

Im Lockdown haben so viele Leute, die ich kenne, mit dem Joggen angefangen. Aber wenn sie in Gruppen am Stadthafen an mir vorbeiliefen, konnte ich mir nicht vorstellen, mitzumachen. Laufen ist nix für Dicke. Mit 182 Kilo eh nicht, aber auch mit schon einigen Kilos weniger stand es für mich nicht zur Debatte. Das wäre eine Katastrophe für die Gelenke gewesen. Aber jetzt wiege ich 120 Kilo – geht das? Leo war schon immer schlank und sportlich. Da sagt sich das mit dem Joggen so leicht.

Für mich ist es ein Kompliment, dass er überhaupt denkt, ich könnte joggen. Er erzählt mir, wie wichtig es sei, sich richtige Laufschuhe zu besorgen, und dass ich auf keinen Fall mit meinen ausgetretenen Botten laufen solle. Er empfiehlt mir einen Laden in der Rostocker Innenstadt, der auf Laufschuhe spezialisiert sei, ich könne mich ja einfach mal beraten lassen. Auch als wir längst über irgendeinen anderen Kram labern, brodelt es in mir: Soll ich da wirklich mal hingehen? Oder lachen die mich aus, wenn ich da mit meinen 120 Kilo ankomme und nach Laufschuhen frage?

Zwei Wochen später wage ich es. Ich bin der einzige Kunde und werde von einem jungen Verkäufer bedient. Ich erzähle ihm von meiner Unsicherheit, ob Laufen schon was für mich sein könnte. Er sagt, dass ich auf meinen Körper hören solle, und empfiehlt mir, mit fünfminütigen Intervallen anzufangen: fünf Minuten laufen, zwei Minuten Pause. Und dann langsam hochtasten, so wie es sich für mich gut anfühlt. Zwei- bis dreimal die Woche wäre ein guter Anfang. Ich solle es nicht übertreiben, denn gerade zu Beginn sei weniger mehr.

Meine Füße werden vermessen, er gibt mir eine 49, die sogar gut aussieht. Passt! Ich bezahle stolze 150 Euro, aber habe das Gefühl, mein Geld selten so gut angelegt zu haben. Ich lasse sie direkt an. Es ist unglaublich. In den letzten Jahren habe ich eine ziemlich beschissene Fußstellung entwickelt, weshalb auch meine Schuhe immer nach innen abgeknickt sind. Doch nun habe ich Schuhe mit Sohlen an, die sich anfühlen, als könnten sie mich wirklich tragen. Schon das Gefühl beim Gehen ist komplett neu für mich. Mal ganz vom Joggen abgesehen: Warum verdammt noch mal hab ich die letzten Jahre Schuhe getragen, die mich nicht tragen konnten? Manchmal frag ich mich, ob ich selten dumm bin. Das gleiche Gefühl hatte ich das letzte Mal , als ich mir mit 26 das erste Mal eine vernünftige Matratze gekauft und mich ernsthaft darüber gewundert habe, dass ich damit besser schlafen konnte als mit der ollen Matte vom Sperrmüll.

Obwohl ich eigentlich mit Leo vereinbart habe, dass wir das erste Mal zusammen laufen gehen würden, kann ich es nicht abwarten. Noch am selben Abend ziehe ich die neuen Schuhe an, fahre mit dem Fahrrad zum Stadthafen und laufe los. Nach zwei Minuten werde ich von einer Frau angehalten.

»Hey Monchi, bist du das?« Es ist Hanna, meine erste große Liebe, der ich das Lied »Ruhe« gewidmet habe. Wir haben uns schon lang nicht mehr gesehen und sind beide etwas verwirrt. Ich habe sie nicht am Stadthafen erwartet, sie mich ganz sicher nicht beim Joggen. Also spazieren wir an den kleinen Booten entlang und quatschen über früher und heute. Vielleicht gibt's ja doch einen Gott und er ist meinen Knien mit dieser Begegnung zu Hilfe gekommen? »Bitte, Herr, erbarme dich, sonst werden wir unter dieser Last erdrückt!« Für heute werden meine Knie erlöst, denn nach dem Spaziergang ist es fast halb acht, und da läuft das Nordmagazin! Fester Termin! Wenn es irgendwie geht, sitze ich dann vor der Kiste. Für eine halbe Stunde ist die Welt in Ordnung. Nachrichten aus Mecklenburg-Vorpommern über Probleme, die man noch geregelt bekommt. Dazwischen noch ein Shanty-Chor – »Wo die Ostseewellen trecken an den Strand« – und mein Herz geht auf. Bei der Tagesschau geht danach dann aber die Welt unter. Manchmal schalte ich dann einfach nur noch aus.

Am nächsten Morgen will ich es noch mal wissen. Damit ich niemandem begegne, setze ich mich schon um 6 Uhr aufs Rad und fahre in den Gespensterwald Nienhagen – einen der schönsten Orte an der Ostsee, die ich kenne, direkt an einer Steilküste gelegen. Hier stehe ich immer wieder und staune einfach nur über das wunderschöne Meer. Tausendmal war ich hier, tausendmal fand ich es geil! Hier kann ich auf Flugmodus schalten. Es gibt keinen besseren Ort für meine Füße, meine Beine und meine Knie, um zu schauen, ob sie mich getragen kriegen. Zu dieser frühen Stunde sehe ich nur ein, zwei Leute, die den Sonnenaufgang fotografieren, und ein paar Tiere. Ich schließe mein Fahrrad ab und laufe los.

Puh, okay. 100 Meter, 200 Meter, 500 Meter. Ich laufe. Das erste Mal. Ich halte mich an den Tipp vom Schuhverkäufer und mache immer nach fünf Minuten eine kurze Pause. Es fühlt sich unwirklich an. Ungläubiges Schmunzeln, Endorphine und das Rauschen der Ostsee. Ich jogge! Ich kann's nicht fassen. Ich schwebe. Ich wiege 120 Kilo und fühl mich wie ein Schmetterling! Irgendwie so ähnlich muss sich ein Rollstuhlfahrer fühlen, der nicht mal ansatzweise mehr daran gedacht hat, je wieder aus dem Ding aufstehen zu können, und es dann irgendwann doch tut. Ich weiß, der Vergleich ist bestimmt schäbig, aber so fühle ich mich grad. So weit weg war das Joggen für mich! So unvorstellbar wie die Teilnahme an einer Mondmission.

Aber scheißegal, grad flieg ich zum Mond. Sechsmal hintereinander laufe ich fünf Minuten, nach 30 Minuten bin ich durchgeschwitzt und es geht mir prächtig. Ich bin voller Glück, dass ich das hier an einem Novembermorgen aus eigenem Antrieb gemacht habe, sitze mit den Beinen baumelnd am Rand der Steilküste und atme – etwas pathetisch, aber es fühlt sich gut an – tief die frische Meerluft ein. So müssen sich Sportler fühlen.

Natürlich habe ich ein Handtuch dabei, also gehe ich die Treppen am Abhang hinunter und springe als Krönung des Ganzen in die Ostsee. Als ich wieder rauskomme, mache ich irgendwie so was wie weinen. Tief durchatmen. Wenn ich gleich noch die 20 Kilometer mit dem Fahrrad zurückfahre, bin ich heute früh insgesamt 40 Kilometer Fahrrad gefahren, fünf Minuten geschwommen und bestimmt drei Kilometer gejoggt. Es ist noch nicht mal 8 Uhr und ich habe meinen ersten persönlichen Mini-Triathlon absolviert. Leck mich am Arsch, ist das geil!

An jedem einzelnen der folgenden Tage gehe ich joggen. Ich laufe zu Hause los, durch die Stadt, durch das Viertel, in dem ich lebe. Ich jogge am Stadthafen entlang. Ich höre mit den Intervallen auf und laufe ohne Pausen. Am Gehlsdorfer Ufer vorbei, das den schönsten Blick auf den Hafen bietet. Mal laufe ich 30, mal 40 Minuten. Für einen Kilometer brauche ich über neun Minuten, das ist wohl vergleichsweise langsam. Mir scheißegal!

Aber was machen eigentlich meine Knie? Es ist kein wirklicher Schmerz, aber eine Belastung spüre ich schon. Oder bilde ich mir das ein? Soll ich das leichte Pochen einfach verdrängen? Nach einer halben Stunde merke ich auch meine Hüfte. Dass direkt, nachdem ich endlich angefangen habe, meine Gelenke zu schmerzen beginnen, wäre das Beschissenste, was passieren könnte. Herr Wagner wollte mir das Laufen bei meinem Körpergewicht nicht empfehlen, zumindest nicht auf Asphalt. Aber weil ich megaglücklich bin, eine Alternative zum Fahrradfahren gefunden zu haben – etwas, das ich tun kann, wenn alles geschlossen ist –, will ich es mir nicht ausreden lassen. Von niemandem. Auch nicht von mir selbst. Also wische ich die Bedenken aus meinem Kopf und ziehe es weiter durch. Aufhören kann ich nicht. Die Angst, wieder zuzunehmen, ist größer als die Angst, meine Knie zu zerballern. Dass ich im letzten Jahr ordentlich Beinmuskeln aufgebaut habe, die die Knie ein bisschen stützen, macht mir Hoffnung. Es wurde aber auch Zeit: Nachdem ich meine Beine in den letzten 15 Jahren vor allem zum Tätowieren benutzt habe, hatten sie einige Kilometer nachzuholen. Aber diese Kilometer sieht man jetzt. Wenn mein Oberkörper wie meine Beine aussähe, würde ich nur noch oben ohne joggen. Natürlich nur, weil das Shirt immer so stört.

Ein befreundeter Anwalt namens Micky hat in Rostock ein Gerichtsverfahren und übernachtet bei mir. Wir kommen auf das Thema Sport zu sprechen und Micky macht den Vorschlag, am nächsten Morgen an die Ostsee zu starten, um am Strand joggen zu gehen. Hmm, er läuft seit Jahren, hat Marathon gemacht und alles, und jetzt soll ich mit ihm laufen gehen? Und auch noch auf Sand? Ich habe gehört, dass das besonders anstrengend sein soll. Aber was soll's, mit Strand kriegt man mich immer. Also ab nach Warnemünde!

Früher Morgen an der Ostsee: Wir laufen. Nicht auf Asphalt, nicht im Wald, sondern auf Sand. Es ist deutlich anstrengender! Ich bin noch viel langsamer als sonst. Aber es fühlt sich auch viel geiler an: kein Pochen, kein Zucken, kein Streit mit den Gelenken. Die Knie sind einverstanden! Wie geil ist das denn? Ab jetzt so wenig Asphalt wie möglich. Mehrmals bin ich nun auch schon mit Leo an der Ostsee entlanggelaufen. Danke, Digger! Ohne dich hätte ich das mit dem Joggen gar nicht erst versucht. Aber ich werde weitermachen, so viel ist klar! Solange meine Knie mich tragen.

VEGETARIER? ICH?

Wenn Leute sich vegetarisch oder vegan ernähren, habe ich großen Respekt davor. Ich kann aber nicht behaupten, das jemals selbst geschafft zu haben, auch wenn wir in der Band vor etwa zwölf Jahren für kurze Zeit alle versucht haben, vegetarisch zu leben. In meiner Zeit als offizieller Vegetarier habe ich allerdings so viel Fleisch gegessen wie wohl nie zuvor. Hört sich komisch an, ist aber so. Wir nahmen zu dieser Zeit gefühlt alles mit, was in der linken Szene irgendwie angesagt war. Was für Parolen ich alles gedroschen habe … Im Nachhinein kann ich sagen, dass ethische oder gesundheitliche Beweggründe für mich bei der vegetarischen Ernährung nicht ausschlaggebend waren. Eigentlich ging es mir darum, mich über andere erheben zu können: »Ach, du isst Fleisch? Okay, na ja, muss ja jeder selber wissen. Ich jedenfalls bin Vegetarier.« Das Überlegenheitsgefühl fand ich gut. Erbärmlich, aber wahr. Erbärmlich eben vor allem, weil ich ja allerhöchstens Halbzeitvegetarier war.

Das vegetarische Essen, das ich damals probierte, schmeckte mir nie so wirklich, und veganes schon gar nicht. Auch in den alternativen Läden, in denen vegan gekocht wurde, wurden meine Geschmacksnerven selten verwöhnt. Es lief darauf hinaus, dass ich mir Käsebrötchen oder Döner ohne Fleisch besorgte. Immer wenn ich auf Partys ging und soff, und das tat ich ständig, drehte ich dann völlig durch. Bei der Tanke gegenüber vom Rostocker M.A.U. gab es Bockwurst und Bifi Roll bis zum Abwinken. Immer wieder ging ich während der Party mal schnell rüber. Manchmal stieg ich auch ins Taxi, um mir ein paar Chicken McNuggets für zwischendurch zu holen, welche ich dann am Tresen aus den Hosentaschen zaubern konnte. Der Supermarkt machte um 6 Uhr auf. Nachdem ich die Nacht durchgefeiert hatte, holte ich alles nach, was ich in den Tagen zuvor verpasst hatte. Alkohol verleitet zum Fressen. Das kann ich eidesstattlich bezeugen. Nicht selten wachte ich neben Bockwürsten in Thunfischdip auf. Irgendwann war es nur noch ein Running Gag, wenn ich vor meinen Freunden behauptete, Vegetarier zu sein. Ich hörte bald auf, mir selbst etwas vorzumachen, und kaufte mir auch wieder nüchtern all das, worauf ich Bock hatte.

Seit ich angefangen habe, mich deutlich bewusster zu ernähren, habe ich erkannt, dass es nicht das Schlauste ist, sich den ganzen Tag Fleisch reinzuprügeln. Morgens Salamibrötchen, mittags Soljanka und Jägerschnitzel, abends Döner XXL und zwischendurch Bifi – das kann noch mal so passieren, ist aber nicht mehr mein Alltag. Für mich ist diese Umstellung machbar, weil ich Alternativen gefunden habe, die mir schmecken, selbst im Supermarkt. Ich konnte es erst gar nicht glauben, aber es gibt vegetarische Würstchen, Mortadella und Teewurst, die mir genauso gut schmecken wie die Originale. Ich krieg nicht mal Kohle für die Werbung, aber es ist so: Teewurst aus Fleisch kaufe ich mir schon gar nicht mehr. Für mich ist das schon so was wie eine Revolution.

Klar finde ich Massentierhaltung scheiße. Dennoch wäre es nicht ehrlich von mir, zu behaupten, dass ich deshalb angefangen habe, weniger Fleisch zu essen. Mich kriegste nicht als Tierschützer verkauft. Und die Berichterstattung über die

Arbeitsbedingungen bei Tönnies und Co. haben mich zwar dazu gebracht, mehr darüber nachzudenken, was ich kaufen sollte und was nicht, aber in erster Linie esse ich aus ganz egoistischen Gründen weniger Fleisch.

Ich merke einfach, dass ich mich deutlich gesünder und agiler fühle. Und das liegt eben nicht nur am Sport. Auch wenn ich mich tagsüber ausgepowert habe – wenn ich abends richtig beim Fleischer zuschlage, spüre ich das noch am nächsten Morgen. Diese Erkenntnis habe ich erst jetzt, weil es jahrelang für mich nichts anderes gab, als mit Fleisch vollgefressen zu sein. Es war wirklich eine Überraschung für mich, wie krass leicht ich mich morgens fühle, wenn ich mir nicht noch um 22 Uhr einen Döner reingeknallt habe. Mit einem Salat im Bauch penne ich besser und bin morgens motivierter. Ich frage mich jetzt, wie ich es in den letzten Jahren überhaupt bei unseren Konzerten geschafft habe, mich so viel zu bewegen. Denn eigentlich habe ich mich immer wie eine überladene Mülltonne gefühlt.

Ich bin froh, dass ich gelernt habe, neue Dinge zu probieren. Vor ein paar Wochen bin ich sogar mit meinem Freund Manner, dem Schiffskoch, zum Supermarkt gefahren, um ihm zu zeigen, was schmeckt und was nicht. Er hat die Teewurst eingepackt und will sie probieren. Das heißt nicht, dass Manner und ich uns beim nächsten Grillabend nicht ordentlich Bratwürste reinballern, aber: Dass wir beide mal zusammen zum Supermarkt fahren, um uns über vegetarische Produkte zu unterhalten, hätte sich in Rostock wohl niemand vorstellen können. Manner und ich schon gar nicht!

ICH SEHE WAS,
WAS DU NICHT SIEHST
MITBEWOHNER

Jeden Morgen, wenn ich in meine Küche komme, betrete ich ein Minenfeld. Langer, einer meiner Mitbewohner, hat vor ein paar Wochen seinen Job verloren, weil sein Chef mitbekommen hat, dass er einen Betriebsrat hochziehen wollte. Nun bekommt er drei Monate lang sein volles Gehalt, bleibt aber zu Hause und brutzelt jeden verdammten Morgen Pancakes. Pancakes mit Kirschen, Pancakes mit Schokoraspeln, Pancakes mit Sirup, Pancakes mit Nutella. Und jedes Mal macht er zu viele. Obwohl ich ihn schon ein paarmal darum gebeten habe, es nicht zu tun, lässt er die Dinger fast immer offen rumstehen. Um nicht aggro zu werden, muss ich mir dann immer und immer wieder sagen: Er meint es nicht böse, er meint es nicht böse, er meint es nicht böse. Ich will den anderen aus meiner WG nicht auf den Sack gehen. Sie sollen essen, was und so viel sie wollen, aber die Zuckerbomben bitte, bitte nicht rumliegen lassen. Sie verstehen mich einfach nicht.

Gestern Abend bin ich mal wieder schwach geworden und habe ballerviele süße Sachen gekauft, darunter auch ein Nutella-Glas. Ich komme morgens in die Küche, und natürlich wollen meine Mitbewohner mal wieder Pancakes machen. Sie fragen mich, wo denn die Nutella sei. Die liegt im Müll, erwidere ich. Sie halten es für einen Witz. Ich bin schon stolz genug, das Glas nicht an einem Abend geleert zu haben. Wenn ein Mensch mit Alkoholproblem es schafft, eine halb volle Wodkapulle wegzuschmeißen, würden alle es feiern. Bei mir und der Nutella gibt's nur Stirnrunzeln. Meine Mitbewohnerin steht am Mülleimer und guckt ungläubig, als sie das Glas rausholt. Für mich war es so eine große Sache, es entsorgt zu haben. Nun ist es wieder da.

Wenn die alle gleich zur Arbeit fahren und nur noch ich und die Pancakes da sind, werde ich schwach. Ich muss hier raus. Also drehe ich eine Runde mit dem Fahrrad. Mittags komme ich zurück und Langer ist schon wieder am Schmausen. »Willste auch was von der Gyrospfanne?« Digger, ist die AfD 'ne Faschopartei? Natürlich will ich was vom scheiß Gyros. Aber warum musst du mich schon wieder fragen? Willst du mich ficken, oder was? Du hast 'nen Doktortitel, Alter. Du bist doch nicht dämlich, oder doch? Er meint es nicht böse, er meint es nicht böse, er meint es wirklich nicht böse. Er fragt ja auch immer alle anderen. Aber die haben keine Essstörung. Ich verziehe mich in mein Zimmer und schreibe, um mich abzureagieren. Irgendwann zieht der geile Gyrosgeruch in mein Zimmer. Konsequent schreite ich durch die Küche, ziehe meine Schuhe an und verlasse die Bude.

Nachdem ich mich mit einem guten Freund am Stadthafen getroffen habe, komme ich abends nach Hause. Wer ist wieder in der Küche? Ihr könnt es euch denken. Der Herr Doktor zieht sich Nudeln mit Bollo rein. Klar, warum auch nicht? Ist ja Abendbrot. Aber wie bitte kann es sein, dass der Lange nicht zum Dicken wird? Er frisst jeden verdammten Tag so viel. Ganz sicher bin ich für mein starkes Übergewicht selbst verantwortlich. Aber manche gewinnen halt auch im Jackpot und andere nicht. Dass der Lange das alles wegschreddern kann und mir dann noch erzählt, dass er in letzter Zeit abgenommen hat, obwohl er nicht mal Sport getrieben hat, ist einfach unglaublich.

Ich hab ihn wirklich gern und ich weiß, dass er dafür nix kann. Aber grad gönn ich es ihm nicht. Klar, Neid ist selten cool. Aber ich bin einfach nur sooooo neidisch. Wenn ich nicht dauerhaft schlank werden kann, dann will ich wenigstens, dass er fett wird. Grad hoff ich einfach nur, dass er bald nicht mehr so einen guten Stoffwechsel hat. Dass er plötzlich 'ne Plauze bekommt. Dass ich ihm dann ganz gönnerhaft meine aussortierten 5XL-Shirts vermache, weil ihm nix anderes mehr passt. Und dann bin ich derjenige, der in der Küche steht und brutzelt. Jeden Tag, von morgens bis abends. Und immer wenn er durch die Küche geht, lächele ich und frage: »Hey, willste auch 'n paar Pancakes?«

DIE HINTERHÄLTIGKEIT DES JO-JO-EFFEKTS

»Die Rückfallquote ist erheblich: Von den Menschen, die fünf Prozent ihres Gewichts verloren haben, nehmen 78 Prozent dasselbe und mehr wieder zu.«

Artikel mit solchen Aussagen verfolgen mich bis in meine Träume. Sie scheinen auf einmal überall zu sein. Die Angst, dass auch ich zu diesen 78 Prozent gehöre, wird immer größer, je mehr ich abspecke. In den letzten Monaten, in denen ich bis jetzt für mich unglaubliche 60 Kilo abgenommen habe, gab es immer wieder Phasen, in denen ich wieder ordentlich zugenommen habe. Gestern erzählte mir ein Bekannter, dass er mal um die 30 Kilo abgenommen hat und das Gewicht auch eine Weile halten konnte, aber die Kilos nach einem Jobwechsel und mit einer neuen Beziehung im Handumdrehen wieder draufhatte. Solche Geschichten will ich einfach nicht hören. Sie machen mir Angst. Ich weiß ja, dass es den Jo-Jo-Effekt gibt, aber irgendwie will ich mir nicht vorstellen, dass Leute, die so viel abgenommen haben, genauso viel wieder zunehmen. Sie wissen doch jetzt, wie es geht, und wollen doch sicher nie mehr so viel wiegen wie vorher. Aber wahrscheinlich denken das alle Betroffenen, bevor der Jo-Jo-Effekt sie erwischt.

Ich will nicht, dass er mich erwischt, so viel ist klar! Gern würde ich weiter daran glauben, dass das der entscheidende Faktor ist und ich deshalb verschont bleibe. Aber mir wird immer bewusster, dass ich ein potenzieller Jo-Jo-Kandidat bin. Ein Beispiel: Für mich ist es völlig eindeutig, dass ich mit Verboten nicht klarkommen würde. Ich muss mir immer auch mal eine Ausnahme in Form von Cola oder Fast Food gönnen dürfen. Aber erstens kann ich noch immer nicht in Maßen genießen, sondern baller mir dann so viel rein, bis nix mehr geht, und zweitens: Wie lange bleiben Ausnahmen auch wirklich Ausnahmen? Wenn es mehrmals in der Woche zu solchen Fressflash-Abenden kommt, ist meine neue Ordnung dann nicht schon komplett ausgehebelt? Wenn ich mir mehrere Tage hintereinander drei Liter Cola reingieße, hilft es auch nichts mehr, wenn ich am nächsten Tag nur am Wasserglas nippe.

Vor ein paar Wochen habe ich es tatsächlich geschafft, von Donnerstagabend bis Dienstagmorgen sechs Kilo zuzunehmen. In fünf Tagen, Alter. Nach der Rechnung könnte es passieren, dass ich innerhalb von 50 Tagen wieder 182 Kilo wiege. Der Gedanke fuckt mich ab. Und so wird die Angst vorm Jo-Jo-Effekt immer präsenter. Die Wintermonate stehen an, die Tage werden kälter und trister, und gerade wurde der nächste Lockdown beschlossen. Ich frage mich, wie ich da durchkommen soll. Natürlich ist das Jammern auf hohem Niveau, niemanden aus meiner Familie hat das scheiß Virus bisher getroffen. Das ist zurzeit das Wichtigste, klar. Und ich hab eh keinen Bock, in Selbstmitleidsgejammer zu verfallen. Aber nur weil es anderen noch beschissener geht, muss ich den nächsten Monaten nicht freudestrahlend entgegenblicken. Es wird hart, so viel ist klar.

Lena und ich haben uns vor ein paar Wochen getrennt. Ich finde es richtig, um Beziehungen zu kämpfen. Wenn ich mit jemandem zusammen bin, gehe ich erst mal davon aus, dass wir Hand in Hand sterben werden. Sonst bräuchte man sich die Mühe ja nicht zu machen. Ganz oder gar nicht! Aber manchmal geht es einfach nicht mehr. Bei uns hier im Norden nennt man das Seemannskrankheit: Viele Ehen zerbrechen daran, wenn der Seemann plötzlich länger zu Hause ist als gewohnt.

Überraschenderweise haben wir uns für unsere Verhältnisse ziemlich erwachsen getrennt. Alles irgendwie ganz schön nüchtern. Keine kaputten Teller, kein Rosenkrieg. Traurig bin ich darüber, dass damit in gewisser Weise auch eine Trennung von ihrer Familie einhergeht. Ich habe ihre Eltern, Großeltern und Geschwister sehr ins Herz geschlossen, nie zuvor konnte ich eine andere Familie so nah an mich ranlassen. Auch wenn wir hoffentlich irgendwie Kontakt halten, trenne ich mich nicht nur von einer Person. Und damit komme ich auf einen Punkt, der mir wirklich wehtut und das Potenzial hat, mich immer wieder zum Penny zu treiben, um das Süßigkeitenregal leer zu kaufen: die Trennung von den Kids.

Als ich plötzlich mit einem Menschen zusammen war, der zwei Kinder in die Beziehung mitbrachte, habe ich ganz sicher nicht alles richtig gemacht. Ich stellte mir viele Fragen: Bin ich jetzt so was wie ihr Stiefpapa oder nicht? Und wenn ja, wie macht man das? Mann, ich spiel in 'ner Punkrock-Band. Am Wochenende Sex, Drugs, Rock 'n' Roll und unter der Woche Normalo? Geht das? Zudem musste ich lernen, dass so eine Patchwork-Konstellation nicht immer einfach ist. Aber die Kids und ich kamen uns immer näher, und plötzlich hing ich lieber mit ihnen auf dem Spielplatz ab, als bei jeder Anti-AfD-Kundgebung aufzulaufen. Ich wusste, dass ich nicht ihr Papa bin, aber irgendwann liebte ich sie.

Ich vermisse die beiden schon jetzt. Lena und ich haben uns mit ihnen an einen Tisch gesetzt und versucht, es ihnen zu erklären. So wie man halt Sachen erklärt, die man selber noch gar nicht so richtig verstanden hat. Ich bin dankbar dafür, dass Lena so cool ist und sagt, dass sie es schön fände, wenn ich weiter mit den Mädels Kontakt hätte. Ich hoffe, dass sie merken, dass ich sie noch genauso lieb habe wie vorher, und will irgendwie versuchen, weiterhin für sie da zu sein, wenn sie das wollen. Ich hoffe, dass ich das irgendwie rüberbringen konnte. Als ich mich nach dem Gespräch von den dreien verabschiedet hatte, peilte ich wie ferngesteuert den Supermarkt um die Ecke an und ballerte meinen Rucksack voll. 5000 Kalorien für eine Stunde Seelenheil.

Das mit dem Abnehmen ist Kopfsache, und es wird gerade nicht einfacher. Nach und nach schließt alles, kein Kino mehr, keine kulturellen Veranstaltungen, keine Konzerte, kein absehbares Ende. Freunde gehen mit ihren Läden pleite oder fragen mich, ob sie bei mir unterkommen können, wenn das mit der Kurzarbeit noch lange dauert und sie die Miete nicht mehr blechen können. Und wie ist es bei mir selbst? Dieses Jahr haben wir Glück, da die Pause eh geplant war, aber für die nächsten zehn Jahre habe ich nicht ausgesorgt. Wann können wir wieder Konzerte spielen? Und ich meine richtige Konzerte. Diese Veranstaltungen mit Abstand, Alkoholverbot und am besten noch im Sitzen – ich kann dat nich! Hat da draußen überhaupt noch irgendwer Bock auf uns? Macht es überhaupt Sinn, unser Festival Wasted in Jarmen weiter zu planen? Ab welchem Punkt muss ich mich ernsthaft nach Alternativen für mich umschauen? Kein Abi, kein Studium, keine Lehre in der Tasche. Immer alles auf die Band gesetzt. Könnte spannend werden. Das Konzert in Mexiko wurde nun schon zum zweiten Mal verschoben. Es ist nur noch bitter. Während Corona habe ich gelernt, mich auf nichts mehr zu freuen, damit ich nachher weniger enttäuscht bin.

Was mich grad neben der Trennung von den Kids mit Abstand am meisten runterzieht, ist die Tatsache, dass die Fitnessstudios wieder schließen. Vor ein paar Jahren wäre mir nichts egaler gewesen, aber jetzt ist es der absolute Downer für mich. Bis hierher war es für mich so ein langer Weg. Wenn die Studios offen hätten, würde ich den Winter gut überstehen, denke ich. Der Sport tut meinem Körper gut, aber vor allem meinem Kopf. Beim letzten Lockdown habe ich das Fahrradfahren für mich entdeckt, war aber trotzdem froh, als die Studios wieder aufgemacht haben. Was mache ich, wenn der Winter kommt und mit ihm das richtige Scheißwetter? Mich kotzt das alles nur noch an. Jetzt, wo alles wieder zuhat, fühlt es sich so an, als wollte sich irgendjemand über mich lustig machen: »Haha, du fette Sau bleibst immer 'ne fette Sau! Gib uns zwei, drei Monate und du wiegst locker wieder über 160 Kilo. Wetten?«

Eigentlich wäre das jetzt der perfekte Moment, um mir eine schöne Psychose anzulachen, kopfmäßig richtig abzuschmieren und auf den Trip zu kommen, dass hinter alldem eine große Verschwörung steckt, deren Ziel es ist, Monchi und alle Fetten dieser Welt dick zu halten. Um alle, die in diesem Jahr abgespeckt haben, richtig vorzuführen. Ich würde meinen eigenen Telegram-Kanal aufziehen:

Moppis aller Länder, hört mir zu! Sie machen sich über uns lächerlich!!!
Ich möchte euch ein paar Fragen stellen: Haben die Fitnessstudios jemals zuvor schließen müssen? Wurde jemals zuvor jeglicher Vereinssport verboten? Warum gibt es nirgendwo mehr Sportgeräte für zu Hause zu kaufen? Und sind die Preise für Sportartikel irgendwann auch nur ansatzweise schon mal so

explodiert wie jetzt? Aber wo dürfen wir noch einkaufen, wenn wir uns alles andere nicht mehr leisten können? Was bleibt bis zum bitteren Ende geöffnet, wenn alles andere geschlossen hat? Die Supermärkte. Die Tempel der Kalorienbomben. DENKT MAL DRÜBER NACH!

Corona hier, Corona da. Das sind Nebelkerzen! Es geht hier nicht wirklich um ein Virus. Seht ihr das nicht? Und auch das Gerede über die Pharmalobby ist nichts anderes als ein Ablenkungsmanöver! Die wirkliche Verschwörung soll damit verdeckt werden. Ich sag nur ein Wort: Zuckerlobby. Die haben ihre Finger überall. Und die Politiker sitzen im selben Boot. Die da oben haben uns Dicke verkauft! Den Altmaier haben die auch nur als Maskottchen installiert, damit wir das Gefühl haben, dass da nicht nur halbe Hähne sitzen, sondern auch einer von uns – einer, der uns versteht und für uns kämpft. Aber vergesst es! Nichts als Lüge und schlechte Verkleidung. Wenn wir wollen, dass jemand für die Rechte der Dicken kämpft, müssen wir das selbst in die Hand nehmen. Also, Moppis aller Länder: Auf in den Kampf!

Der Scheiß hätte Potenzial.

Es sieht nicht so aus, als würde dieser Lockdown nur ein paar Wochen dauern. Die Angst davor, dass ich mir alles wieder anfutter, was ich in den letzten Monaten abgerissen habe, ist nicht weit hergeholt. Die Situation lädt geradezu dazu ein, nix anderes zu machen, als zu Hause rumzusitzen, Netflix durchzuballern und zu essen ...

Doch ich habe keinen Bock, aufzugeben. Selbst wenn alle

Artikel, die ich im Internet lese, mir anscheinend sagen wollen, dass es unmöglich zu schaffen ist. Aber auch die Ernährungsberaterin hat mir damals schon keine Hoffnung gemacht, überhaupt abnehmen zu können, und ich bin trotzdem so weit gekommen. Und schon weil ich so viel abgenommen habe, kann ich nicht kapitulieren. Früher hätte ich die geschlossenen Fitnessstudios dankbar als Ausrede angenommen, um keinen Sport machen zu müssen. Hauptsache, die anderen sind schuld und nicht ich selbst. Aber es liegt nur an mir, egal wie die Situation ist. Auch wenn alles zu ist, werde ich mich nicht meinem vermeintlichen Schicksal ergeben, sondern muss Wege für mich finden, um auch in diesen tristen Monaten weiterhin regelmäßig Sport machen zu können.

Ich wiege jetzt schon seit einigen Wochen um die 120 Kilo. Mal zwei, drei Kilo mehr, mal zwei, drei Kilo weniger. Offensichtlich befinde ich mich in einer Phase, in der das Gewicht nicht weiter fällt, egal, wie sehr ich mich anstrenge. Mein Körper hat wohl Schiss, Winterspeck zu verlieren. Man kann ihn auch ein bisschen verstehen: Es wird der erste Winter seit sehr langer Zeit, in dem ich nur noch den Adipositasgrad 1 vorweise. Für mich ist das auch in Ordnung, ich muss dieses Jahr nicht noch mehr abnehmen. Ich hoffe einfach nur, dass die Nadel auf der Anzeige der Waage nicht wieder nach oben schnellt. Wenn ich das schaffe, bin ich schon sehr stolz auf mich.

Aber es geht natürlich nicht nur um diesen Winter. Dass das mit dem Abnehmen kein Sprint ist, sondern ein Marathon, wird mir langsam, aber sicher klar. Das Ganze ist keine Sache von ein paar Monaten, sondern eine Lebensaufgabe. Auch die Artikel im Internet erinnern mich immer wieder daran, damit ich es bloß nicht wieder vergesse: Fast keiner, der es geschafft hat, so viel abzunehmen wie ich, schafft es auch, dafür zu sorgen, dass es langfristig so bleibt.

Ein Freund fragte mich letztens, ob ich das denn durchhalten würde, wenn wir wieder auf Tour gehen. Mann, keine Ahnung. Ich hab noch nie zuvor 60 Kilo abgerissen und bin dann auf Tour gegangen. Die Frage zieht mich runter, aber sie ist berechtigt. Jedes Mal, wenn ich mit der Band und unserem Booker Artur über mögliche Tourtermine quatsche, drängt sie sich wieder in meinen Schädel. Ich kann nix Schlaues drauf antworten. Außer dass ich Bedenken habe. Zu Hause kriege ich das mit der Ernährung mittlerweile ganz gut hin. Aber wenn ich auf der Autobahn bin, liegt meine Präferenz sicher noch immer eher auf Bifi Roll als auf selbst geschnittenen Paprika-Streifen.

Ich habe Angst, wieder völlig einzubrechen, wenn es irgendwann wieder mit Konzerten losgeht. Wird es jeden Abend Schnaps geben? Irgendwann werde ich den Jungs sagen müssen, dass wir in den Backstage Raum Obst statt Süßigkeiten stellen sollten. Ich weiß, dass ich sonst nicht widerstehen kann. Es ist mir peinlich, das anzusprechen. Andererseits: Einem Freund, der Alkoholiker ist, würde man ja auch keine Rum-Flasche in den Kühlschrank stellen.

Was ist mit Sport? Kriege ich mich auch im Tour-Alltag regelmäßig hochgequält? Schaffe ich es, mit dem Intervallfasten stabil zu bleiben? Ich esse doch immer erst nach den Konzerten, damit ich auf der Bühne nicht so voll bin und auch richtig powern kann. Ich lauf da durch den ganzen Saal und mache richtig Kilometer. Ich liebe das. Es ist wie ein Rausch. Ich verstehe nicht, warum manche Sänger nur rumstehen, obwohl sie so schlank sind. Ich feier Bands wie The Baboon

Show aus Schweden, deren Sängerin Cecilia selbst schwanger noch mehr steilgeht als die meisten ihrer Kollegen. Oder Campi von den Hosen, wenn er wieder die Bühne von links nach rechts und von oben bis unten ausmisst ... Das find ich geil! Wenn ich von der Bühne komme, bin ich allerdings völlig kaputt. Und genau dann fange ich an zu essen. Bisher habe ich in meiner Bus-Koje sogar immer einen Extra-Teller vom Abendessen versteckt, für den späten Hunger ... Wie kriege ich das gelöst? Einfach ein paar Stunden vor dem Auftritt was essen und dann erst morgens wieder? Ich könnte meine Intervalle umstellen: von 10 bis 18 Uhr essen. Aber ich habe doch schon zu Beginn festgestellt: Aufs Frühstück kann ich ohne Probleme verzichten, aber abends esse ich doch so gern.

So beängstigend das alles für mich klingt und so einfach sich so was auch sagen lassen mag, aber ich denke, dass Disziplin die einzige Lösung ist. Ich muss lernen, normal zu essen, auch wenn ich unterwegs bin. Wenn ich schon regelmäßig schwach werde, wenn ich nur in eine Tanke gehe, wie soll es dann werden, wenn wir wieder jedes Wochenende auf der Autobahn sind?

VERDAMMTE ERWARTUNGSHALTUNGEN

Durch die Tür hindurch spürte ich, wie sehr es in meiner Mutter brodelte. Wir waren mal wieder spät dran. Mal wieder wegen mir. Mein Vater versuchte, etwas Druck aufzubauen: »In 20 Minuten geht es los! In zehn Minuten geht es los! In fünf Minuten geht es los!« Warum waren meine Geschwister schnieke angezogen und startklar und ich nicht?

Ich war 21 Jahre jung, stand in meinem alten Kinderzimmer in Jarmen und fühlte mich wie früher, obwohl ich schon vor zwei Jahren ausgezogen war. Vor mir lagen die Klamotten, die meine Mutter mir aufs Bett gelegt hatte. Indem sie das machte, versuchte sie subtil zu unterstreichen, wie wichtig es ihr war, dass ich gleich schick gekleidet auf der Feier auflief.

Jarmen ist eine vorpommersche Kleinstadt, in der jeder jeden kennt. Meine Mutter hat als Zahnärztin quasi allen Menschen aus der Region in den Mund geschaut und mein Vater mit seinem Baubetrieb fast jeder Familie das Haus verputzt. Meine Eltern sind zudem alles andere als Sesselfurzer. Sie sind im Gemeindekirchenrat und in der Stadtvertretung aktiv, sponsern verschiedene Initiativen und Vereine in der Region und haben einen breiten Freundes- und Bekanntenkreis. Was ich damit sagen will: Freie Wochenenden gibt es bei meinen Eltern nicht, Anlässe hingegen gibt es wie Sand am Meer. Und bei diesen Anlässen hat man gewisse Erwartungen zu erfüllen, jedenfalls wenn es nach meiner Mutter geht, denn »wir sind ja nicht die Flodders«. Nicht dass die Leute noch die Nase rümpfen oder anfangen zu reden …

Aber ich stand noch immer in meinem Zimmer rum. Meine Mutter kam rein und sagte: »Jan, du riechst! Wolltest du nicht noch duschen?« Duschen? Eher nicht. Ich sagte: »Das schaff ich nicht mehr. Fatters meinte doch grad, dass es gleich losgeht.« Meine Mutter war kurz vorm Explodieren und das Subtile ging ihr nun langsam, aber sicher flöten. Ihr wurde klar: Der Jung funktionierte schon wieder nicht. Sie sagte, nun deutlich bestimmter: »Ich habe dir die Sachen aufs Bett gelegt.« Als hätte ich das nicht schon beim Reinkommen gesehen. Es war nicht mal so, dass meine Mutter mir den feinsten Zwirn hingelegt hätte. Sie erwartete nicht, dass ich mir die schärfsten Lackraketen über die Füße streifen und eine Fliege binden würde. Nein, in den vorherigen Jahren hatten wir viele Schlachten geschlagen und ich hatte Vorarbeit geleistet. Bei einem Geburtstag meiner Schwester war ich einmal nur deshalb nicht mit ins Restaurant gekommen, weil ich keine lange Hose anziehen wollte. Im Januar.

Ihre Erwartungen an meine Kleidung hatte meine Mutter also immer weiter runtergeschraubt, von Jahr zu Jahr gab sie sich mit weniger zufrieden. Lange Hose, Socken, ein Hemd und Sportschuhe – das hätte Mutz schon gereicht. Mehr als das: Ihr Herz hätte gehüpft. »Das kann doch nicht zu viel verlangt sein!«

Aber ich konnte das nicht. Ich wollte das nicht. In mir machte sich alles zu. Alles, alles, alles. Diese Erwartungshaltung, diese Selbstverständlichkeit, diese Logik: »Alle ziehen sich zu solchen Anlässen schick an, also sollst du es auch tun.« Ich liebe meine Mutter, aber es ging einfach nicht. Ich wollte so rumlaufen, wie ich rumlaufen wollte. Das konnte doch nicht zu viel verlangt sein!

Ich stellte fest, dass ich wirklich amtlichst roch, also ging ich ins Bad und verteilte das beste Aftershave, das mein Vater im Schrank stehen hatte, über meine Klamotten. Dann ging's die Treppe runter. Das Geräusch der Flip-Flops verriet mich als Erstes. Ich hatte zwar ein schwarzes Hemd angezogen, das ich gerade gern trug und mit dem meine Mutter sicher gut leben konnte. Aber keine Socken, tätowierte Beine in kurzer lila Lakers-Hose … Das hatte sie sich anders vorgestellt. Sie lief rot an und sagte gar nix mehr. Die ganze Familie wusste: Das war die Ruhe vor dem Sturm. Vorsicht war geboten. Ich verwies darauf, dass ich sogar ein Hemd angezogen hatte, und sagte: »Wir müssen so langsam los, oder?« Ich hatte gewonnen.

Im Auto sprachen wir kein Wort miteinander. Am Ziel angelangt, switchten meine Eltern um. Früher hat mich das wütend gemacht, ich dachte, sie wollen einen auf heile Welt machen. Ein bisschen Wahrheit ist da sicherlich dran, oft genug waren bei uns am Weihnachtsabend alle bis 13.59 Uhr gestresst und schlecht gelaunt und ab 14 Uhr sollte Friede, Freude, Weihnachtsstimmung sein. Aber heute sehe ich die Situation anders: Egal wie scheiße sie mein Verhalten fanden – ob ich nun von der Schule verwiesen wurde, verurteilt oder vorbestraft war –, sie standen immer zu mir. Auch auf dieser Feier. Obwohl ich weiß, wie sehr es meine Mutter wurmt, wenn ihr Sohn »wie einer vonne Flodders« rumläuft und das ganze Dorf wieder den Kopf über ihn schüttelt. Sie lässt sich dann trotzdem nix anmerken. Ich habe Jahre gebraucht, um zu begreifen, wie viel Kraft sie das gekostet haben muss, wie toll das von ihr ist.

Das Absurde an der Sache ist: Ich hatte eigentlich nie etwas dagegen, mich schick anzuziehen. Man kann sagen, was man will, aber: So'n Anzug, der gut sitzt, der macht was her. Heute bin ich davon überzeugt: Hätte meine Mutter mir die Sachen nicht rausgelegt, hätte ich sie mir vielleicht selber rausgesucht. Ab dem Punkt, an dem sie resignierte und nicht mehr versuchte, mich zu überreden, kleidete ich mich auch besser zu solchen Anlässen. Das ist ein Muster, das sich durch mein ganzes Leben zieht. Immer anders, als du denkst, immer anders, als du willst. Die Leute dagegen, doch gerade deswegen! Alles Mögliche fühlt sich für mich wie ein Korsett an, in das ich nicht reinpasse und nicht reinpassen will. Ob bei meiner Familie, im Freundeskreis, beim Fußball, in der linken Szene oder in der Band. Alle in meiner Familie ziehen sich schick an, also laufe ich rum wie'n Penner. Alle in meiner Familie machen Abi, also bin ich der Einzige, der es verhaut. Oftmals lege ich es richtig kindisch darauf an, zu provozieren. Etwa wenn ich die einen vorwurfsvoll frage, ob sie wirklich in jedem Satz »Fotze« sagen müssen, während ich im Gespräch mit anderen, von denen ich weiß, dass sie es verwerflich finden, selber die ganze Zeit »Fotze« sage. Es ist anstrengend und dumm, aber irgendwas treibt mich dazu, so zu handeln. In einer großen Gruppe, bei der viele die gleiche Meinung haben, komme ich nicht lange aus, ohne anzuecken und zu provozieren. (Heißt das, dass ich in Kreuzberg ein Fascho geworden wäre? Was für ein Gedanke …) Es ist anstrengend! Nicht nur für mein Gegenüber. Es fühlt sich manchmal so an wie das Naschen. Kurze Befriedigung, aber schon kurz danach frage ich mich, ob das jetzt wirklich nötig war.

Ich habe nicht nur angefangen, meine Essgewohnheiten zu hinterfragen, sondern auch solche Verhaltensweisen. Und so habe ich es in letzter Zeit oft geschafft, diesem Drang nach Provokation nicht nachzugeben. Ich konzentriere mich lieber auf das Einigende als auf das Trennende, suche nicht mehr permanent den Konflikt, sondern immer öfter den Kompromiss. Worüber ich mich früher aufgeregt habe, ist mir nun oftmals scheißegal. Oder sagen wir es anders: Ich teile meine Kraft anders ein. »Ist das noch Punk?« Scheiß auf Punk, war ich nie. Mir tut es gut.

Aber wenn ich auch nur ansatzweise das Gefühl habe, dass mir jemand etwas vorschreiben will, schnürt sich mein Bauch zu. Nehmen wir das Gendern: Auch ich habe bei dem Thema anfangs die Nase gerümpft. Einmal »first world problems« gesagt, und schon war ich auf der Gewinnerseite. Mittlerweile finde ich jedoch oft die Leute peinlich, die sich aus Prinzip querstellen, aus Angst vor Veränderung komplett abdrehen und so tun, als würde die Welt untergehen, nur weil nicht mehr alle nur die männlichen Formen benutzen wollen. Aber weil das Gendern auch noch immer nicht meinem eigenen Sprachgefühl entspricht, darf ich genauso wenig das Gefühl haben, dass ich verpflichtet bin zu gendern, weil irgendwer es von mir erwartet. Dann denke ich: Lieber sollen mir die Hände abfaulen! Vorauseilender Gehorsam widert mich an. Mir wird zwar immer bewusster, wie oft ich in meinem Leben schon sexistisch gedacht oder gehandelt habe, aber ich will lieber versuchen, an meinem Verhalten zu arbeiten, als mich auf so einem Gendersternchen auszuruhen, das ich gar nicht immer zutreffend finde. Es würde sich einfach nicht authentisch anfühlen, in meinem ganzen Buch aus Prinzip zu gendern. Aber weil ich dem Drang, anzuecken, widerstehen will und es grundsätzlich nachvollziehbar finde, dass sich durch die Sprache auch das Handeln verändert, habe ich schließlich versucht, immer dann zu gendern, wenn ich nicht nur an Männer denke.

In den letzten Jahren sind bestimmte Erwartungen immer grö-ßer geworden. Wenn wir mit der Band ein Solidaritätskonzert für antifaschistische Projekte in irgendeiner Kleinstadt spielen, gibt es schon im Vorfeld Leute, die sich beschweren, warum wir dann nicht bei ihrer Veranstaltung zugesagt hätten. Im Zuge der »Wildes Herz«-Filmreise hatte ich an einem Tag vier Termine in drei Städten. Nach der letzten Veranstaltung in Jena wollte ich einfach nur noch ins Bett. Da kam ein Pärchen und sprach mich an: »Tolle Veranstaltung, aber warum warst du noch nicht in Arnstadt? Wir kriegen immer nur Absagen. Bist du für so kleine Orte zu fein geworden?« Ich war davor in Saalfeld und Gotha. Ich bin froh, dass ich nur verbal ausfällig geworden bin und dem Typen keine gedrückt habe … Und auch während wir mit der Band mitten in der Festivalsaison Aktionen wie »Noch nicht komplett im Arsch« auf die Beine stellten, wurden wir immer wieder zugetextet, warum wir dieses und jenes nicht auch noch machen würden, oft mit vorwurfsvollem Ton. Als müssten die, die eh schon viel machen, immer noch mehr machen, um denjenigen, die oft nur konsumieren und trotzdem am meisten meckern, irgendwas zu beweisen. Ich hatte in solchen Situationen manchmal das Gefühl, dass die Leute mich wahlweise nur noch als Mülleimer für ihren Frust oder als Motivationscoach sahen. Oftmals entschuldigte ich mich sogar noch und bat um Verständnis. »Laber mich nicht voll. Reiß selber was!«, sagte ich viel zu selten.

Beim Fahrradfahren an der wunderschönen Küste in Börgerende kommt mir der Gedanke, dass mein Drang, Erwartungen zu widersprechen, etwas zu meinem Übergewicht beigetragen haben könnte. Oft habe ich das Gefühl, dass mich überall nur Smoothie-Säufer:innen mit Sixpacks und perfekten Körpern anlachen. Als würden die Leute aus meiner Generation nicht mehr in die Kirche gehen, sondern sich stattdessen in die Fänge dieser Instagram-Selbstoptimierungs-Sekte begeben. In der Generation meines kleinsten Bruders ist es noch mal döller. Wo ich damals Bengalos versteckte, hat er jetzt Eiweißshakes stehen. Wo meine Couch stand, auf der ich stundenlang die Simpsons schaute, pumpt er mit seinen Jungs auf der Hantelbank. Wie kann man in so einer Welt noch zeigen, dass man anders ist? Wie kann man da noch schocken? 182 Kilo sind sicherlich ein Anfang. Wenn alle ihren Körper wie einen Tempel behandeln, behandele ich meinen wie ein Dixi-Klo. Mir ist klar, wie kindisch sich das anhört. Wem will ich damit was beweisen? Und vor allen Dingen schade ich damit nur mir selbst. Aber irgendwie ist es trotzdem immer so gewesen: Wenn wir auf einem Festival spielten und irgendwer im Backstage-Bereich anfing, Liegestützen zu machen, ging ich noch mal zum Catering, setzte mich dann demonstrativ daneben und schaute der Person beim Schwitzen zu, während ich aß und mich schon darauf freute, später beim Auftritt das Shirt hochzureißen und meinen mächtigen Bauch zu präsentieren.

Wenn meine Freunde beim Filmeabend über Sport sprachen und darüber, wie viel sie abgenommen hätten, saß ich daneben und fraß Kirschjoghurt mit Pringles. Provozieren konnte man meine Reaktion immer, indem man mich direkt auf mein Übergewicht ansprach. Wenn irgendwer meinte, dass ich in letzter Zeit hart zugenommen hätte, und fragte, ob wir mal zusammen Sport machen oder was kochen wollten, bestellte ich mir meist erst mal ordentlich »Fleisch mit Fleisch« beim Lieferservice.

Als wir uns dazu entschieden hatten, die Koch-Crew der »Roten Gourmet Fraktion« auf Tour mitzunehmen, sprachen wir mit unserem Booker Artur darüber, was uns beim Essen wichtig wäre. Einigen war es egal, es bildeten sich aber auch zwei harte Fronten. Die eine Seite legte Wert auf möglichst viel bio, die andere, die hauptsächlich aus mir bestand, sagte: »Bio ist mir zu dumm.« Als Artur anmerkte, dass bio natürlich viel teurer sei, ritt ich darauf herum, obwohl es mir null ums Geld ging. Aber irgendwie versteifte ich mich darauf, weil ich die Bio-Sache zu neumodisch, zu studentisch und zu erwartbar bei einer Zeckenband fand. Das sei doch genau das, was alle von uns erwarteten. Wäre es nicht viel schöner, drauf zu scheißen? Ich trieb den Konflikt auf die Spitze, und als ich erneut ausführte, warum es so viel geiler sei, sich Billigfraß reinzuhauen, entgegnete einer der Jungs aus der Band: »Genau deshalb siehst du auch so aus, wie du aussiehst.« Ich habe den Jungs schon viel schlimmere Sachen an den Kopf geschmissen und es gab auch schon wesentlich härtere Streits zwischen uns. Trotzdem blieb dieser Satz noch lange bei mir hängen. Vielleicht wollte ich genau so eine Reaktion? Ich weiß es nicht. Und auch, wie genau wir uns am Ende entschieden haben, weiß ich heute nicht mal mehr. So egal ist mir das Thema eigentlich! Dass es so weit kam, lag einfach nur an meinem Drang, gegen den Strom zu schwimmen.

Jetzt, wo ich 60 Kilo runterhabe, vergeht kein Gespräch, ohne dass gefragt wird: »Wie hast du das geschafft, Monchi?« Ein beachtlicher Teil der Antwort steht in diesem Kapitel. Ich habe es bis hierher geschafft, weil ich es nicht schaffen musste. Weil ich endlich mal Ruhe hatte. Weil ich endlich mal zu Hause war. Weil keine Zeitung Artikel mit dummen Anspielungen gebracht hat. Weil die Fans mich nicht vollquatschten, weder mit »Geil, dass du auch fett bist!« noch mit »Nimm mal lieber ab, sonst haben wir nicht mehr lange was von dir«. Hasskommentare im Internet gab es trotz unserer Pause natürlich weiterhin, aber irgendwie trieben sie mich an: Labert ruhig weiter, ihr Lappen. Mal schauen, was ich kann. Freunde und Familie hatten eh schon längst aufgegeben, mich mit Gesundheitstipps zu versorgen. So konnte ich sie nur überraschen.

Ich hab es bis hierher geschafft, weil niemand, aber auch wirklich niemand – nicht mal ich! – damit gerechnet hätte. Ein Freund sagte mal zu mir, dass er sich bei mir alles vorstellen könne, aber nicht, dass ich jemals wieder in XXL-Klamotten passen würde. Wenn ich im letzten Jahr keinen Bock auf Sport hatte, musste ich nur an seine Worte denken, und schon zog ich mir die Sportklamotten an. Oder ich dachte an die Ernährungsberaterin, die nicht daran glaubte, dass ich es schaffen könnte. Mehr Antrieb geht nicht! Am geilsten liefere ich ab, wenn niemand was erwartet. Wenn alle denken: »Monchi ist doch ein fauler Asi, der wird im Pausenjahr nur seine Eier von links nach rechts schieben und fressen«, ist das wie Treibstoff für mich.

Um motiviert zu sein, brauche ich offenbar Erwartungen von anderen, die ich entweder widerlegen oder übertreffen kann. Ich muss wieder an die Artikel und Studien zum Jo-Jo-Effekt denken. Dass 78 Prozent aller Menschen, die viel Gewicht verloren haben, nach fünf Jahren wieder das Gleiche oder mehr wiegen, hat mir so viel Angst gemacht. Aber vielleicht liegt gerade darin die Lösung für mich. Wenn so viele Leute scheitern, will ich erst recht einer der ganz wenigen sein, die es schaffen, ihr Gewicht zu halten. Dieser Gedankengang könnte wie erneuerbare Energie für mich sein. Dass es schwer wird, ist trotzdem klar.

Ich setze darauf, dass auch in Zukunft viele Menschen

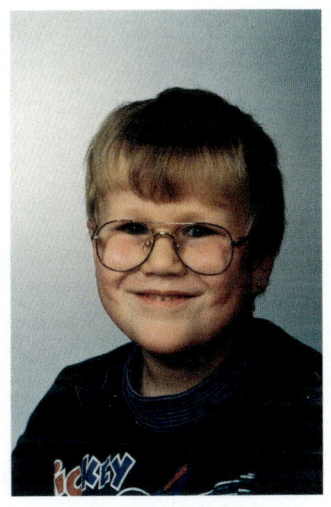

Jung und unschuldig

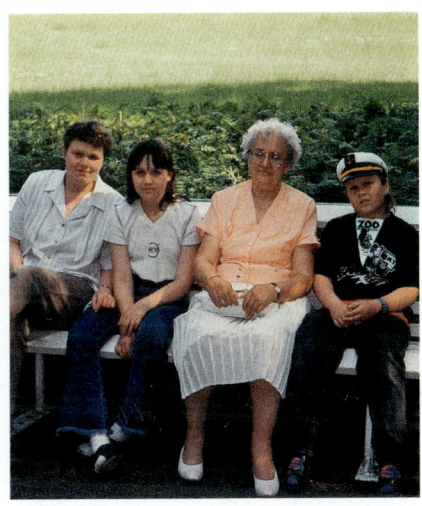

Mutz, Schwester, Öming, Hafenkapitän

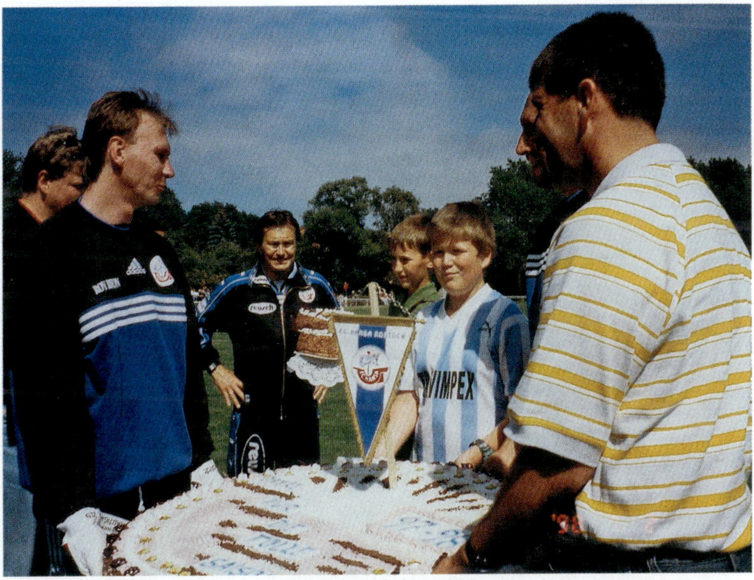

Perry Bräutigam, Ewald Lienen, mein Cousin, ich, mein Vater
und Opas Riesentorte für Hansa

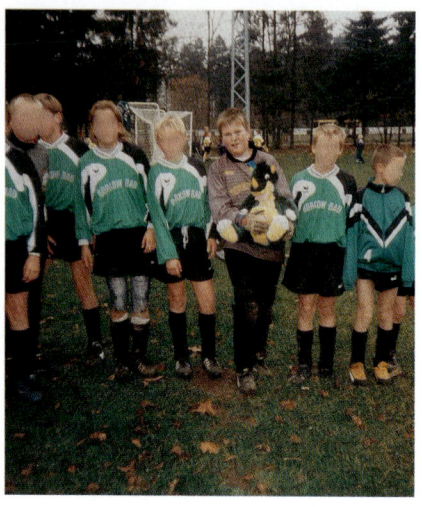

Ich als Perry Bräutigam bei
Heide 90 Jarmen

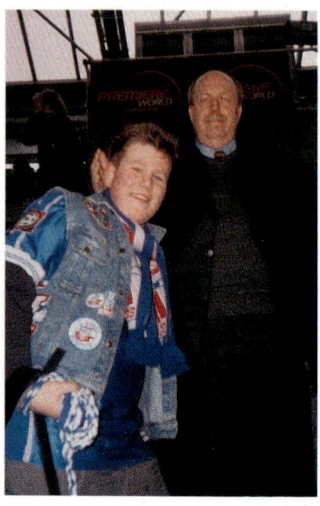

Zwei Spargeltarzane unter sich

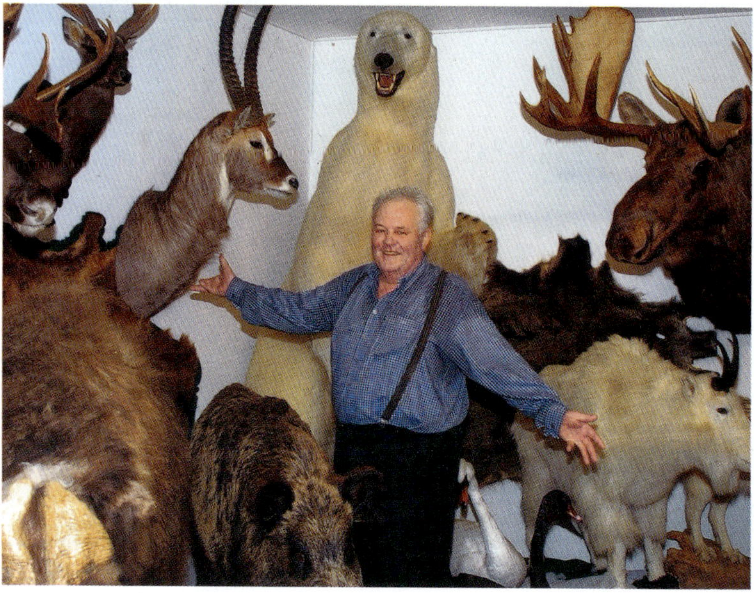

Mein Opa in seinem Altentreptower Zoo

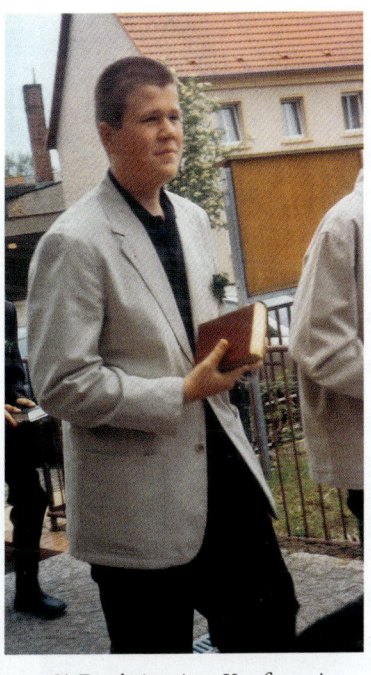

0,0 % Fett bei meiner Konfirmation

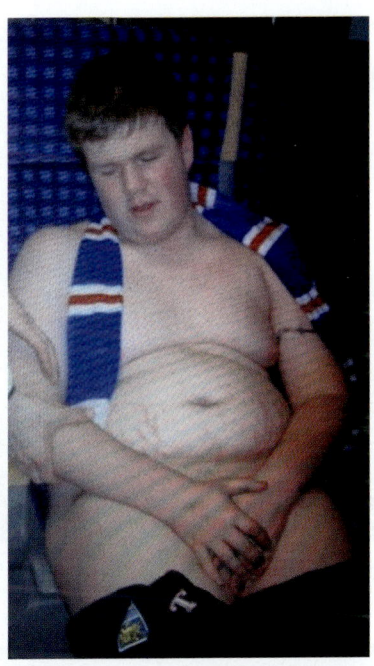

»Und dann ging es los.«

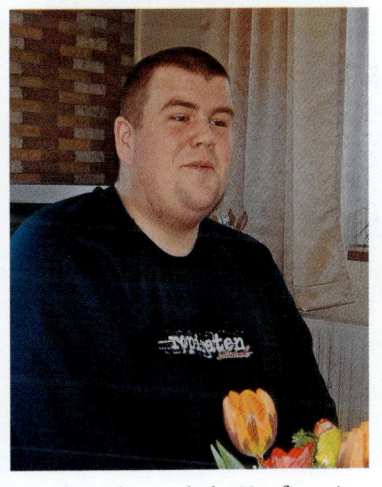

Nur drei Jahre nach der Konfirmation

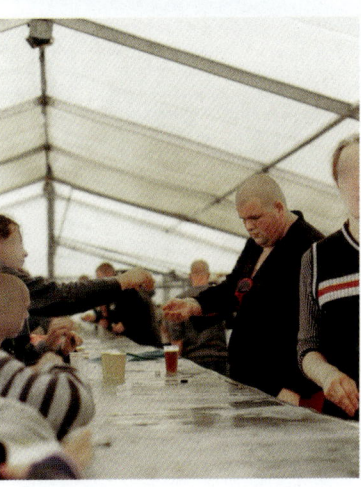

Force Attack Tresen-Crew!

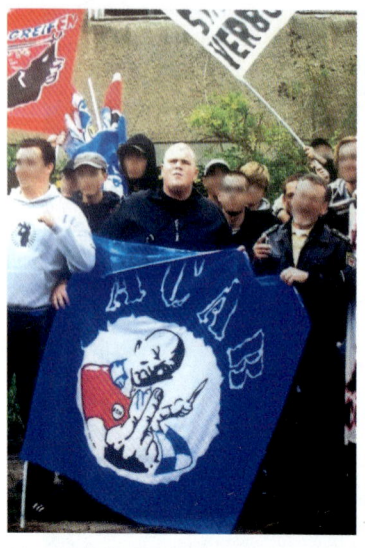

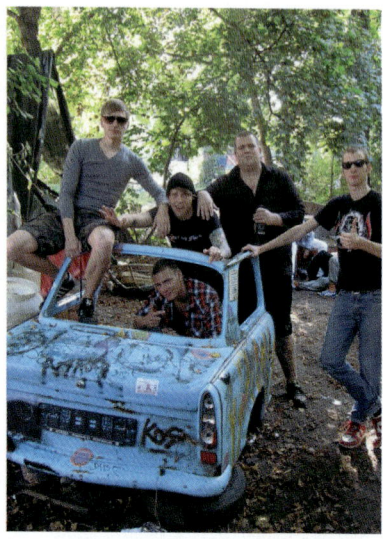

Bitte lächeln! (Mit Hansa unterwegs)

Mehr im Bus als zu Haus … Auf Tour mit Feine Sahne Fischfilet, 2011

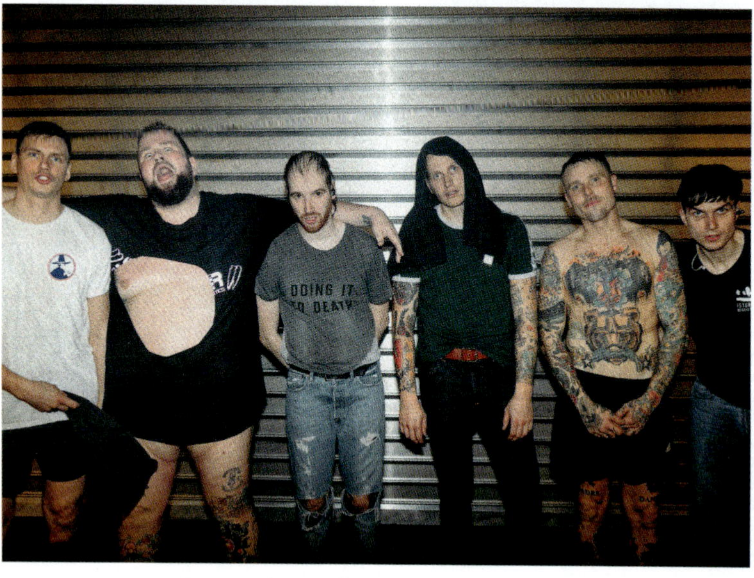

Kurz nach'm Auftritt (Foto: Bastian Bochinski)

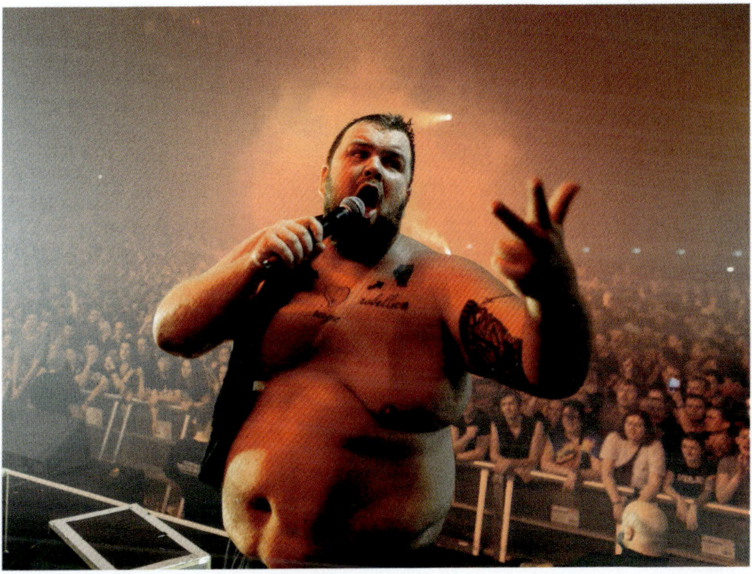

Alles auf Rausch (Foto: Bastian Bochinski)

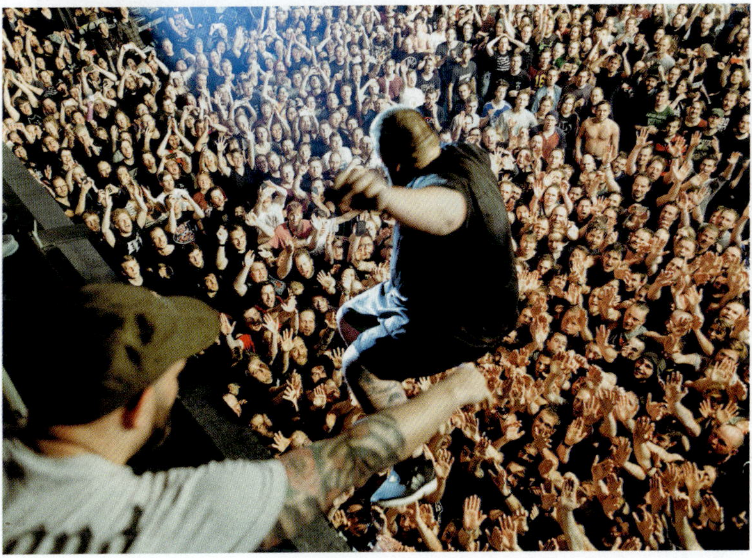

Die Menge hat mich noch immer aufgefangen ... (Foto: Andreas Hornoff)

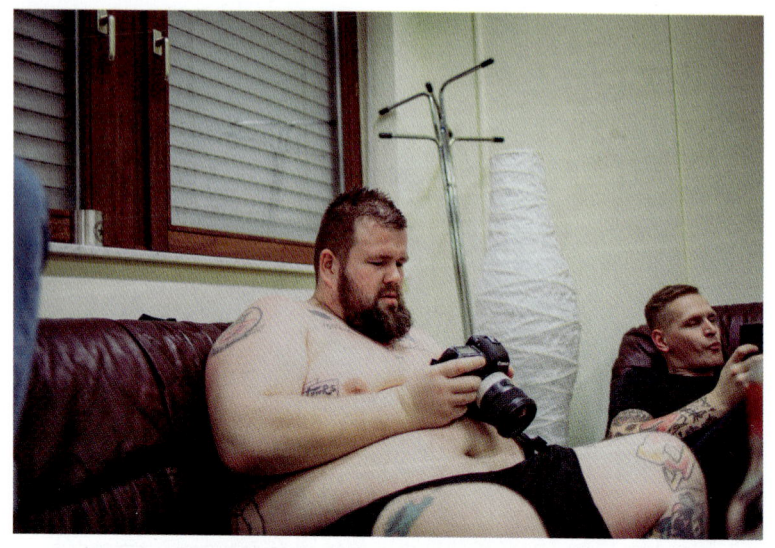

Der Höhepunkt (Foto: Kay Özdemir)

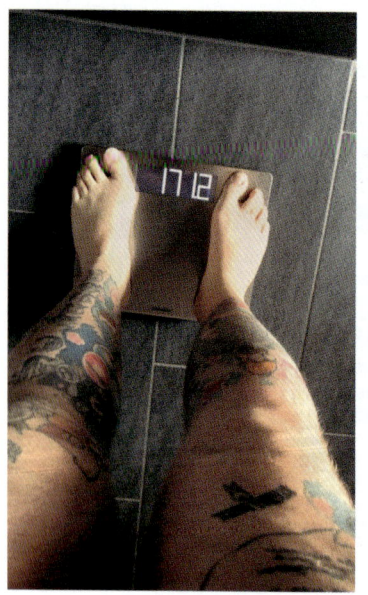

Die ersten zehn Kilo

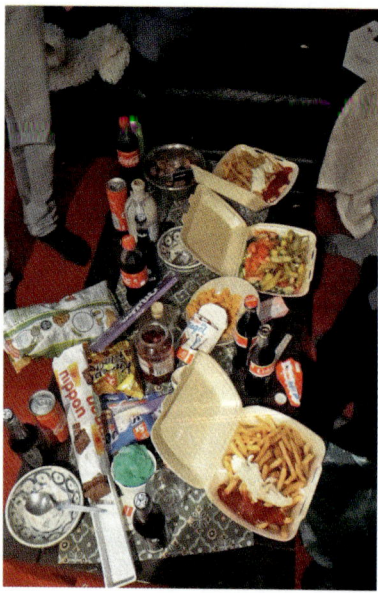

Normaler Cheat-Day

Unser lieber Jan!

Wie immer freuen wir uns darüber, in deine
neuen Projekte eingeweiht zu werden.
Wir sehen es als einen großen Vertrauensbeweis an,
dann wir Dieters versprochen, niemanden davon zu
erzählen und wollen es natürlich einhalten.
Wir haben und haben Teile meiner Liebe, das
hat nichts mit der Anzahl der Pfunde zu tun.
Das Wort "Fett" zu vermeiden, liegt uns sehr fern.
Es gehört nicht oder nur selten zu unserem
Sprachgebrauch, denn wir finden, dass es oder
irgendwann ist, einen Menschen als fett zu
bezeichnen.
Du bist als normalgewichtiges Kind – ca 3500 g,
52 cm lang – auf die Welt gekommen und
warst vom ersten Tag an sehr agil.
In den Jahren bis zur Einschulung unterschied
sich deine Ernährung nicht von der deiner
Geschwister. Ihr seid alle in der Krippe und
im Kindergarten gewesen und habt dort eure
Mahlzeiten eingenommen. An den Wochenenden
wurde zum Mittag gekocht, Pizza, Pommes und
warmes Essen zum Abendbrot, wie wir es heute
schön offen halten, wann eine Seltenheit.
Obst und Gemüse gab es immer.
Ob Du zu diesem Zeitpunkt mehr oder weniger
gegessen hast, wissen wir nicht, vermuten es auch
nicht.
Trotzdem warst Du kräftiger als viele andere
Kinder und das änderte sich auch nicht, wie zum

Die erste Seite vom Brief meiner Eltern

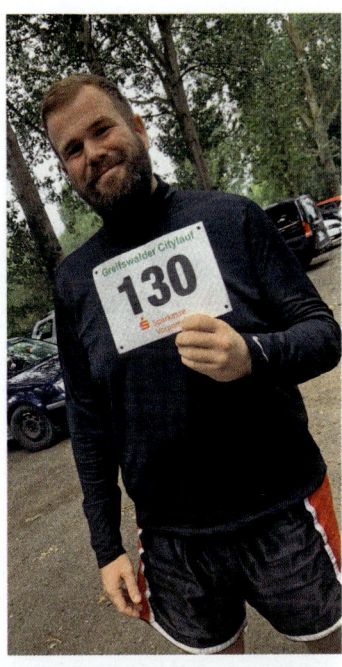

10-Kilometer-Lauf in Greifswald

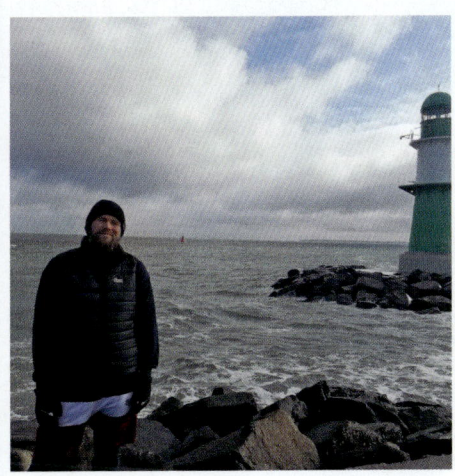

Die Ostsee ist und bleibt die beste Medizin.

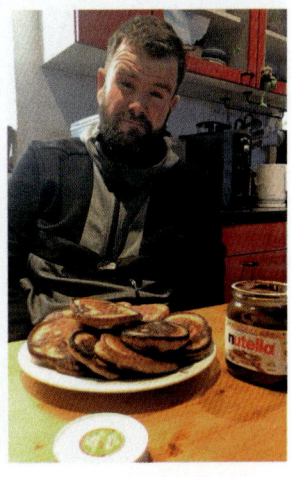

Der Lange hatte mal wieder
Zeit …

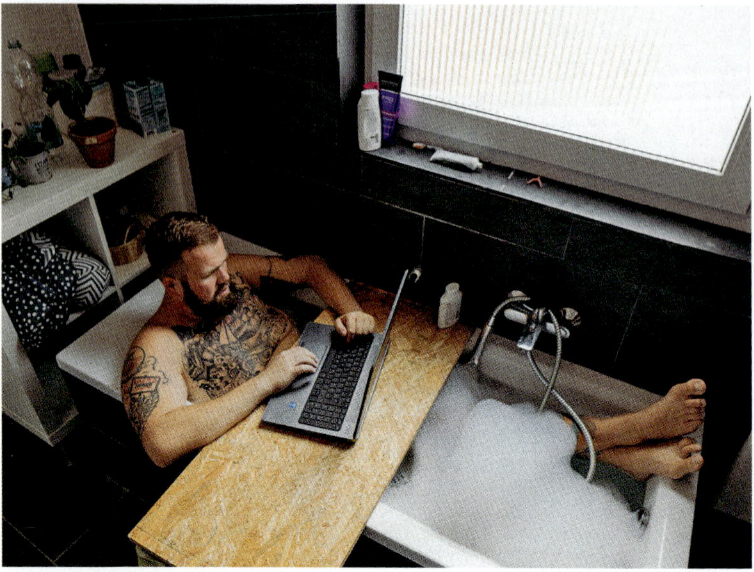

Ein beachtlicher Teil dieses Buchs entstand genau hier. (Foto: Bastian Bochinski)

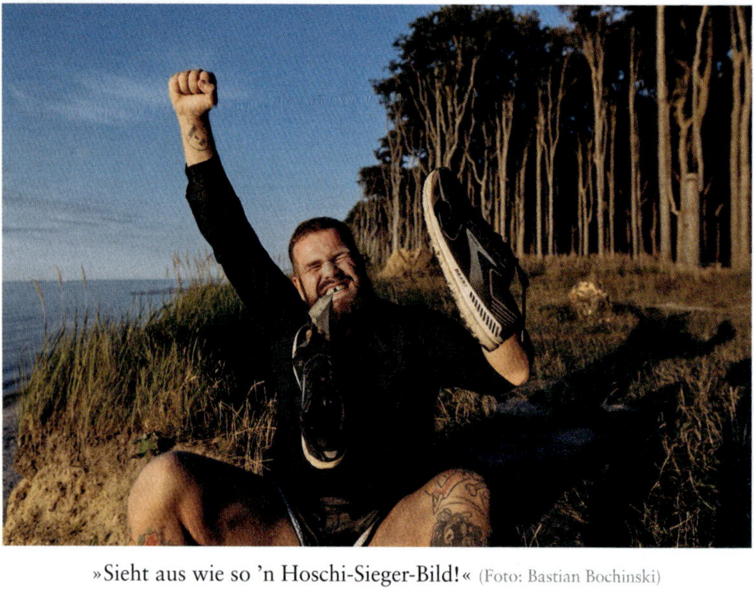

»Sieht aus wie so 'n Hoschi-Sieger-Bild!« (Foto: Bastian Bochinski)

versuchen werden, mich zu verunsichern. Sobald mein Gewichtsverlust öffentlich geworden ist, werden irgendwelche Vollidioten ihre Kommentare absondern: »Der hat sich das Fett doch wegoperieren lassen« oder »Kriegt der sowieso nicht gehalten«. Und wenn ich ganz großes Glück habe, schreibt irgendjemand: »Der wird wieder fett. Wenn die auf Tour sind, trägt der im Handumdrehen wieder XXXXXL.« Und es wird der pure Treibstoff für mich sein.

DIE ANTWORT MEINER ELTERN

Unser lieber Jan!

*Wie immer freuen wir uns darüber, in Deine neuen
Projekte eingeweiht zu werden. Wir sehen es als
einen großen Vertrauensbeweis an, denn wir haben
versprochen, niemandem davon zu erzählen, und
werden es natürlich auch einhalten. Wir hatten und
haben Dich immer lieb, dies hat nichts mit der Anzahl
der Pfunde zu tun. Das Wort »fett« zu verwenden,
liegt uns stets fern. Es gehört nicht oder nur selten zu
unserem Sprachgebrauch, denn wir finden, dass es sehr
erniedrigend ist, einen Menschen als fett zu bezeichnen.
Du bist als normalgewichtiges Kind – ≈ 3500 g, 52 cm
lang – auf die Welt gekommen und warst vom ersten
Tag an sehr agil. In den Jahren bis zur Einschulung
unterschied sich Deine Ernährung nicht von der
Deiner Geschwister. Ihr seid alle in der Krippe und im
Kindergarten gewesen und habt dort eure Mahlzeiten
eingenommen. An den Wochenenden wurde zum
Mittag gekocht, Pizza, Pommes und warmes Essen
zum Abendbrot, wie wir es heute schon öfter haben,
waren eine Seltenheit. Obst und Gemüse gab es
immer. Ob Du zu diesem Zeitpunkt heimlich mehr
gegessen hast, wissen wir nicht, vermuten es auch nicht.*

Trotzdem warst Du kräftiger als viele andere Kinder und das änderte sich auch nicht, wie zum Beispiel bei Deinen Geschwistern, die sich mit zunehmendem Alter streckten.

Die Zeit, in der wir eventuell mehr darauf hätten Einfluss nehmen können, fiel für uns in besonders arbeitsintensive Jahre. Der Beginn unserer Selbstständigkeit und das Etablieren im Beruf brachten so viele Aufgaben mit sich, dass wir Deine Statur nicht als Problem angesehen haben. Natürlich ist uns aufgefallen, dass Du sehr kräftig warst. Dein intensiver Bewegungsdrang ließ uns aber vermuten, dass sich dies von alleine normalisiert. Du hast Fußball gespielt – und nicht nur im Verein, sondern jeden Tag bei uns zu Hause. Ständig waren Mitschüler gemeinsam mit Dir in unserem Garten. Unser Rasen, der keine Chance hatte zu wachsen, ist bestes Zeugnis dafür gewesen. Später warst Du an den Wochenenden als Schiedsrichter unterwegs. Mit Deiner Schwester bist Du zum Judo gegangen und mit Papa hast Du gerne Tischtennis gespielt. Wir erinnern uns noch an einen Urlaub im Sporthotel in Willingen – Du warst 10 Jahre –, in dem Papa mit Dir die ganze Woche alle Sportaktivitäten absolvierte, die angeboten wurden. An Bewegung hat es definitiv nicht gemangelt. Du warst nie athletisch, aber immer sportlich. Dies habe ich auch deiner Sportlehrerin geschrieben, nachdem sie angekündigt hatte, Dich und deine Mitschülerin vor der Klasse zu wiegen. Ich weiß noch, wie traurig Du nach Hause kamst und davon berichtet hast. Natürlich haben Papa und ich darüber gesprochen, was wir noch machen könnten, wollten Dich aber nicht auf deine

Figur reduzieren. Wir haben zum Beispiel versucht, nach Greifswald in die Schwimmhalle zu fahren, Dir einen Boxsack gekauft sowie im Keller ein großes Sportgerät aufgestellt. Wie oft Du es benutzt hast, weißt Du selbst.

Das vegetarische oder vegane Essen war uns damals noch nicht so gegenwärtig, und da Du schon immer einen extrem starken Willen hattest, kann ich es auch nicht mehr beurteilen, ob das geklappt hätte. Aus heutiger Sicht würden wir natürlich versuchen, bei den Figurproblemen durch intensive Gespräche ein Umdenken im Essen zu erlangen.

Aus meiner Sicht manifestierte sich Deine Übergewichtigkeit erst während und nach der Pubertät. Während dieser Phase, das weißt Du, lieber Jan, am besten, war Dein Gewicht unser kleinstes Problem mit Dir. Wenn wir dies auch noch zur ständigen Diskussion genommen hätten, wärst Du uns sicher ganz entglitten oder Du hättest bewusst ordentlich zugenommen, nur weil wir es nicht wollten. In diesem Lebensabschnitt passte Deine Statur zum Lebensinhalt. Du identifiziertest Dich mit erwachsenen Hansa-Rostock-Fans der Ultra-Szene, und erst viel später erfuhren wir von »Dritten Halbzeiten«, an denen Du gerne teilgenommen hast. Da kam Dir dein Körper gerade recht, jedenfalls vermuten wir es. In den folgenden Jahren bist Du Deinen Weg, ernährungstechnisch gesehen, größtenteils ohne uns gegangen. Du hast ein Jahr vegetarisch gegessen, warst nie der Typ, der zu Hause ständig gekocht hat, bist ständig unterwegs gewesen und hast sicher viele Probleme mit ungesundem Essen kompensiert.

Spätestens als dein Bruder den Sport als eine berufliche Herausforderung nahm, wurde bei uns immer mehr das gesunden Essen zum Thema. Aber Du kannst Dich sicher erinnern, dass Du Dich bis vor gar nicht langer Zeit oft darüber lustig gemacht hast, wenn auf vegane Gerichte Wert gelegt wurde.

Wie immer, wenn Du Dir etwas vorgenommen hast, bringst du es zu Ende, und so bewundern wir auch Deine jetzige Konsequenz, intensiv Sport zu machen und auf gesundes Essen zu achten. Dies konnte aber nur alleine durch Dich erfolgen.

Mutti und Papa

DEZEMBER 2020
IRGENDWANN WAR ICH FETT, OBWOHL ICH NOCH GAR NICHT FETT WAR

Es war doch alles so schön klar in meinem Kopf: Schon als Kind war ich immer der Fetteste. Daran habe ich nie gezweifelt. Aber seit einer Woche schwankt mein Selbstbild gewaltig. Ich stelle fest, dass vieles ganz anders war, als ich es mir eingeredet habe.

Seit ich meinen Eltern den Brief gegeben habe, rotierte es in meiner Mutter unaufhörlich. Das hat sie mir nicht gesagt, aber ich weiß es auch so. Wir sind da genau gleich. Bald darauf hat sie mir vier handgeschriebene Seiten als Reaktion auf meine Fragen überreicht. Die Hauptaussage ihres Briefs war, dass ich nicht schon immer so übergewichtig gewesen sei. Zwar hätte ich schon immer das ein oder andere Pölsterchen gehabt, aber ihr war offenbar wichtig, zu betonen, dass ich als Kind niemals fett gewesen sei.

Ich nahm das zunächst nicht mal wirklich ernst. Sie ist meine Mutter, sie muss so was sagen. Ich warf ihr vor, dass sie sich das einredete – davon war ich hundertprozentig überzeugt. Warum hätte die Lehrerin in der Grundschule mich sonst auf die Waage stellen wollen? Warum kann ich mich dann noch an all die Witze meiner Mitschüler:innen erinnern?

Als sie mich letzte Woche besuchte, sagte meine Mutter, dass sie mir etwas mitgebracht habe. Es war ein Fotoalbum, das sie mit Bildern von mir bestückt hatte. Ganz langsam blätterte sie die Seiten um, ein Bild nach dem anderen. Ich auf dem Sportplatz. Ich im Urlaub mit der Familie. Sie musste nichts sagen. Ich nahm es kommentarlos hin. Meine Mutter kann vieles, aber Photoshop ist keine ihrer Stärken. Das hier war nicht gefaket, es war die Wahrheit. Ihre Präsentation dauerte nicht länger als fünf Minuten, aber diese Minuten warfen alles für mich um.

Weil meine Mutter die Bilder wieder mit nach Hause nehmen wollte, fotografierte ich sie ab. Als sie weg war, lag ich alleine im Bett und guckte mir die Fotos immer wieder an: Mit acht sehe ich aus wie ein ganz normaler Junge. Sogar ohne Pölsterchen, würde ich sagen. Mit zwölf zocke ich mit meinen Freunden im Garten Fußball wie ein junger Gott. Ich sehe fast sportlich aus! Bei meiner Konfirmation habe ich vielleicht ein paar Kilos zu viel, den Anzug finde ich hässlich. Aber fett bin ich noch immer nicht. Durchatmen. Weglegen. »Die Zwielicht LP« von Haze anmachen. Zurück aufs Bett und noch mal von vorne. Was bedeutet das für mich? Ich war doch so fest überzeugt. Was soll ich denn jetzt sagen? Schachmatt, Monchi.

Noch Tage danach schwirren in meinem Kopf mehr Fragen als Antworten umher. Die Faktenlage sieht so aus: Ich war nicht immer fett. Bis etwa zu meinem 15. Lebensjahr war ich halbwegs normalgewichtig. Ich war im Fußballverein vielleicht nicht der Schnellste, aber ich war trotzdem im Fußballverein! Ich habe als Schiedsrichter Jugendspiele gepfiffen und bin gern schwimmen gegangen. Aber wie kann es dann sein, dass mein Selbstbild immer ein komplett anderes war?

»Das verwächst sich schon wieder.« Diesen Satz hatte ich als 14-Jähriger längst verinnerlicht. Denn auch wenn ich nicht fett war, hatte ich ein paar Pfunde zugelegt. Meine Eltern und Großeltern sagten den Satz ständig, jedenfalls kam es mir so vor. Meine Mutter meint heute, dass sie felsenfest davon überzeugt gewesen sei, dass es so kommen würde, denn ich sei oft draußen gewesen und hätte so viel Fußball gespielt, dass der heimische Rasen immer komplett zerstört gewesen sei. Ich war einer der größten Jungs in meinem Jahrgang. Zu diesem Zeitpunkt war das mit dem Verwachsen also vielleicht eine realistische Annahme. Aber vielleicht dachte ich auch, dass sich alles von alleine regeln würde, weil diese Aussage so präsent war. Vier Kilo, fünf Kilo, acht Kilo, zehn Kilo – das verwächst sich wieder, ich kann also weiterfuttern. Mit Ernährung muss ich mich nicht auseinandersetzen. Ich mach ja Sport und wachse weiter. Bei wie vielen Kids verwächst es sich wohl wirklich wieder? Und bei wie vielen artet es so aus wie bei mir?

Aber natürlich ist das auch eine Möglichkeit für mich, die Verantwortung von mir zu schieben: Meine Eltern haben gesagt, dass sich das verwächst, und mich damit dick werden lassen. Was kann ich also dafür, dass ich so fett bin? Es musste ja so kommen. Die 182 Kilo, die ich irgendwann auf die Waage brachte, wären nach dieser Logik einfach Folgeschäden davon, dass meine Eltern nicht aufgepasst hatten. Ich futterte, was sie mir hinstellten, und der Naschschrank war auch immer voll. Und dann gibt's auch noch die schlechten Veranlagungen. Natürlich: Meine Eltern sind schuld! Ich bin nur ein armes Opfer. Ich habe echt keine Ahnung, an welchem Punkt in meinem Leben ich diese Erzählung als Wahrheit abgespeichert habe. Aber eins ist klar: Wenn man sich nicht selbst in der Verantwortung sieht, lässt es sich sehr einfach zunehmen. Für meine Kilos kann ich nix, also her mit den Pfannkuchen und den Tacos mit Käse-Dip in der Deluxe-XXL-Box!

Irgendwie wäre es einfacher für mich, wenn ich diese Bilder nie zu Gesicht bekommen hätte. Wobei es ja nicht so ist, als hätte ich noch nie zuvor Kinderbilder von mir gesehen. Aber die Frage, ob ich dick oder dünn war, stand gar nicht zur Debatte, denn für mich war die Sache ja klar. Ich habe auf Kinderfotos immer nur einen dicken Jani gesehen. Ich habe es nie verstanden, wieso sich so viele Menschen einreden, dick zu sein, obwohl sie es nicht sind. Meiner Schwester habe ich schon so oft gesagt, dass sie sich nichts von irgendwelchen Medien einreden lassen soll. Aber wenn's um meinen eigenen Arsch geht, spinne ich offenbar selbst. Wie kann das sein?

Ich will die Schuld nicht mehr auf andere Schultern laden. Ich will wirklich verstehen, wie ich der wurde, der ich bin. Und vor allem, wie ich der wurde, der bis vor Kurzem noch XXXXXXL-Shirts getragen hat. Aber auch wenn ich für mein Übergewicht selbst verantwortlich bin, haben ein paar Leute definitiv ihren Anteil dazu beigetragen, dass ich schon ganz früh einen Knick im Kopf hatte und mich für den Fettsack hielt, der ich noch gar nicht war. Das mit der Sportlehrerin ist nur eine von vielen Geschichten. Wenn Freunde dir immer wieder sagen, wie langsam du bist … Wenn du ständig »Deutsche Panzer rollen wieder« auf dem Schulhof zu hören kriegst … Wenn entfernte Verwandte sagen, dass der Hund ganz schön dick sei, deshalb aber perfekt zur Familie passe … Wenn auf dem Fußballplatz immer wieder betont wird, dass du allerhöchstens als Torwart taugst … Wenn die einen dir ungefragt gleich zwei Steaks auf den Teller legen und die anderen meinen, du solltest besser nur Salat nehmen … Wenn Leute dich immer nur »Dicker« oder »Dicki« nennen … Dann bist du halt irgendwann der Dicke. Schließlich habe ich hingenommen, dass etwas in der Hinsicht nicht mit mir stimmt. Wenn alle sagen, dass ich dick bin, dann ist es auch so.

Ich bin mir gar nicht sicher, ob meine Sportlehrerin mich erniedrigen oder motivieren wollte oder ob es irgendwas dazwischen war. Wahrscheinlich hatte sie selbst Probleme, die sie damit zu kompensieren versuchte. Aber so was checkt man als Grundschüler natürlich nicht. Dass manche Freunde mich vielleicht nur beleidigten, weil sie mit ihrer eigenen Körpergröße haderten, habe ich auch nicht in Erwägung gezogen. Und dass entfernte Verwandte irgendwelche persönlichen Befindlichkeiten haben und woanders keine Angriffsfläche finden, kapierste auch erst später. Obwohl meine Eltern immer wieder versuchten, mir klarzumachen, dass ich nicht fett sei, hatte all das Gelaber der anderen irgendwann mehr Gewicht. Und so nahm ich es als Wahrheit für mich an. Irgendwann war ich schließlich fett, obwohl ich noch gar nicht fett war.

IRGENDWANN WURDE ICH WIRKLICH FETT

Die Bilder aus dem Fotoalbum schaue ich mir immer wieder an. Ich glaube, dass sie noch mehr Antworten für mich bereithalten. Die Fotos, die meine Mutter fein säuberlich in ihr Album geklebt hat, enden ja nicht mit meinem 15. Lebensjahr, sondern gehen bis in meine frühen Zwanziger. Je öfter ich sie mir anschaue, desto lebendiger wird die Vergangenheit.

Meine Mutter hat es beim Umblättern so formuliert: »Und dann ging es los.« Denn so ist es: Nach dem Konfirmationsfoto kann man mit jedem Bild nachverfolgen, wie ich Kilo um Kilo zunehme. Aber wenn meine Mutter das sagt, meint sie damit nicht nur das wachsende Übergewicht. Das sehe ich ihren Augen an, sie muss es mir nicht sagen. »Und dann ging es los«, dass ich permanent zu Hansa gefahren bin und auf die Kacke gehauen habe. »Und dann ging es los«, dass das Verhältnis zwischen meinen Eltern und mir immer schlechter wurde. Von Jahr zu Jahr engagierte ich mich immer intensiver in der Fußball-Fanszene. Es war wie ein Sog. Mein größtes Ziel war zu dieser Zeit nicht die Versetzung in die nächste Jahrgangsstufe, sondern ein 34er: bei allen Spielen vor Ort zu sein. Und am besten auch noch bei den Trainingslagern. Hansa war mein Leben.

Anfangs unterstützten meine Eltern mich sogar dabei und brachten mich zum Bahnhof nach Greifswald, damit ich zum Heimspiel fahren konnte. Mein Vater war es immerhin gewesen, der mich mit seiner Liebe zu Hansa angesteckt und ins Stadion mitgenommen hatte. Doch schon bald merkten die beiden, dass sich da etwas zusammenbrodelte, dem sie bei aller Liebe nicht mehr Herr werden konnten. »Und dann ging es los«, dass ich auf alles schiss. Sitzen bleiben? Egal! Anzeigen wegen Körperverletzung, Landfriedensbruch, Sachbeschädigung, Beleidigung und so weiter und so fort? Egal, egal, egal! Is doch nich wichtig. Hansa is wichtig! Und wenn ich Hansa sage, dann meine ich nicht in erster Linie die 90 Minuten Fußball, sondern das Drumherum. Der Weg war immer das Ziel. Mit den immer gleichen Kaputten via Wochenendticket durch die Republik fahren, raus aus der vorpommerschen Tristesse. Bisschen Randale hier, bisschen Pyro da. Davon konnte ich nie genug bekommen. Einfach auf die Kacke hauen. Wenn alle die Augen verdrehen, fangen wir erst richtig an!

Auf den Bildern ist es so krass zu sehen: Innerhalb von nur wenigen Jahren explodiert mein Körper geradezu. Auf den Hansa-Touren wurde gesoffen, was das Zeug hält. Heutzutage sind viele Ultras durchtrainiert wie Kampfsportler. Sie pumpen, pumpen, pumpen, um die Härtesten und Geilsten zu sein. Klar, die Geilsten wollten wir auch sein. Aber diesen Körperkult gab es noch nicht. Wir waren eher Körperstatur Kneipenschläger als MMA-Kämpfer, und dafür musste man weder Sport machen noch auf seine Ernährung achten. Jedes Junkfood, das ich für ein paar Euro bekam oder in Tankstellen klauen konnte, habe ich in meinen Körper gestopft. Über Jahre.

Es dauerte nicht lange und ich hörte mit dem Fußballspielen auf. Wer am Wochenende in München im Block stehen will, kann nicht sonntagvormittags in Vorpommern das Tor hüten. Statt mich selber sportlich zu betätigen, fuhr ich dem Sport hinterher. In der Schule ließ ich immer mehr Federn. Durfte ich in der achten Klasse noch zu Mathe Forder, musste ich im nächsten Jahr schon zu Mathe Förder, blieb sitzen, wechselte die Schule. Es ging Schlag auf Schlag, und schließlich hatte ich eine Anzeige wegen schwerer Brandstiftung am Laufen.

Im Februar 2006 wollten wir mit mehreren Hundert Leuten zum Auswärtsspiel nach Braunschweig fahren, das aber wegen Schneefalls abgesagt wurde, was wir auf der Hinfahrt erfuhren. Nach Umstieg in Stendal sollte es daher wieder zurück gen Heimat gehen. Dazu kam es jedoch nicht, denn der Frust über die Absage entlud sich auf eine kleine Polizeieinheit am Bahnhof. Es schepperte an allen Ecken, Zeitungen schrieben von einem Kriegsschauplatz. Ich warf ein Bengalo in einen Streifenwagen. Keine Heldentat, so ein wehrloses Auto anzuzünden, aber ich musste mal wieder zeigen, dass ich es ernst meine. RTL, Brennpunkt, Bild-Zeitung – über die »Stendal-Randale« wurde überall berichtet. Vier Monate vor der WM passten die Bilder von einem zerstörten Bahnhof, angegriffenen Polizisten und abgefackelten Autos nicht so gut zur offiziellen »Die Welt zu Gast bei Freunden«-Erzählung.

Ich bekam ein Jahr und vier Monate auf Bewährung und Meldeauflagen für die WM 2006, bei der ich mich für die komplette Dauer des Turniers zweimal täglich auf dem Revier melden musste. Ich freue mich natürlich, dass ich aufgrund des Jugendstrafrechts vergleichsweise glimpflich davongekommen bin. Aber auch wenn ich im Knast gelandet wäre, hätte ich mich absolut nicht beschweren dürfen. Geschämt habe ich mich in erster Linie für etwas anderes: Meine Eltern bezahlten den Anwalt, meine Eltern bezahlten den Großteil der entstandenen Schulden – 23 000 Euro für das zerstörte

Auto. Auch wenn ich mit etwas Abstand sehe, dass viele meiner Fußball-Homies damals auch noch jung und wahrscheinlich überfordert mit der Situation waren: In dieser Zeit wurde mir klar, dass sehr viele Leute, die immer wieder Floskeln wie »Wir stehen zusammen, wir fallen zusammen« raushauen, sich beim Fallen dann doch recht schnell wegducken. Aber meine Eltern standen hinter mir, obwohl sie meine Tat verachteten, obwohl ich sie zu dieser Zeit alles andere als respektvoll behandelte.

Über mehrere Jahre habe ich später Geld beiseitegelegt, bis es im Dezember 2020 endlich so weit war. Verwendungszweck: »Niemand wie ihr Stendal 06 danke dass ihr da wart pleite aber glücklich«. Summe: 23 000 Euro. Zu überweisen an: Familie Gorkow. Lange hatte ich davon geträumt, meinen Eltern das Geld zurückzugeben, und nun hatte ich es endlich zusammen. Was könnte ich mir davon alles kaufen? Auf Klassentreffen erzählen mir Leute, dass sie ein Haus angezahlt haben. Ich hab mir die Asche einer verbrannten Polizeikarre gegönnt. Aber trotzdem: Nie zuvor habe ich in so was Schönes investiert. Als ich die Überweisung abschickte, hatte ich Tränen in den Augen.

In meinen Fußball-Jahren habe ich auf alles geschissen, alle Grenzen sowie meine Familie und mich selbst missachtet. Aber auch heute will ich keinen auf Geläuterten machen, dem auf einmal ein Heiligenkranz über dem Kopf schwebt. Da brauche ich niemandem was vorzuspielen: Trotz allem hat mich nichts mehr geprägt als diese Zeit. Ich habe zwar eine Menge Arschlöcher, aber noch viel mehr tolle Menschen kennengelernt. Leute, die bis heute meine Freunde sind. So viele Geschichten fallen mir ein, die ich nicht missen wollen würde. Ich hab's geliebt und ich liebe es bis heute, ins Ostseestadion zu gehen! Wenn gezündet wird, kriege ich noch immer steife Nippel. Aber ich bin froh, dass sich mit der Zeit meine Prioritäten geändert haben.

Jedenfalls weiß ich noch genau, wie ich damals die ersten Hautrisse bekam. Innerhalb kürzester Zeit nahm ich so viel zu, dass meine Haut nicht mehr mitwachsen konnte. Ich wusste anfangs gar nicht, was das ist, und dachte, dass diese roten Streifen schon wieder von alleine weggehen würden, doch stattdessen wurden sie immer röter und röter. Erst an den Seiten, dann am Bauch. Irgendwann hatte ich sogar welche in den Armbeugen. Dann habe ich verstanden: Das ist das, wovor so viele Frauen Angst haben, wenn sie schwanger werden. Aus einem wurden zehn, aus zehn wurden unzählige. Und sie sind nie wieder weggegangen.

Aber auch das brachte mich nicht dazu, irgendwas für meinen Körper zu tun. Ich verstehe selber nicht, wie mir das alles so egal sein konnte, aber so war es. Irgendwann konnte ich meinen eigenen Schwanz nicht mehr sehen. Ist doch nich wichtig, Hansa is wichtig! Irgendwann passte ich in keine normalen Klamotten mehr rein. Ist doch nich wichtig, Hansa ist wichtig! Irgendwann schwitzte ich bei jeder Stufe, die ich stieg. Ist doch nich wichtig, nur Hansa ist wichtig! Die komplette Selbstaufgabe brachte ein Gefühl von Freiheit mit sich. Beim Fettesten fallen 10 oder 20 Kilo mehr auch nicht mehr auf, nicht mal ihm selbst. Also ließ ich mich komplett gehen. Verfettungsmodus: on!

IRGENDWANN WURDE ICH IMMER FETTER

»Sag mal, hast du Bock, bei Feine Sahne zu singen?«

Hatte Kai mich das grad wirklich gefragt? Der konnte das nur ironisch gemeint haben. Von Musik hatte ich so viel Ahnung wie von gesunder Ernährung. Mit neun hatte ich mal Flötenunterricht genommen, ihn aber nach drei Stunden für beendet erklärt. Singen? Das machte ich nur im Stadion. Keine Band der Welt kann gegen ein lautstarkes »Dem Morgengrauen entgegen, ziehen wir gegen den Wind, und wir werden alles zerlegen, bis wir Deutscher Meister sind« ankommen.

Kai und ich besuchten das Goethe-Gymnasium in Demmin und kannten uns nun seit einem Jahr. Ich meine: Ja, das Goethe-Gymnasium ist eine Musikschule mit speziellen Musikklassen. Aber wir gehörten nicht zur »Jugend musiziert«-Fraktion, sondern gingen in die Normalo-Klassen. Ich sang nicht im Chor, ich spielte kein Instrument. Und trotzdem sollte gerade ich in einer Band singen? Kai meinte, unser Musiklehrer hätte ihm den Tipp gegeben, dass ich ganz gut singen könne und er sich mich als Punksänger gut vorstellen könne. Obwohl ich immer noch nicht weiß, ob Kai mich mit der Story verarschen wollte, sagte ich: »Klar hab ich Bock. Wann is Probe?«

Immerhin wohnte ich im tiefsten Vorpommern. In Jarmen gab's keine Jugendklubs, da chillte man an der Bushaltestelle.

Und wenn man aufstieg, durfte man an der Tankstelle abhängen. Glücklicherweise gab es ein, zwei Sportvereine, aber
das war's dann auch. Na gut, einmal im Jahr war Dorffest,
bei dem immer derselbe DJ auflegte. Das Highlight: »Prost,
ihr Säcke, Prost, du Sack«. Zehn Kilometer weiter gab's eine
Disse, in der sich die Dorfjugend bei Kurzen à 50 Cent regelmäßig geistig beschissen saufen konnte. Das hatte ich selber ausführlich getestet. Die Junge Gemeinde war der einzige
Ort, an dem ich mich mit Gleichaltrigen über was anderes als
stumpfen Scheiß unterhalten konnte. Die coolsten Erwachsenen weit und breit waren zwei Pastoren, die echt was ris-
sen: Dank ihnen habe ich mit 15 sogar mal einen Gletscher
in Norwegen gesehen. Im Kino in einer Lagerhalle lief drei
Jahre lang »Titanic«. Sonst gab's nix. Nur Wahlplakate, die
im Vierjahrestakt blühende Landschaften versprachen.

Der letzte Bus fuhr am Freitagnachmittag, am Wochenende stand die Zeit still. Greifswald, die nächste Stadt, in
der ein bisschen was ging, war 25 Kilometer entfernt. Obwohl ich mich überhaupt nicht für Mopeds interessierte, war
klar, dass zum Sechzehnten der Führerschein anstand. Mo-
ped bedeutete Freiheit! Zehn Minuten zu meiner damaligen
Freundin, 30 Minuten zum Kino, zwei Stunden zum Ostseestadion. Bei den Fußballspielen erlebte ich zwar schon eine
ganze Menge, aber trotzdem hing ich für mein Gefühl unter
der Woche viel zu oft in der Tristesse fest.

Ich hatte Bock auf alles, was ich noch nicht erlebt hatte.
Bock darauf, hier rauszukommen. Dinge zu erleben, Menschen kennenzulernen. Punkrock war mir scheißegal. Kai
hätte mich auch fragen können, ob ich Bock hätte, mit ihm
Techno aufzulegen oder zu rappen. Zu allem, was neu für
mich war, hätte ich Ja gesagt. Punkrock hatte aber natürlich
den Vorteil, dass ich nix können musste. Nichts zerdenken,

einfach machen und schauen, was rauskommt! Was so ein Campino kann, kann ich ja wohl auch. Also: Zakk! Ein paar Proben, und ich war Sänger einer Punkrock-Band.

In den ersten Jahren spielten wir alle unsere Konzerte in Mecklenburg-Vorpommern. Wie gerne denke ich daran zurück: Zu den fünf immer gleichen Läden fuhren uns die immer gleichen 30 bis 40 Fußballchaoten aus meinem Freundeskreis hinterher. Wir stapelten uns in 15-Quadratmeter-Backstage-Räumen, die nüchtern betrachtet eher Abstellkammern waren, soffen alles weg, was nicht niet- und nagelfest war, und eskalierten dann später gemeinsam vor und auf der Bühne. Nach drei oder vier Jahren wurde die Sache langsam größer und wir bekamen Anfragen aus anderen Bundesländern. Wir drehten durch, als wir das erste Mal außerhalb von Mecklenburg-Vorpommern spielen durften. Mit einem viel zu kleinen Auto mit kaputtem Auspuff fuhren wir zu jeder Gießkanne und pennten eigentlich immer auf Matratzen, die durch jahrelangen Verschleiß völlig entstellt und durchgelegen waren. Bei manchen Matratzen musste man sich hammerhart saufen, um die großflächigen Pissflecken nicht mehr wahrzunehmen. Wir konnten außerdem darauf vertrauen, dass das Essen in den alternativen Läden kein kulinarischer Hochgenuss sein würde. Was hätte ich oft für eine einfache Stulle mit Käse gegeben. Aber es gab überall Reis mit Scheiß: Reis mit roter Soße, Reis mit gelber Soße, Reis mit orangener Soße. Die Konzert-Crews standen da jedes Mal und haben mit Herzblut gekocht. Das wusste ich zu schätzen. Aber scheiße geschmeckt hat es trotzdem fast immer.

Ich war nicht der Einzige in der Band, der der Verpflegung auf Tour nicht so viel abgewinnen konnte, also wurden wir zu Stammkunden beim goldenen M. Vor dem Konzert zu Mc-

Donald's, nach dem Konzert zu McDonald's. Ich bestellte immer ein paar Burger mehr für zwischendurch. Wenn das Essen der Veranstalter:innen wieder aussah wie eine Zeitbombe für meinen Magen, beruhigte mich das Wissen, dass da noch zwei, drei Big Macs in meiner Tasche auf mich warteten.

Wir bewegten uns viel in linken Zentren. Dort wurde immer propagiert, dass Äußerlichkeiten völlig irrelevant seien. Das passte zu meinem Wesen und meiner Art, zu leben, und kam mir daher sehr entgegen. Dass ich mich total gehen ließ, immer fetter wurde und mich mit Alkohol und Drogen zuballerte, interessierte keine Sau.

Wir spielten immer mehr Konzerte. Aus durchschnittlich 50 Leuten wurden durchschnittlich 200 Leute, aus dem ausverkauften Peter Weiss Haus wurde der ausverkaufte M.A.U. Club. Von Jahr zu Jahr wurde die Band größer. Aus »Draußenkonzerten«, bei denen wir danach im Auto pennen durften, wurden richtige Festivals mit allem Drum und Dran: große Bühne, zigtausend Leute, alle großen Bands, die man so kennt. Wir kleinen Pisser aus Vorpommern standen plötzlich auf denselben Plakaten wie Rammstein, Motörhead und die Toten Hosen.

Einer der Schüler aus der Musikklasse gab mir früher immer subtil zu verstehen, dass meine Band nix draufhabe und ich ohnehin nicht singen könne. Er spielte zweifellos jedes Instrument besser als wir, traf jeden Ton besser, aber heute weiß ich: Es ist nicht die Perfektion, die die Leute berührt. Bitter für ihn, gut für mich. »Ich kann immer noch nicht singen und spiel jetzt bei Rock am Ring« – immer wenn ich diese Zeilen singe, denke ich an ihn.

Aber wenn ich ganz ehrlich bin, bedeuteten die großen Festivals für mich auch etwas anderes: Aus Reis mit Scheiß wurde nämlich geilstes Fleisch und morgens Buffet, mittags Buffet, abends Buffet. Anfangs stopfte ich mir manchmal die Jacke mit Alufolie aus, um Schnitzel darin verschwinden zu lassen. Das Essen war der Hammer. Aber Festivals bedeuteten nicht nur essen, sondern auch trinken bis zum Umfallen. Zwar sind die Legenden nicht ganz wahr, die besagen, dass Bands auf Festivals so viel vom feinsten Wodka und Whisky kriegen, wie sie haben wollen, aber wenn du saufen willst, kannst du das trotzdem bis zur Besinnungslosigkeit tun und musst keinen Cent dafür ausgeben. Mit Kräuterschnaps zum Beispiel. Einmal totsaufen, bitte! Kein Problem. Geschmeckt hat's mir zwar nie, aber ich habe auf Festivals wohl trotzdem mehr Zeit an Jägermeister-Ständen als auf Bühnen verbracht. Wenn der Abend später und unsere Flaschen leerer wurden, klauten wir manchmal den guten Schnaps von den Haupt-Acts, die gerade spielten. Nüchtern verließen wir das Gelände jedenfalls in den seltensten Fällen.

Aber was für mich noch viel euphorisierender war: Limos und Softdrinks waren immer, wirklich immer bis zum absoluten Abwinken vorhanden. Und ich konnte ohne Einschränkung zugreifen. Das ließ ich mir natürlich nicht entgehen. Oft hatte ich am nächsten Morgen das Gefühl, dass der Schädel gar nicht vom Schnaps, sondern von den zehn Litern Cola kam. Ich hatte immer eine große Sporttasche dabei, die ich mit Cola, Fanta, Mezzo Mix und Sprite befüllte. Wenn die nicht reichte, befüllte ich noch ein paar Müllbeutel. Ich liebte es, nach Hause zu kommen und meinen Mitbewohnern die Ausbeute zu präsentieren, und sie freuten sich auch. Mein Rekord: 79 Flaschen. Dank der Festivals war ich also auch im Alltag gut mit Zuckerbrause versorgt. Damit war selbst Leitungswasser für mich teurer als Cola.

Fressen, saufen, Drogen, Cola bis zum Umfallen – dass auch das dazu führte, dass keins meiner Shirts zwei Festivalsommer hintereinander erlebte, verdrängte ich gekonnt. Sich heute nicht nur die tollen Live-Bilder anzuschauen, sondern auch mal auf die negative Bilanz zu schauen, ist aber bitter nötig, damit ich aus der Vergangenheit lernen kann.

ICH SEHE WAS, WAS DU NICHT SIEHST

FLIEGEN

Reisen ist geil, aber ich hasse fliegen.

Es würde sicher bei vielen gut ankommen, wenn ich diese Abneigung mit dem Klimawandel begründen würde. Aber auch wenn Fridays for Future & Co. es geschafft haben, mein Bewusstsein für das Thema zu schärfen, ist das nicht der Grund. Meine tiefe Abneigung gegenüber dem Fliegen rührt vor allem daher, dass so ein Flug der reinste Spießrutenlauf für mich ist. Wenn andere ihre Reise buchen, träumen sie schon von Sandstrand, Cocktails und Gönnung. Wenn ich eine Reise buche, ist vor allem ein Gedanke präsent: Passe ich noch in den Sitz? Ich habe keine Angst, abzustürzen. Der zu enge Flugzeugsitz ist mein persönliches Angstszenario, dass ich immer und immer wieder im Kopf durchspiele.

In den letzten Jahren wurde es immer enger für mich, und Flugzeugsitz ist nicht gleich Flugzeugsitz. Selbst bei derselben Airline variieren die Dinger in Größe und Breite. Manchmal kann man Upgrades für große Menschen buchen, aber erfahrungsgemäß bringen diese bloß mehr Beinfreiheit. Dass so ein Sitz breiter war als die anderen, habe ich erst einmal erlebt. Was ist, wenn ich wirklich gar nicht mehr reinpasse? Geleitet die Flugbegleitung mich dann wieder freundlichst aus dem Flieger, und die Maschine startet ohne mich? Ich hoffe so sehr, dass dieses Szenario niemals eintreten wird.

Wenn ich alleine fliege, bin ich noch angespannter, dann geht der Kopf gar nicht mehr aus. Hoffentlich ist die Person neben mir nicht auch so fett wie ich. Hoffentlich kotzt sie nicht total ab, dass jemand wie ich neben ihr sitzt. Vielleicht traue ich mich diesmal zu fragen, ob ich den Sitz am Gang haben darf oder ob es okay ist, wenn ich die Lehne hochklappe. Ich bin schon richtig dankbar, wenn die Person halbwegs nett ist. Einmal fragte ein Typ in meinem Alter, kurz nachdem ich mich neben ihm in den Sitz gezwängt hatte, den Steward, ob er sich umsetzen könne. Ich konnte ihn verstehen, aber hart war es trotzdem.

Am ersten Juniwochenende 2019 war es mal wieder so weit. Andi von den Toten Hosen hatte mir geschrieben, ob ich nicht Bock hätte, spontan zum Champions-League-Finale mitzukommen, er hätte noch eine Karte übrig. Digger, Liverpool gegen Tottenham in Madrid! Da schalteten die Synapsen aus und Fridays for Future war vergessen. Also machte ich mich am Samstag in aller Frühe auf den Weg. Denn wer rechtzeitig da ist, hat erfahrungsgemäß bessere Chancen, einen Gangplatz zu bekommen. Wie so oft legte ich noch einen 20-Euro-Schein in meinen Pass und fragte besonders freundlich. Als ich meine Dokumente zurückbekam, war der Zwanni verschwunden und ich hatte tatsächlich einen Platz im Gang ergattert. So konnte es weitergehen!

Auf dem Gate sah ich schon einige Liverpool-Fans, die es sich mit ein paar Bier am Tresen gut gehen ließen. Fußballfans sind bekanntermaßen nicht etepetete. Denen wäre es egal, ob ich die Armlehne hochmache oder nicht. Wenn ich Glück hatte, würde sich unsere Reihe gleich zusammen einen mit

Dosenbier reinhämmern. Ich war hoffnungsvoll, dass es ein angenehmer Flug werden könnte. Trotzdem behielt ich meine Traditionen bei. Ich versuche immer als Letzter in den Flieger einzusteigen. So kann man alles abchecken: Ist der Flug vielleicht doch nicht ausgebucht? Sind irgendwo zwei Plätze nebeneinander frei oder vielleicht sogar eine ganze Reihe? Auch wenn auf der Bordkarte etwas anderes steht, lasse ich mich dann dort nieder – die Anspannung fällt dann von mir ab und ich bin einfach nur glücklich. Aber in den seltensten Fällen habe ich dieses Glück. Und auch nicht an diesem Tag.

Die Leute stapelten sich geradezu in den Gängen. Eine ganze Reihe war da sicher nirgendwo mehr frei. Und auch die Hoffnung, dass das Flugzeug zu 90 Prozent mit Fußballhotten besetzt sein könnte, zerschlug sich in Windeseile. Ein paar rote Schals und ein paar Tottenham-Trikots konnten meine Augen erspähen, aber das war's. Also war auch an diesem Tag der Walk of Shame angesagt, wie fast jedes Mal, wenn ich eine Maschine betrete. Dann kommt es mir immer so vor, als wären alle Blicke auf mich gerichtet. Alle Passagiere, deren Reihe noch nicht voll besetzt ist, hoffen einfach nur, dass ich, der Fettsack, nicht ihr Sitznachbar bin. Jede Person, an der ich vorbeigehe, atmet vor Erleichterung tief durch. Je näher ich meinem Platz komme, desto mehr Mitleid habe ich mit der Person, die neben mir sitzen muss. Wenn ich angekommen bin, gebe ich ihr mit einem mitleidigen Blick zu verstehen, dass sie die Arschkarte gezogen hat.

An diesem Tag ließ ich mich schließlich neben einer jungen Frau nieder, die sogar meine Begrüßung nett erwiderte. Und zum Glück kriegte ich mich mal wieder irgendwie knapp in den Sitz gezwängt. Mein Bauch hing zwar links und rechts über die Lehnen, aber egal. Nach Madrid fliegt man nicht so lange. Aber wenn ich erst mal sitze, steht immer schon die nächste große Frage im Raum: Passt der Gurt? Seit ein paar Jahren kann ich ihn nur noch in einem von zehn Fällen schließen. Und auch dieser Gurt war mal wieder deutlich zu kurz. Meine Banknachbarin lächelte mich nett an, während ich unbeholfen versuchte, mich anzuschnallen. Ich schämte mich. Es fällt mir schwer, solche Momente locker zu überspielen. Und nun stand auch noch der obligatorische Kontrollgang der Stewardess an.

Ich hatte zwei Möglichkeiten. In den letzten Jahren durfte ich lernen, dass es Gurtverlängerungen für Menschen wie mich gibt. Der erste Weg wäre, nach so was zu fragen. Aber das fällt mir nicht leicht. Deshalb versuche ich meist den zweiten Weg zu gehen: Ich nehme den Gurt und verstecke ihn unter meinem Bauch, in der Hoffnung, dass die Stewardess nicht so genau hinsieht. Meistens klappt das. Aber seit eine Flugbegleitung mal nachhakte und mich auffliegen ließ, bin ich auch als Betrüger nicht ohne Sorge. Dennoch entschied ich mich auch diesmal für diese Variante – und es funktionierte! Endlich hoben wir ab. Da die Nacht sicher länger gehen würde, machte ich die Augen zu. Schlafen kann ich überall. Es sei denn, mein Vordermann kommt auf die Idee, seine Rücklehne nach hinten zu stellen und es für mich noch enger zu machen.

Zum Glück bewegte sich der Sitz vor mir nicht, aber irgendwann drückten sich die Armlehnen so doll in mein Fleisch, dass ich schließlich aufstand und so tat, als müsste ich aufs Klo, um ein bisschen durchatmen zu können. Auf Flugzeugklos passe ich eigentlich auch schon gar nicht mehr. Allerhöchstens ins Waschbecken pinkeln, mehr ist nicht drin, wenn ich nicht Gefahr laufen will, stecken zu bleiben.

Als ich mir ein bisschen die Beine vertreten hatte und zurückkam, schlief meine Nachbarin glücklicherweise. So blieb ihr mein Gedränge und Gezwänge erspart. Doch kaum saß ich wieder, sollte es auch schon weitergehen: Die Flugbegleitungen verteilten Tabletts mit Snacks. Ich hatte zwar Hunger, aber bei kurzen Flügen hoffe ich trotzdem immer, dass es gar kein Essen gibt. Denn ich kann mir sicher sein, dass der kleine Ausklapptisch nicht über meinen Bauch passt. Wenn ich das Tablett auf die Knie stelle, schwappt das Getränk hin und her, die Teller und Schälchen sind immer kurz vorm Absturz und ich bilde mir ein, dass die Leute um mich herum alle denken, dass der Fettsack, der kaum in den Sitz passt, sich jetzt natürlich auch noch den Einwegfraß reindrücken muss. Also hab ich's irgendwann ganz gelassen. Nur wenn ein Platz neben mir frei ist oder ich mit Freunden fliege, mache ich eine Ausnahme. Aber auch diesmal machte ich keine.

Als die Lehnen wieder zu drücken begannen, war es schon fast egal, denn die Ankunft in Madrid stand bevor. Auf der Landebahn angekommen, applaudierten die paar besoffenen Fußballhotten überschwänglich und ich stimmte mit ein, weil die Tortur vorbei war. Endlich konnte ich mich fallen lassen. Liverpool zog Tottenham schließlich mit 2:0 ab. Nach dem Spiel verabschiedete ich mich von Andi und zog in die Innenstadt, wo der Sieg der »Reds« begossen wurde. Die Stunden auf den Straßen von Madrid mit zigtausend glücklichen Engländern entschädigten mich für das Gefliege. Ich genoss den Moment und ließ mich von der Nacht verschlingen, musste dringend abschalten. Denn am nächsten Morgen würde ich schon um halb acht wieder aufstehen müssen. Auf den Hinflug folgt schließlich immer ein Rückflug. Und dann geht der Hirnfick wieder von vorne los.

KOMPLETT IM ARSCH?

Nicht nur ich, sondern auch viele Leute aus meinem Umfeld haben sich in den letzten Monaten getrennt. Viele Menschen, mit denen ich spreche, fühlen sich auf einmal einsam, obwohl sie sich das im Sommer noch nicht hätten vorstellen können. Und auch ich merke, dass es immer härter wird. Diese Lockdown-Sache geht an die Substanz. Die Tage werden trister, das Wetter immer beschissener, die Fitnessstudios sind immer noch geschlossen. Die Hürden auf meinem Weg türmen sich immer weiter auf, wie Felsen.

Mit dem Alleinsein komme ich ganz gut zurecht, aber eigentlich fände ich es schön, mal jemand Neues kennenzulernen. Aber wo soll das gehen? Man darf sich nicht mal im Café auf eine Cola treffen. Bei solchen Apps wie Tinder scheint es gerade rundzugehen, aber das geht bei mir nicht. Mein erster Gedanke wäre immer, dass irgendwelche Faschos mich mit Fake-Accounts heiß machen wollen, und dann komm ich da frisch geduscht hin und bekomm vorn Mischer. Und ich hatte auch schon zu viele Dates mit Leuten, die schon vorher meinten, alles über Monchi zu wissen, obwohl sie mich gar nicht kannten. Das hat mich jedes Mal überfordert, irgendwie traurig gemacht. Mein Selbstmitleid kotzt mich selber am meisten an. Hat mich ja keiner gezwungen, in einer Band zu spielen und eine Doku über mich drehen zu lassen. Wat ich manchmal für ein erbärmlicher Lappen bin, ey. First world problems eben …

Mein größtes Problem ist jedoch nicht die Einsamkeit und auch nicht der Sport, wie befürchtet, sondern mal wieder die Ernährung. Ich hatte mich vorher gut eingetaktet, aber in den letzten Wochen wurde ich immer wieder von Fress- und Nasch-Flashs überrollt. Manchmal fünf Tage hintereinander. Tagsüber halte ich mit den Intervallen gut durch, aber abends gibt es dann kein Halten mehr. Ich sammle sogar Joghurtbecher aus dem Mülleimer und kratze das letzte bisschen Zucker heraus. Meine Mitbewohner:innen musste ich noch mal explizit darum bitten, ihre Süßigkeiten bitte, bitte nicht im Gemeinschaftsraum liegen zu lassen.

Wirklich stolz bin ich darauf, dass ich es trotz Lockdown geschafft habe, das mit dem regelmäßigen Sport weiterhin durchzuziehen. Es war eine Herausforderung, den Kopf nicht in den Sand zu stecken, mich nicht in der Beschissenheit der Dinge zu verlieren. In gut zwei Monaten bin ich fast 2000 Kilometer Fahrrad gefahren. Im Durchschnitt über 200 Kilometer pro Woche und über 30 Kilometer pro Tag. Das mag für irgendwelche Sportler ein Witz sein, für mich ist es unglaublich. Meistens ist mein Ziel die Ostsee. Dann starte ich frühmorgens, wenn es noch dunkel ist, und fahre durch Rostock, vorbei an den Plattenbauten in Groß Klein und am Sonnenblumenhochhaus in Lichtenhagen bis nach Warnemünde. Jedes Mal, wenn ich am Strand ankomme, werde ich kurz überschwänglich, blicke übers Meer, atme die kalte Luft ein und denke: »Alter, ich wohne hier am schönsten Fleck der Welt!«

Ich bin im vergangenen Jahr wahrscheinlich mindestens einmal durch jede Straße Rostocks gefahren. Die Strecken werden immer länger. Für mich ist es unglaublich, dass ich mittlerweile drei Stunden am Stück fahren kann, ohne mich völlig zu verausgaben. Als ich angefangen habe, musste ich noch bei jeder Steigung absteigen und schieben – und das hier ist Mecklenburg-Vorpommern, da gehören meine Titten schon zu den zehn höchsten Erhebungen!

Als der jährliche Weihnachtsbesuch bei meinen Eltern mit traditioneller Essens-Eskalation anstand, kam mir eine Idee, mit der ich vermeiden wollte, über die Feiertage wieder zuzunehmen. Mit einer Fahrrad-App schaute ich nach, wie lang ich von Rostock nach Jarmen brauchen würde. Die Strecke, die mir angezeigt wurde, war etwa 100 Kilometer lang. Ich rechnete mir aus, dass ich zwischen fünfeinhalb und sechseinhalb Stunden brauchen würde. Es sollte an dem Tag regnen und mein Vater bot mir mehrmals an, mich vom Bahnhof in Greifswald abzuholen. Ich verriet ihm nicht, dass ich gar nicht vorhatte, mit dem Zug zu kommen.

Als es so weit war, machte ich den ersten Halt nach etwa 50 Kilometern an einer Tankstelle in Gnoien. Mein Pullover war klitschnass, was ich erst durch den Wind nach dem Absteigen merkte. Eine Flasche Wasser gezischt, ging es nach fünf Minuten schon weiter. Als ich nach 30 Kilometern die nächste Tankstelle in Demmin erreichte, war ich richtig fertig, meinen Pullover konnte ich nun auswringen. Es wurde immer dunkler und die letzten zehn Kilometer würde ich nicht über Radwege, sondern auf offener Straße zurücklegen müssen. Wegen einer Band-Besprechung war ich erst nachmittags losgefahren – nun hatte ich den Salat. Das wäre der Moment gewesen, um meinen alten Herren anzurufen. Aber ich wollte doch jetzt nicht abbrechen. Ich hatte mir doch vorgestellt, wie ich ein Foto in den Family-Chat schicke, wenn ich ankomme. Ich fuhr weiter. Und als ich nach fünf Stunden und 22 Minuten vorm Haus meiner Eltern anhielt, war ich völlig am Ende … Aber ohne Mist, ey: Ich kann es nicht in Worte fassen, wie stolz ich auf mich war.

Nur leider habe ich von Weihnachten bis Silvester trotzdem über sieben Kilo zugenommen. Das ist frustrierend, ändert aber nichts daran, dass ich das mit dem Sport weiter durchziehen muss, wenn ich in ein paar Monaten nicht wieder kugelrund sein will. Auch wenn das konsequent schlechte Wetter es nicht einfacher macht. Vor ein paar Tagen bin ich eine längere Runde mit meinem Kumpel Biber gefahren. Als ich nach Hause kam, war mein Bart komplett gefroren, von meinem Kinn hingen Eiszapfen. Früher hätten mich keine zehn Pferde bei dem Wetter aufs Fahrrad bekommen, jetzt ist es genau andersrum: Ich kriege Panik, weil ich Angst habe, dass ich gar keinen Sport mehr machen kann. Ich würde meinen Mitgliedsbeitrag im Fitnessstudio mit Freuden verdoppeln, wenn es auch nur für eine Stunde am Tag wieder aufmachen würde.

Die Kälte hat aber auch ihre schönen Seiten: Um mich zu motivieren, gehe ich als Teil meiner Radtouren noch immer so oft wie möglich baden, und ich habe vor, es den ganzen Winter über zu tun. Schon seit etlichen Jahren gehe ich eisbaden, aber so exzessiv wie jetzt habe ich es noch nie zelebriert. Zwar ist es jedes einzelne Mal eine Überwindung, ins eiskalte Wasser zu springen, aber danach fühle ich mich einfach immer wie neugeboren, und spätestens wenn ich rauskomme, überschlagen sich die Glücksgefühle in meinem Körper. Das war schon immer so – beim Eisbaden kam ich mir auch mit 60 Kilo mehr schon sportlich vor.

Ich habe Freunde, die mit dem Lockdown überhaupt nicht klarkommen und ihre Sorgen im Suff ertränken, sich wegkiffen oder mit Speed wegballern. Ich glaube, dass ich vor nicht allzu langer Zeit auch großes Potenzial gehabt hätte, in dieser Situation richtig abzukacken. Aber ich habe das große Glück, dass ich mit dem Sport etwas gefunden habe, das dafür sorgt, dass ich nicht durchdrehe. Während es mir vor ein paar Monaten noch wichtig war, möglichst alleine Sport zu machen, freue ich mich jetzt, wenn ich mit den verschiedensten Homies ans Meer radeln kann, um dort mit ihnen über alles Mögliche zu labern und so den Kopf freizupusten.

Die nächsten Monate dürften noch mal deutlich trister werden. In Mecklenburg-Vorpommern ist gerade vom härtesten Wintereinbruch seit 1978 die Rede. Es geht gar nix mehr. Zentimeterhoher Schnee. Ich nutze die Zeit, um mein Fahrrad reparieren zu lassen. Und auch wenn mir absolut bewusst ist, dass es nicht gut für die Gelenke ist, jeden Tag joggen zu gehen, tue ich es trotzdem. Manchmal ist es schweineglatt, aber der Schnee unter meinen Füßen fühlt sich fast wie Sand an, bilde ich mir ein. Und so laufe ich immer weiter, selbst bei beschissenstem Wetter. Dass die Fitnessstudios in der näheren Zukunft öffnen, ist nicht zu erwarten, aber ich werde versuchen, solange es geht, draußen am Ball zu bleiben. Egal wie. Denn der Sport ist die Medizin, die mir den Arsch rettet. Ich hoffe, dass ich niemals vergesse, wie gut sie wirkt!

ICH SCHEISS AUF MEINE VORBILDFUNKTION!

Im August 2019 war endlich wieder Wasted in Jarmen! Nicht nur als Band irgendwo aufzulaufen, sondern auch Veranstalter und Gastgeber zu sein, und das im Ort, in dem ich aufgewachsen bin, ist etwas ganz Besonderes für mich. Ich liebe es, mit den Gästen abzuhängen, die von überallher kommen. Und so hing ich auch an diesem Morgen, während die meisten noch in ihren Zelten rumlagen, mit irgendwelchen komplett verschallerten Kunden aus Grimma auf der Kieskuhlenrutsche und nippte an ihrer schäbigen Korn-Sprite-Mische. Wir quatschten einfach dumm rum, ich musste Kraft tanken, bevor das Programm wieder losging. Doch schließlich ließ ich mich von der Rutsche ins Wasser plumpsen und verabschiedete mich von den beiden.

Als ich ans Ufer kam, lief mir eine Frau entgegen. Sie zog ihren Ärmel hoch und präsentierte mir irgendein Gekritzel. Sie meinte, dass das meine Unterschrift sei. Damit hätte ich nicht gerechnet, zumal ich gar keine einheitliche Unterschrift habe. Ich baller da immer irgendwas hin, wonach mir der Sinn steht. Jani, Monchi, Ronny Platte, Hans Randale … Such dir was aus! Diese Unterschrift sah so aus, als wäre ich nicht mehr ganz nüchtern gewesen. Sie erzählte mir, dass ich ihr Vorbild sei. Was sagt man in so einem Moment? Mit einem »Krass, geht das denn wieder ab?« versuchte ich 'nen semicoolen Spruch zu bringen. Wir machten ein Foto, gaben uns ein High Five, und ich düste mit dem Fahrrad gen Festival-Gelände ab.

Ein paar Stunden später hielt mich ein Mann mit Glatze, Tanktop und erwartungsvollem Gesicht an. Er müsse mir was zeigen. Er zog das Hosenbein nach oben und präsentierte mir ein riesiges Tattoo: meine Fresse mit Bengalo im Mund. Das konnte doch nicht sein Ernst sein!

Schon seit Jahren gönnen sich Leute Feine-Sahne-Tätowierungen, und ich fand das immer geil. Aber wenn ich Tattoos mit meiner Unterschrift, meinem Gesicht oder Karikaturen von mir als Meerjungfrau präsentiert bekomme, weiß ich nicht so recht, wie ich damit umgehen soll. Ich fühle mich geehrt, klar. Aber: Bedeutet das irgendwas für mich? Habe ich dadurch irgendwelche Verpflichtungen? Da ist es schon wieder, das Horrorszenario namens Erwartungshaltung.

Was sich für mich noch schlimmer als Erwartungshaltungen anfühlt, sind Überhöhungen. Wenn Menschen mir sagen, wie toll ich doch sei und dass ich ihr Vorbild sei, zucke ich innerlich zusammen und versuche die Realität wieder geradezurücken, indem ich etwas hilflos Dinge wie »Digger, ich bin auch nur 'n Asi« erwidere. Aber es stehen dann Menschen vor mir, die ernsthaft vor Freude durchdrehen, wenn sie mich anfassen – selbst wenn ich seit Tagen nicht geduscht habe.

Mit Morddrohungen und Hass kann ich mittlerweile halbwegs umgehen, hiermit nicht. Es ist absurd: Wenn mein Gesicht auf der Titelseite einer Faschozeitschrift ist, mache ich mir darüber nicht ansatzweise so 'ne Platte wie über mein Gesicht auf einem fremden Oberschenkel. Keiner, aber wirklich keiner meiner Freunde, niemand aus der Band, einfach niemand aus meinem Umfeld hat jemals zu mir gesagt, dass ich ein Vorbild sei. Eins ist Fakt: Ich würde mir das Gesicht von einem Menschen wie mir nicht tätowieren lassen.

Mir macht diese Vorbild-Sache Angst. In Interviews und in den Texten zu Songs wie »Glitzer im Gesicht« habe ich diese Überforderung immer wieder versucht zu thematisieren. Was ist, wenn ich euch enttäusche? Und ich werde euch enttäuschen. Ich enttäusch mich doch auch immer wieder selbst. Was ist, wenn ich mich verändere? Denn ich verändere mich ständig. Es muss mir einfach scheißegal sein. Das ist der einzige Umgang damit, der halbwegs gesund für meinen Kopf ist. Aber das ist einfacher gesagt als getan.

Ich brauchte ziemlich lange, um zu checken, dass sich viele dicke Menschen mit mir identifizieren. Offenbar ist es für einige von ihnen schön zu sehen, wenn ein anderer dicker Mensch auf der Bühne steht und sich nicht für seinen Körper schämt. Ich kann das bis zu einem gewissen Grad ja auch verstehen. Denn sonst gibt es das ja irgendwie kaum. Zähl mir drei bekannte Bands auf, bei denen jemand 'ne Adipositasstufe 3 vor sich herträgt. Unzählige Male fragten mich Leute nach Konzerten, wie ich das hinbekomme, so viel zu wiegen und mir trotzdem so selbstbewusst das Shirt vom Leib zu reißen und vor Tausenden Leuten auf meinen Bauch zu trommeln. Meine Antwort war immer die gleiche: indem ich mir keinen großen Kopp drum mache. Meine Eltern haben mich selbstbewusst erzogen, und ich weiß zwar, dass ich dick bin, aber sehe mich – wie gesagt – nicht in erster Linie als Dicker. Ich bin ich. Mein Bauch ist halt da, so wie meine Haare und meine Füße da sind. Und die versteck ich auch nicht.

Als ich mal einen Security nach einer Show fragte, ob alles cool bei ihm im Graben gewesen sei, meinte er: »War ein mega Konzert. Freu mich aber, dass ich mir keinen Bruch geholt habe.« Wir lachten und ich entschuldigte mich, denn ich nahm an, dass er das darauf bezog, dass er mich nach dem Crowdsurfen wieder in den Graben hieven musste. Er meinte aber gar nicht mich, sondern unsere Fans. Er habe selten so viele Menschen mit stattlichem Bauch crowdsurfen sehen. Für ihn war das sicher anstrengend, aber ich freute mich über diese Nachricht.

Wenn wir es mit der Band schaffen, auf unseren Konzerten eine Atmosphäre zu erzeugen, in der sich die verschiedensten Menschen – ob nun fett, mager, groß, klein, Frau, Mann, schwul, lesbisch, hetero, Proll, Student:in – wohlfühlen, macht mich das stolz. Ich freue mich jedes Mal spitzbübisch darüber, wenn ich von der Bühne aus sehe, wie geil das Publikum zusammenhält, und wenn auch die Personen mit ordentlich Kilos auf Händen getragen werden. In solchen Momenten sehe ich Moppis, die sich einfach mal fallen lassen können. Die sich nicht irgendwo in der hintersten Ecke oder am Bierstand verstecken. Immer öfter sind Leute auf mich zugekommen, die mir gesagt haben, wie viel Kraft ihnen das gibt.

Aufgrund der hohen Nachfrage waren wir bei unserem Plattenlabel die erste Band, die 4XL-Shirts ins Angebot nahm. Auf einer After-Show-Party im Gebäude 9 in Köln sprach mich eine Gruppe potenzieller 4XL-Träger am Tresen an. Wenn ich einen dicken Menschen kennenlerne, fühlt sich das ein bisschen so an, wie wenn ich in einen Hansa-Fan oder jemanden aus Mecklenburg-Vorpommern treffe. Es gibt sofort eine gewisse Grundsympathie. So auch bei dieser Gang in Köln. Einer von ihnen beschwerte sich, dass wir keine 5XL-Shirts am Start hätten. Ich fühl dich, Junge. Ich weiß nicht, wann ich mir das letzte Mal in meinem Leben ein Shirt bei einem Konzert kaufen konnte. Wir hatten Spaß, aber ihre Fragen gingen ans Eingemachte: »Wie schaffst du es, so selbstbewusst zu sein?«, »Tun dir die Knie weh?«, »Magst du dich wirklich?« oder: »Ich würd auch so gern mal crowdsurfen, aber ich trau mich nicht. Hast du keine Angst, dass das Publikum dich nicht auffängt?« Ich konnte bloß mit meinen Standardantworten reagieren. Aber ein paar Konzerte später erblickte ich die Truppe wieder im Publikum. Ich holte zwei von ihnen auf die Bühne, drückte ihnen Mikros in die Hand, und wir zockten zusammen »Wasted in Jarmen« vor ein paar Tausend Leuten. Abschließend trug das Publikum sie durch den gesamten Saal. Nicht nur mein Gesicht strahlte über beide Backen.

Auf der anderen Seite bekomme ich immer öfter Vorträge zu hören über die Verpflichtungen, die ich nun hätte, weil ich ein Vorbild sei. »Du solltest nicht so offen über Alkohol und Drogen reden, du hast jetzt 'ne Vorbildfunktion.« »Du solltest auf der Bühne keinen Alkohol trinken und schon gar nicht ans Publikum verteilen.« »Du solltest reflektierter über dein Übergewicht sprechen und dir nicht ständig das Shirt vom Leib reißen.« »Du solltest nicht so viele Kraftausdrücke benutzen.« »Du solltest nicht so offen erzählen, dass du für 'nen Tagestrip zum Champions-League-Finale geflogen bist, denk mal an das Klima. Du hast jetzt 'ne Vorbildfunktion!« – Wenn ich so ein Gelaber zu hören bekomme, spielt sich immer dieselbe Zeile der Toten Hosen in meinem Kopf ab: »Ich scheiß auf meine Vorbildfunktion!«

Ist nicht so, dass ich bei Kritik immer gleich vor Freude in die Luft springe, aber wenn sie konstruktiv ist, empfinde ich sie mehr und mehr als etwas Gutes. Ich mag es, zu streiten, Sachen zu überdenken, auch wenn es hart ist. Das zieht sich durch mein ganzes Leben. Wenn ich mich nicht verändern würde, wäre ich nicht mehr der Gleiche. Aber ich verändere mich doch nicht, weil irgendwer sagt »Du darfst jetzt das, das und das nicht mehr machen«! Auch wenn ich es mir damit einfach mache, bin ich nun mal in erster Linie Monchi und nicht irgendein Vorbild. Mit meinen guten, mit meinen schlechten Seiten. Alles, nur kein Schauspieler!

Ein Bekannter aus Jarmen hat mich vor ein paar Tagen angerufen und gefragt, ob ich mal mit seinem Sohn reden könne. Ich kenne den Kleinen ganz gut. Fast immer, wenn ich ihn sehe, trägt er stolz ein Feine-Sahne-Shirt. Sein Vater sagte, er hätte mich auf der Straße gesehen, als ich das letzte Mal zu Besuch bei meinen Eltern war, und sei ganz erschrocken darüber gewesen, wie viel ich abgenommen hätte. Der Junge war selbst schon immer eher dick als schlank, hat in den letzten zwei Jahren aber noch mal ordentlich zugelegt. Also rief ich ihn ein paar Tage später an. Ich hatte mir schon ein paar kleine Tipps zurechtgelegt, die ich ihm mitgeben wollte: nicht jeden Tag Cola, Gummibären und Pizza, und drei- bis viermal die Woche aufs Fahrrad schwingen. Monchi, der Ernährungsguru. Aber anders lief es bei mir ja auch nicht.

Er sprach ganz offen darüber, dass er bei Stress und Langeweile viel isst, dass er seit Corona mehr vorm PC hockt – Beobachtungen, die ich in dieser Form bei mir erst im vergangenen Jahr gemacht habe und auf die ich in seinem Alter nie gekommen wäre. Er ist jedoch nicht mehr klein. Er wiegt fast 130 Kilo. Als er mir das sagte, musste ich tief durchatmen. Mit 1,80 ist er zwar auch nicht der Kleinste, aber für einen 17-Jährigen ist das nicht gesund. Um das zu checken, muss ich kein Arzt sein. Ich sagte ihm, wie toll ich es fand, dass er so offen über das alles quatscht, und dass er mich alles fragen könne. Je tiefer das Gespräch ging, desto lauter klopfte ein Gedanke in meinem Kopf an: »Fuck, bin ich vielleicht schuld daran?« Verdammte Scheiße. Er hatte mir nun immer wieder zu verstehen gegeben, was für ein Vorbild ich für ihn sei. Ich hätte den Gedanken gern verdrängt, aber es lag irgendwie auf der Hand, oder? Ich musste ihn fragen. »Sag mal, hast du wegen mir gedacht, dass es cool ist, dick zu sein?« Ich kam mir blöd vor, aber ich musste es wissen. »Wolltest du so sein wie ich und hast deshalb nicht auf dein Gewicht geachtet?« Ohne zu zögern sagte er: »Ja, ich find dich halt schon immer sehr cool.«

Ich konnte es nicht glauben. Dabei war es doch so offensichtlich! Wieso hatte ich das nie gesehen? Von 0 auf 100 schoss ein unfassbar schlechtes Gewissen in meinen Kopf. Dieser Junge leidet mit 17 bereits am höchsten Adipositasgrad, den es gibt, und ich habe dazu beigetragen. Gerade habe ich noch gesagt, dass mir diese Vorbild-Sache egal ist, aber für andere ist sie ganz offensichtlich nicht egal. Da kann ich noch so große Töne spucken. Ich will doch nicht, dass Kids wegen mir krank werden oder auf der Schule gemobbt werden. Nicht alle haben so 'n gutes Selbstbewusstsein wie ich. Wie viele vergleichbare Fälle gibt's da draußen? Für wie viele überschüssige Kilos trage ich eine Mitverantwortung? Mann, meine eigenen Kilos sind doch schon Last genug ...

DICK, UM HART ZU SEIN?

Eine Stelle im Brief meiner Mutter habe ich immer wieder gelesen, sie geht mir nicht aus dem Kopf. Was sagt sie da?

»Erst viel später erfuhren wir von ›Dritten Halbzeiten‹, an denen Du gerne teilgenommen hast. Da kam Dir dein Körper gerade recht, jedenfalls vermuten wir das.«

Was muss eine ganz normale Mutter aus der vorpommerschen Provinz erlebt haben, um so was zu schreiben? Es ist absurd für mich, dass sie überhaupt den Begriff »Dritte Halbzeit« kennt. Sagt sie, dass ich es gut fand, fett zu sein, weil ich dann beim Fußball 'nen Dicken machen konnte? Meint sie das ernst?

Ich hab doch schon alles herausgefunden: Ich war nicht immer fett. Nein, die böse Gesellschaft hat mich lediglich manipuliert, sodass ich irgendwann glaubte, ich sei fett. Dadurch nahm ich dann wirklich zu, fraß immer mehr, machte weniger Sport, und den Rest gab mir die Maßlosigkeit, die ich von Oma und Opa mitbekommen hatte. Zakk, aus die Maus! Es reicht jetzt auch mal mit dem Reflektieren.

Oder ist an der Behauptung meiner Mutter vielleicht doch was dran? Habe ich das Fettsein kultiviert? Fand ich es irgendwie geil? Denn wer groß und breit ist, ist wenigstens kein halber Hahn. Wenn ich schon keine Kickbox-Atze bin, verfüge ich wenigstens über ordentlich Schwungmasse. Außerdem ist so ein Bauch natürlich auch ein effektiver Schutzschild. Damit mir ein Schlag richtig wehtut, muss mein Gegenüber schon ordentlich zulangen.

Ein guter Freund von mir hat immer gesagt, dass ich mit meiner Statur einschüchternd wirke. Ich hab dann immer erwidert, dass es bei Schlägereien vor allem auf den Kopf ankommt. Mich hat mal jemand aus den Socken gehauen, der ging mir allerhöchstens bis zu den Schultern. Aber natürlich hatte er irgendwie recht: Ein Pumper in Bodybuilder-Klamotten schreckt mehr ab als ein schmaler Typ in Röhrenjeans. Natürlich weiß ich insgeheim, dass auch mein Körper einschüchternd wirken kann. Es ist mir peinlich zu schreiben, aber ich glaube, ich habe das Gefühl tatsächlich gemocht.

In vielen Situationen bin ich einfach gerne Proll. In einer schäbig-schönen Kneipe voll mit besoffenen Freunden, die oberkörperfrei »Zeit bleib stehen!« von Dritte Wahl im Suff-Chor brüllen, fühle ich mich wohler als zwischen irgendwelchen Studenten, die über den Klimawandel diskutieren. Ich weiß, dass sich das stumpf anhört. Mir kam auch schon selbst der Gedanke, dass ich mit dem Studenten-Gedisse vielleicht meinen Ärger darüber ausdrücke, selbst nie Abi gemacht zu haben … Aber trotzdem, ich fühle es nun mal so. Ich neige außerdem dazu, Menschen danach zu bewerten, ob sie sich gerademachen oder nicht, ob sie zu ihren Überzeugungen stehen, auch wenn es mal Gegenwind gibt. Läuft die Person weg, wenn's drauf ankommt, oder nimmt sie es auch mal in Kauf, für ihren Standpunkt zu kassieren?

Gewalt hat mich immer angezogen. Ich freue mich, dass ich da mit der Zeit differenzierter geworden bin. Ich habe keinen Bock mehr auf Leute, die die ganze Zeit einen Harten machen müssen. Früher fand ich solche Menschen faszinierend, heute immer öfter peinlich. Lange genug war ich genau so ein Mensch. Wenn ich mir anschaue, was ich auf den

Bildern meiner Eltern teilweise für einen hasserfüllten Blick draufhabe, freue ich mich, dass ich heute nicht mehr 24/7 so drauf bin. Mein Freundeskreis ist extrem vielfältig: politische Leute, unpolitische Leute, Ultras, Normalos, Zecken, CDU-Wähler, Freaks, Leute mit Kohle, Leute ohne Kohle, Lebenskünstler:innen ... scheißegal. Die Gemeinsamkeit ist, dass alle ein liebes Herz haben. Menschen, denen es egal ist, ob du schwarz, weiß, gelb oder lila, lesbisch oder schwul, arm oder reich bist. Alle werden gleich scheiße behandelt. So wurde ich immer geprägt. Das größte Kompliment ist in meinen Kreisen, wenn dir jemand ein »Ey, du schäbiger Wichser« an den Kopf wirft und dich gleichzeitig mit einem Lachen zum nächsten Kurzen ranwinkt. Mehr Herzlichkeit geht nicht. Ein herzlicher Proll, das ist die Mischung, die ich mag.

Im Film »Wildes Herz« sagt ein alter Bekannter über mich diesen Satz: »Er war immer vorneweg. Du hast ihn ja gesehen, du weißt, wie er aussieht, da ist man in der ersten Reihe sehr gut aufgehoben.« Ich würde sagen, dass er übertreibt. Heute kann ich mir nicht mehr wirklich vorstellen, eine Auseinandersetzung mit jemandem zu haben, nur weil er Fan eines anderen Vereins ist. Und auch damals war ich nicht immer in der ersten Reihe. Aber ich brauch nicht drum rumreden: Immer wenn ich die Doku sehe, ist das der Satz, bei dem ich kurz innerlich ein breiteres Kreuz kriege und mich freue. Ist affig, ist aber so. Das Prägendste in meinem Leben waren ganz einfach die Jahre in der Fußballszene. Wenn du das zehn Jahre gelebt hast, kriegst du das nicht mehr raus. »Es gibt nichts Geileres, als mit dem Mob durch die gegnerische Stadt zu laufen.« Auch dieser Satz wird von einem Freund im Film gesagt. Und genau das ist es. Jeder, der mal mit einem stabilen Fußball-Mob durch gefühltes Feindesgebiet gelaufen ist, kennt dieses Gefühl: »Wer will uns? Wer kann uns? Wir sind die Geilsten!« Und jeder, der es kennt, weiß, wie süchtig es machen kann. Obwohl ich kampfsportmäßig wirklich gar nichts kann. Als Neunjähriger habe ich für ein paar Wochen mit meiner Schwester Judo probiert. Das war's. Wenn irgendwer auch nur ein bisschen was draufhat, haut er mich problemlos um. In brenzligen Situationen muss ich eben hoffen, dass es eine Wirkung auf mein Gegenüber hat, wenn ein Drei-Zentner-Koloss auf ihn zukommt. Insofern: Warum soll ich im Sportstudio schwitzen, wenn ich auch durchs Futtern breit werden kann? Wenn ich in der Innenstadt unterwegs bin und mal wieder das Gefühl habe, von Faschos verfolgt zu werden, habe ich zumindest das Gefühl, gepanzert zu sein.

Ich kann es nicht leugnen. Früher fand ich Gewalt irgendwie geil. Auch wenn es sich wie eine Floskel anhört, aber: Im Adrenalinrausch habe ich mich gespürt. Und eine große Fresse konnte ich mir ja leisten, schließlich ist meine Mutter Zahnärztin. Fußball etwa war für mich jahrelang kein Spiel, sondern purer Ernst. Fans von anderen Vereinen habe ich wirklich gehasst. Als Hansa-Fan hat man keine Freunde von anderen Vereinen, dafür umso mehr Feinde. Davon war ich immer fest überzeugt. Auch wenn ich bis heute noch sofort Stielaugen bekomme, wenn ich jemanden mit einem anderen Vereinsschal sehe, habe ich keinen Bock mehr darauf, mich mit jemandem nur deshalb zu ballern. Das war ein langer Prozess für mich. Er kam allein dadurch zustande, dass ich durch das Touren mit Feine Sahne immer mehr Fußballfans aus anderen Städten kennengelernt und schließlich gemerkt habe, wie gleich wir alle sind. In den Folgejahren lernte ich gefühlt in jeder Stadt immer neue Freaks kennen, mit denen ich mich verstand. Über diese Horizonterweiterung bin ich einfach megadankbar. Aber ein Pazifist bin ich noch immer nicht.

Wenn irgendwelche Politiker:innen fordern, die Band solle

sich von Gewalt distanzieren, tun sie das aus ihren gut gesicherten Amtsstuben heraus. Wenn sie Gewalt wirklich so schlimm fänden, würden sie nicht Zigtausende Menschen im Mittelmeer ersaufen lassen und millionenschwere Waffendeals mit Diktatoren machen. Wenn wirklich jedes Menschenleben zählen würde, gäbe es so ein Lager wie Moria nicht. 2018 war ich dort und habe es mit eigenen Augen gesehen. Offiziell war dort Platz für 2800 Menschen, aber schon seit Jahren wurden weit über 10000 Menschen wie Vieh zusammengepfercht. Was kann dahinterstecken außer der Hoffnung darauf, dass diese Menschen ihre Kraft verlieren, sterben oder ihren Angehörigen erzählen, dass es in Europa auch nicht besser als in ihrem heimatlichen Elend ist? Wenn ich daran denke, dass das hier auf dem Boden der EU passiert und diese vor einigen Jahren mit dem Friedensnobelpreis ausgezeichnet wurde, weiß ich, dass auf diesen Frieden geschissen ist.

Auf einem Dorffest an einem vorpommerschen See nahmen mich ein paar Faschos mal so sehr auseinander, dass ich dachte, ich sterbe. Sie hielten mich fest und traten mir immer wieder ins Gesicht. Irgendwann wurde ich bewusstlos und wachte an einem Lagerfeuer mit komplett kaputtem Gesicht und gebrochenem Frontzahn wieder auf. In der Folgezeit drohten die Faschos mir immer wieder per SMS, dass ich dran wäre, wenn ich zur Polizei gehen würde. Aber was soll ich irgendwen anzeigen? Die ermitteln doch nicht gegen ihre Söhne, Neffen und Freunde. Mehrmals warteten die Faschos nach der Schule auf mich, ich bekam noch eine verpasst. Selten hat mir eine Backpfeife so wehgetan wie diese auf mein sowieso schon kaputtes Gesicht.

Ein paar Wochen später erfuhr ich, dass sie wieder am selben See feiern würden. Mit einigen Freunden machte ich mich auf den Weg zur Feierlichkeit. Sie hatten offenbar nicht damit gerechnet, dass jemand aus'm Dorf kommt und sie auseinandernimmt. Viele sind weggerannt, einige bekamen auf die Fresse. Wir wurden nahezu alle von der Polizei hopsgenommen. Ich bekam meine ersten Sozialstunden, aber vor allem bekam ich meine Ruhe. Nicht ein Mal mehr warteten sie vor meiner Schule.

Selbstverständlich fände ich es auch schön, wenn wir alle in einer Wattebäuschchenwelt leben würden, in der nix als Liebe und Heiterkeit herrscht, aber: Pazifismus muss man sich leisten können. Frag mal einen Schwarzen in Mecklenburg-Vorpommern, wie es sich auf einem Dorffest nach 22 Uhr anfühlt. Ich habe gelernt, dass Faschos vor allem nach unten treten. Deshalb darf man ihnen nicht das Gefühl geben, dass man Angst vor ihnen hat. Wenn sie glauben, dass sie machen können, was sie wollen, trauen sie sich mehr. Und irgendwann wundern sich alle, wie sie so stark werden konnten. Wer meint, dass man überzeugte Nationalsozialisten nur ganz fest umarmen muss, damit alles wieder blumig wird, hat nie mit einem zu tun gehabt.

Wahrscheinlich stimmt es: Mein voluminöser Körper hat mir auch Vorteile verschafft. Wenn ich nicht ich wäre, hätten die Faschos mich vielleicht schon viel öfter plattgemacht. Aber wenn ich nicht ich wäre, wäre ich ihnen auch nicht so ein Dorn im Auge. Immer wieder sagen Freunde mir, dass ich aufpassen soll. Dass ich durch meine besondere Stellung eine Art Trophäe für die bin. Das weiß ich. Vor Kurzem erzählte mir ein befreundeter Musiker, der auch regelmäßig von Faschos bedroht wird, dass er von einer Freundin gefragt wurde, wann für ihn der Punkt erreicht wäre, dass er wegen solcher Drohungen mit der Musik aufhören würde. Seine Antwort sei gewesen: »Wenn Monchi abgeknallt wurde.« Ich musste schlucken. Klar ist das nix anderes als Galgenhumor, aber ich kann den Gedanken verstehen. Wenn's passiert, dann passiert's. Aber ich werde mich verteidigen! Mit 60 Kilo mehr oder mit 60 Kilo weniger. Ich werde nicht noch die linke Backe hinhalten, wenn sie mir die rechte schon eingedonnert haben.

Wenn die Morddrohungen exponentiell stiegen oder ich auf der Straße von irgendwelchen Leuten angerotzt wurde, war mein Gegenmittel lange, erst recht auf hart zu machen, dann aber besonders viel zu essen. Über die Jahre habe ich mir geradezu einen Panzer angefressen. Auf viele Menschen in meinem Umfeld wirkt es anscheinend so, dass ich mit solchen Angriffen besser klarkomme als andere. Je öfter so was passierte, desto weniger wurde ich gefragt, wie es mir damit geht. Beim ersten Fascho-Aufkleber mit meinem gespaltenen Kopf als Motiv gab es noch schockierte Anrufe von Freundinnen und Freunden. Mittlerweile ist der vierte oder fünfte im Umlauf. Angerufen hat schon lange niemand mehr. Wir stumpfen einfach alle ab. Aber ein treuer Freund ist in solchen Momenten immer an meiner Seite: Milka Noisette.

Vielleicht war dieser angefressene Panzer aber tatsächlich eine Absicherung für mich, weil er auf potenzielle Angreifer abschreckend gewirkt hat. Wenn ich an all die »Der Schwabbel kriegt auf die Fresse«-Kommentare im Internet denke, habe ich vergleichsweise wenig aufs Maul bekommen. Das liegt aber sicher auch an meinem Freundeskreis. Wenn's drauf ankommt, sind meine Freunde am Start. Darauf können sie sich bei mir verlassen, darauf kann ich mich bei ihnen verlassen. Und natürlich sind sie auch eine Art Schutz für mich. Jedenfalls rede ich mir das ein.

Letztens meinte ein Rostocker Musiker zu mir: »Jetzt, wo du abgenommen hast, musst du aufpassen, bestimmt trauen die Nazis sich jetzt mehr.« Der Gedanke geht mir seitdem nicht mehr aus dem Kopf. Er hat ja recht! Mein Panzer ist jetzt weniger stabil. Habe ich mich durch das Abnehmen wirklich angreifbarer gemacht? Die Hamburger Morgenpost betitelte mal ein Foto von mir mit »Die Anti-Nazi-Dampfwalze«. Was ist, wenn von der Dampfwalze nur ein breiter Besen übrig bleibt? Auf der einen Seite habe ich deutlich weniger Angst vor einer Auseinandersetzung, weil ich mich so sportlich und agil fühle wie nie zuvor. Aber trotzdem geht man auf einen 120-Kilo-Typen vielleicht eher drauf als auf einen 180-Kilo-Koloss.

In meinem Kopf schwirrt ein Gedanke umher, der wohl bei den wenigsten Menschen, die so viel abgenommen haben, eine Rolle spielt: Ist es ohne den Panzer jetzt viel gefährlicher, wenn mich jemand absticht? Trifft das Messer schneller meine Organe? Ich überlege, meine Mitbewohnerin, die Ärztin ist, zu fragen. Ich lasse es sein. Ich will die Antwort gar nicht wissen. Ich versuche mich von solchen Gedanken nicht kaputt machen zu lassen. Soll ich mich zurück in die Adipositasstufe 3 fressen, damit die Nazis wieder Angst vor mir haben? Lieber an einem Herzinfarkt verrecken, als gegebenenfalls angreifbarer zu wirken? Digger, auf Keinsten. Scheiß drauf!

In erster Linie empfinde ich es als befreiend für mich selbst, nicht mehr das Gefühl zu haben, 24/7 auf hart machen zu müssen, und nicht nur auf Konfrontation eingestellt zu sein. Vor nicht allzu langer Zeit hätte ich mich nicht mal getraut, zu einem Freund beim Abschied »Hab dich lieb« zu sagen. Die Angst, dass man mich als Weichei sehen könnte, war zu groß. Dass einige meiner Freunde und ich das nun immer mal wieder tun, fühlt sich toll an. Ich versuche, meinen Panzer langsam abzulegen, mehr an mich ranzulassen. Und das tut gut.

JANUAR 2021
WAMPENFIEBER

Letztes Jahr im Sommer, als ich schon einige Kilos runterhatte, kam ich vom Strand und wollte mir eine schicke Runde Wassereis vom Penny gönnen. Im Supermarkt merkte ich, dass eine junge Frau mich mit Blicken verfolgte. In den letzten Jahren habe ich einen Radar entwickelt, der ausschlägt, wenn Leute mich erkannt haben. Aber die Corona-Maske war mein Freund, das Mädel rätselte weiter. Doch in der Kassenschlange stand sie dann plötzlich hinter mir und starrte mir auf die Beine. Scheiße. Meine kurze Hose hatte mich mal wieder verraten … Sie stellte die Frage aller Fragen: »Sag mal, bist du Monchi?« Ich bejahte freundlich und machte mich als Resultat jahrelanger Feldstudien bereit, gleich entweder als Vaterlandsverräter bezeichnet oder um ein gemeinsames Selfie gebeten zu werden. Doch sie reagierte anders.

Sie riss mir das T-Shirt hoch, packte mir an den Bauch und war ganz aus dem Häuschen. Ich war völlig perplex und sagte: »Ey, soll ich dir auch dein Shirt hochreißen?« Sie erwiderte nur: »Höhö, mach doch!«, widmete sich wieder meinem Bauch und sagte: »Ich glaub's nicht!« Ich versuchte, cool zu bleiben, und legte die Wassereisrakete aufs Band, während ich weiter zugetextet wurde: »Wie viele sind es? 20? 30? Wie hast du das geschafft?« Ich antwortete verlegen: »Sport und Ernährung, haha«, und kam mir richtig dumm vor. Warum sagte ich nicht einfach, dass sie sich verpissen sollte? Als ich endlich bezahlt hatte, beeilte ich mich, nach draußen zu kommen und mich aufs Fahrrad zu schwingen. Sie sollte nicht sehen, wo ich langfuhr.

Seit Jahren berühren mich fremde Menschen, wenn wir zusammen Fotos machen. Männer legen mir meist den Arm um die Schultern, Frauen streicheln mir den Bauch. Vielleicht biete ich das, was Sixpack-Männer nicht ausstrahlen: Gemütlichkeit. Manche können mit dem Streicheln gar nicht mehr aufhören. Ich komme mir dann vor wie Buddha oder so 'n Glücksbärchi. Vielleicht denken sie, dass es Glück bringt. Mich stört es meist gar nicht, und wenn doch, sag ich's halt. Aber das hier war was anderes.

Das mit dem Abnehmen scheint für viele Leute ein krasses Thema zu sein. Schon als ich 30 Kilo runterhatte, konnten es einige gar nicht fassen. Und jetzt habe ich das Doppelte geschafft. Darüber, was das mit sich bringt, wie die Leute reagieren, habe ich mir lange gar keine Platte gemacht. Als ich vor einem Jahr anfing, hatte ich ja auch noch keine Ahnung, dass ich so weit kommen würde.

Es war schon immer so, dass manche Leute sich mehr Gedanken über meinen Körper gemacht haben als ich selbst. Ob Freund oder Feind, in Zeitungen oder Social Media: Während mein Bauch für mich oft gar nicht so präsent war, war er es für viele andere umso mehr. Und langsam schwant mir, dass er durch den Gewichtsverlust noch mehr in den Fokus geraten könnte. Ich führe im Moment kaum ein Gespräch, in dem nicht irgendwann mein Gewichtsverlust thematisiert wird.

Und plötzlich habe ich all diese Fragen im Kopf, die nicht mehr weggehen. Wenn es in meinem persönlichen Umfeld schon jetzt so ist, wie wird es dann werden, wenn öffentlich wird, dass ich ein Drittel meines Körpergewichts verloren habe? Irgendwann ist unsere Band-Pause ja wieder vorbei, und dann geht's auch wieder mit Social Media los. Wie gehen wir dann damit um, dass ich so viel abgenommen habe? Es kommt mir selbst bescheuert vor, dass ich mir so den Kopf darüber zerbreche, aber das Thema kommt immer näher.

Im Oktober fragten mich die Leute der Seenotrettungsinitiative Mission Lifeline, ob ich eine Kolumne schreiben und diese in einem Video vorlesen würde. Leuten, die seit Jahren aufs Mittelmeer fahren, um Menschen vor dem Ersaufen zu retten, mit der Begründung abzusagen, dass wir Pause machen, weil die letzten Jahre zu anstrengend waren, wäre mir zu schäbig. Also sagte ich zu und schlug vor, darüber zu schreiben, dass ich gerade kein Bild davon hatte, wie es den Menschen in den Flüchtlingslagern ging, weil ich das Thema in Corona-Zeiten nahezu aus den Augen verloren hatte. Sie stimmten zu und wollten einen Termin für den Videodreh in Mecklenburg-Vorpommern ausmachen. Ich überlegte hin und her und schrieb ihnen schließlich in einer Mail:

Ich habe in den letzten Monaten relativ viel abgenommen und achte darauf, dass nicht irgendwelche Bilder von mir im Internet auftauchen, damit kein Gerede entsteht. Deshalb wäre es cool, wenn wir ohne Ganzkörperaufnahmen auskommen. Vorschlag: Wir treffen uns am Strand, ich nehm 'ne Decke mit und lese den Text vor, während ich drunterliege. Hört sich dumm an, könnte aber geil sein. Ahoi aus Rostock

Die dachten sicher, dass ich offiziell ein Ding am Laufen habe. Aber die Erfahrungen der letzten Jahre haben mich geprägt. Schließlich erhofften die Mission-Lifeline-Leute sich, dass wir ein bisschen Aufmerksamkeit für das Thema Seenotrettung generierten. Dass in der Kommentarspalte dann vor allem »Ey, hat Monchi abgenommen?« stehen könnte, war für mich eine erbärmliche Vorstellung.

Wir trafen uns zum Videodreh in Warnemünde und ich machte es mir mit Decke im Sand gemütlich. Und bupp, es lief wie geschmiert! Das Video ging viral, sammelte Spenden für den Verein und fast niemandem fiel auf, dass ich zu diesem Zeitpunkt schon 60 Kilo abgenommen hatte. Der Plan ging sogar so gut auf, dass irgendein Youtuber das Video aufgriff, um sich – wie innovativ! – über mein Übergewicht lustig zu machen. Da diesem rechten Internetguru (übrigens ein ehemaliger Polizist) über 260 000 Leute folgen, ging es in den sozialen Medien mal wieder rund. Irgendwelche Hoschis schrieben mir, dass ich eine fette Sau sei und dass sie mich bald schlachten würden. Das mag ja sein, aber noch lebe ich! Sollen die labern und sich die Finger wund tippen, bis sie ihnen abfallen. Im Video habe ich versucht, weiter dick zu wirken, und die braunen Jungs und Mädels zeigen mir, dass es geklappt hat.

Bei den wenigen Social-Media-Beiträgen, die wir zurzeit mit der Band posten, habe ich ebenfalls angefangen, penibel darauf zu achten, dass man meinen Körper nicht sieht: Bei einer Crowdfunding-Aktion für das JAZ Rostock ragt mein Kopf hinter einer Pappfigur hervor und bei einer Online-Lesung trage ich einen besonders fetten russischen Wintermantel. Trotzdem merke ich, wie der Druck auf dem Kessel steigt. Leute schicken mir Fotos von mir in der Straßenbahn, ich bekomme Presseanfragen von Journalist:innen, die überprüfen wollen, ob die Gerüchte über meinen starken Gewichtsverlust der Wahrheit entsprechen. Hauen die jetzt einfach irgendwann einen Artikel über mich raus, oder was?

Mitte Januar liege ich in der Badewanne (allein dafür, dass ich endlich in unsere WG-Wanne passe, hat sich der ganze Scheiß schon gelohnt!), als Marten anruft. Er kommt auch aus Mecklenburg-Vorpommern, wir haben uns vor ein paar Jahren kennengelernt. Wenn wir zwei Bekloppten aufeinandertreffen, kann es schon mal wild werden. Wir haben ihn zu unserem Festival Wasted in Jarmen eingeladen, er uns als Vorband zu seinem Konzert im Rostocker Ostseestadion. Wir haben das »Wir sind mehr«-Konzert in Chemnitz zusammen gespielt, er hat in der Holzlaube meiner Eltern aufm Boden gepennt, auf seiner Geburtstagsparty hat mir ein Freund von ihm den Oberschenkel tätowiert: zwei sich küssende Möwen und darunter die Namen meiner Eltern. Ein, zwei Sachen haben wir also schon zusammen erlebt.

Er hat mir gestern geschrieben, ob wir mal telefonieren könnten, er hätte einen Anschlag auf mich vor. Was will er? Angeln? Er meint, Angeln sei Action, und klar komm ich mal mit, aber für mich bedeutet Angeln stundenlang am Ufer rumsitzen und warten, bis irgend so 'n Gammelfisch anbeißt, der nachher nicht mal schmeckt. Egal, vielleicht will er auch was anderes, ein Anschlag von Marten kann alles bedeuten. Ich lasse mich überraschen.

Nach kurzem Small Talk kommt er schnell auf den Punkt. Er will nach eineinhalb Jahren Pause ein Musikvideo zu seinem neuen Lied »Niemand bringt Marten um« raushauen. Und ich soll drin mitspielen. Und zwar nicht mit einer kleinen Nebenrolle. Der Plan ist: nur wir beide, wie wir einen draufmachen, ein Boot klauen, besoffen aufs Meer fahren, ins Wasser springen und einfach eskalieren. Hört sich alles machbar an. Müssen wir nix schauspielern. Doch dann kommt's: Schon im Februar soll gedreht werden, im März soll das Video rauskommen.

Das Wasser in der Wanne fängt mächtig an zu schwappen. Ich muss nicht der Regisseur sein, um zu wissen, dass ich während des Drehs wahrscheinlich weder einen dicken

Wintermantel tragen noch eine Bettdecke mit mir rumschleppen kann. Nein: Ab März wüssten alle Bescheid. Das erste Mal mit 60 Kilo weniger auf den Rippen im Video eines der bekanntesten Rapper Deutschlands in die Öffentlichkeit treten? Die Option habe ich vorher nicht in Erwägung gezogen.

Das Ding ist: Auch wenn ich in letzter Zeit alles abgesagt habe … Bei Marten geht das nicht. Der Typ war immer am Start, wenn ich ihn gefragt habe. Absagen bei Marten ist einfach nicht drin. Die Frage ist also nicht, ob ich mitmache, sondern wie.

Einen Tag später verabreden wir uns zur gemeinsamen Telefonkonferenz mit Regisseur Jakob Grunert. Ich komme mir unendlich düsig dabei vor, frage ihn aber gleich, ob man es irgendwie hinbekommen könne, keine Ganzkörperaufnahmen von mir zu zeigen. Er reagiert lässig und meint, dass uns schon was einfallen werde, ihm aber wichtig sei, dass Marten und ich richtig abdrehen und es »real« wirkt, was er englisch ausspricht. Was soll ich dagegen sagen? Real ist immer am geilsten, keine Frage. Und dann hat Jakob eine Idee: »Monchi, wir machen dich einfach wieder fett.« Ich bin völlig perplex. Er sagt, dass er mit einer anderen Band auch schon mal Fat-Suits benutzt hat. Fat-Suits, etwa wie im »Keine Lust«-Video von Rammstein? Er meint, dass wir es aber auch mit Theaterbäuchen probieren könnten, und Visagisten könnten meine Arme fetter machen.

Auch wenn ich den Vorschlag cool finde, geht mir das Thema nach dem Gespräch nicht mehr aus dem Kopf. Ich denke hin und her und schreibe den beiden schließlich eine lange Nachricht, mit der ich klarmachen will, dass ich zwar mitmachen will, aber nur, wenn es sie hinterher nicht nervt, dass ich solche Umstände mache. Dass sie es mir sonst ehrlich sagen sollen und dass ich das verstehen könne. Ich komme mir wie eine Diva vor und bin nun völlig verunsichert. Wahrscheinlich denken die beiden, ich hab sie nicht mehr alle.

Kurz danach ruft Jakob mich an und bittet mich, ihm ein Foto zu schicken. Also mache ich vorm Spiegel ein paar Bilder, die ihm zeigen sollen, was »Ich habe über 60 Kilo abgenommen« bedeutet. Er sagt: »Alter, Monchi, du siehst aus wie ein anderer Mensch. Das steht dir. Ich schau, was wir machen können. Ich kann dich verstehen!« Und ich glaube, er versteht jetzt wirklich, warum ich mir Gedanken darüber mache, nach 15 Monaten und einer solchen Veränderung das erste Mal wieder in der Öffentlichkeit aufzutreten. Nach dem Gespräch höre ich »Niemand bringt Marten um« auf Dauerschleife. Ich bin dabei. Jetzt aber richtig!

Eine Woche vergeht. Zwei Wochen vergehen. Der Dreh soll in nicht mal einem Monat stattfinden und spukt mir immer noch im Schädel herum. Mir wird klar, was los ist: Bisher wähnte ich mich noch im Lockdown und konnte die Frage, wie ich in der Öffentlichkeit mit meinem Gewichtsverlust umgehen soll, in den Sommer aufschieben. Aber nun sitze ich plötzlich im gedanklichen Schleudersitz und muss mich im Schnelldurchlauf all diesen Fragen stellen. Deshalb war der erste Impuls, dass ich nicht wollte, dass man in dem Video was sieht. So langsam fühlt sich der Gedanke, mich wieder fett machen zu lassen, aber völlig affig an. Je mehr Tage vergehen, desto nüchterner schaue ich auf die Situation. Im Video werden von Anfang bis Ende vor allem Marten und ich zu sehen sein. Wie bitte soll man da nicht sehen, wie ich mich verändert habe? Das Tamtam, das ich angeleiert habe, ist mir peinlich. Auch wenn niemand das checken würde mit dem Theaterbauch: Im Nachhinein würde ich mich in Grund und Boden schämen. Was soll diese Schauspielerei? Hab ich auch im Kopp abgenommen, oder wat?

Die Leute haben immer über mein starkes Übergewicht geredet und es war mir egal – und jetzt, nachdem ich abgenommen habe, mache ich mir über die Reaktionen irgendwelcher Leute so einen Kopf? Ich glaub, ich muss mal ein paar stabilere Freunde bitten, mir ein paar an den Wirsing zu hauen, damit er wieder zurechtgerückt wird.

Es ist, wie es ist. Ob die Leute Anfang, Mitte oder Ende des Jahres sehen, dass mein Bauch etwas kleiner geworden ist: scheißegal. Wie erbärmlich wäre es, wenn ich ein halbes Jahr nach dem Video zugeben würde, mir einen Bauch angeklebt zu haben ... Und wofür? Damit irgendwelche Social-Media-Gurken nicht ihre Kommentare ablassen? Würden sie im Sommer auch machen. Damit mich nicht noch mehr Leute auf der Straße drauf anlabern? Würden sie im Sommer auch machen. Schlussendlich geht es hier um nicht mehr als um ein bisschen Fett. Egal ob 182 Kilo oder 120 Kilo: Lass die Leute reden. Es macht keinen Unterschied.

Ich rufe Jakob an. Er fragt sich bestimmt, ob ich mir jetzt auch noch einen Extra-Arsch ankleben lassen will. Stattdessen entschuldige ich mich für das ganze Hin und Her und sage ihm, dass er weder einen Theaterbauch noch ein Visagisten-Team bestellen muss. Für mich nicht. Da Marten im Ausland unterwegs ist, schicke ich ihm eine Nachricht: »Hey Digger, hab grad mit Jakob telefoniert. Ich lass mich doch nicht fett machen, sondern mache das Video so, wie ich bin. Keinen Bock, zu schauspielern. Denke, so ist es für alle geiler. Gönnt euch!«

Was für eine schwere Geburt, aber es fühlt sich unglaublich gut an. Ich werde mich wegen diesem Öffentlichkeitsbums nicht verstellen, nicht verkleiden, nicht schauspielern. Ich bin ich. Leck meine kleinen süßen Hängebacken, fühlt sich das geil an. Ich freu mich drauf, mit Marten steilzugehen.

FEBRUAR 2021
ICH BIN EIN JUNKIE!

Von 10 bis 12 Uhr haben wir Telefonkonferenz mit der Band. Das kommt mir gelegen, denn ab 12 Uhr kann ich wieder was essen. Meistens schaffe ich es, mich nach den Intervallen zu richten. Eigentlich fällt es mir gar nicht so schwer. Doch heute ist das anders. Gerade haben wir beschlossen, unsere Tourpläne schon wieder wegen Corona über Bord zu werfen. Am Telefon gebe ich mich cool, doch es brodelt in mir. Nicht weil ich die Entscheidung falsch finde, nicht weil ich sauer auf die anderen bin. Es ist einfach nur Stress. Ich knabbere an meinen Fingernägeln und mache mir während des Telefonats vier Stullen. Heute schaffe ich es nicht, die Intervalle einzuhalten. Ich esse schon um halb zwölf. Das ist theoretisch auch kein Problem, aber jetzt löst es etwas aus. Obwohl ich heute früh schon um halb sechs zum Fahrradfahren gestartet bin, sagt mir mein Kopf jetzt: »Dann kannst du auch gleich einen Cheat-Day machen!«

Ohne Hunger hämmer ich mir die Käsestullen rein und greife in die Chips-Tüte, die meine Mitbewohner liegen gelassen haben. Ich schaffe es gerade noch, sie nicht gleich komplett leer zu futtern. Weil die Konferenz länger dauert, überlege ich, meine Kopfhörer reinzumachen, die Kamera auszuschalten und schnell zum Supermarkt zu laufen, um mich mit Süßigkeiten einzudecken. Ich reiße mich zusammen und bleibe zu Hause. Worüber in der letzten halben Stunde gesprochen wurde, könnte ich nicht sagen. Ich habe nur noch Essen im Kopf, will die Anspannung wegfressen, nicht mehr nachdenken. Seitdem ich versuche, auf diese Signale zu achten und ihnen nicht jedes Mal nachzugeben, fühle ich mich wie ein Junkie. Früher bin ich immer schwach geworden, habe es nicht hinterfragt und stattdessen teilweise so viel gefressen, bis es wieder hochkam. Jetzt kämpfe ich dagegen an, zu meinem Dealer an der Supermarktkasse zu laufen. Das ist kein »Ach, das lass ich jetzt mal sein«. Es ist ein Kampf.

Im Gefrierschrank habe ich einen halben Eimer Ben & Jerry's von meiner Mitbewohnerin entdeckt. Zehn, zwölf Löffel habe ich genommen. Es wird ihr auffallen. Ich schäme mich. In meinem Kopf rotiert es. Wo könnte noch was sein? Im Naschkorb sind nur so Normalo-Nüsse, die sind mir nicht süß genug. Das Versteck hinter den Schallplatten, wo ich sonst immer was für genau solche Momente gebunkert hatte, habe ich in einem stabileren Moment beseitigt. Ich würde gerade komplett darüber herfallen. Ich kann mich keine zehn Minuten mehr konzentrieren, immer wieder flammt die Zuckersucht auf. Ich will jetzt einfach nur zu Penny rennen, den Kopf ausschalten und gönnen, gönnen, gönnen.

Vor unserer Pause hätte ich das nicht sicher sagen können, in den letzten Monaten habe ich jedoch gelernt, dass ich völlig entspannt zwischen 20 Leuten sitzen kann, die sich hammerhart einen reinsaufen, ohne das Bedürfnis zu verspüren, selbst etwas zu trinken. Das zu wissen ist sehr erleichternd. Das Gleiche gilt für Gruppen, in denen gekokst oder gekifft wird. Die Leute können sich jegliches Zeugs reinhämmern und ich habe kein Problem damit, nichts zu konsumieren. Das heißt nicht, dass ich gleich einen auf Straight Edge machen muss, aber es ist einfach schön zu wissen, dass ich in der Lage bin,

Nein zu sagen, wenn ich es will. Und trotzdem kann ich nicht behaupten, dass ich nicht drogenabhängig bin. Mein Suchtmittel ist ein anderes. Mein Stoff ist Zucker, Zucker, Zucker. Zwischen 20 Säufern bleibe ich tiefenentspannt, aber wenn auch nur eine Person neben mir nascht, werde ich nervös. Dann fange ich an zu schwitzen und kann an nichts anderes mehr denken. Dann muss ich weggehen oder ich werde rückfällig. Die Realität ist aber: Weggegangen bin ich sehr selten. Ich halte es dann einfach nicht aus und drehe komplett durch.

Es ist, wie es ist: Ich bin ein Junkie. Ich bin zuckersüchtig. Fast jeder Tag ist ein Kampf. Mittlerweile schaffe ich es, auf eine Cola zu verzichten, ohne durchzudrehen, oder am Süßigkeitenregal vorbeizugehen, ohne stehen zu bleiben. Aber jetzt in diesem Moment muss ich dieses Kapitel schreiben, um mich abzulenken. Um mich davon abzuhalten, Stoff zu besorgen.

Immer wieder beginne ich mir einzureden: Vielleicht ist es doch in Ordnung, heute einen Cheat-Day zu machen. Nach der Fahrradtour und der Telefonkonferenz könnte ich mir doch eigentlich noch eine Belohnung gönnen, oder nicht? Aber ich ahne schon, wie es sich nach dem nächsten Fressflash anfühlen wird. Es ist ein Auf und Ab der Gefühle. Ich will nicht naschen. Ich will naschen. Los, einmal is keinmal. Nein, nein, nein. Ja, ja, ja.

Ich lese einen Artikel im Internet über Forscher, die Ratten zu Zucker-Junkies gemacht haben. Sie ließen die Tiere regelmäßig Zucker konsumieren und steigerten die Dosis, bis sie unter typischen Entzugserscheinungen litten, nach längerer Abstinenz zu Rückfällen neigten und sogar einen Hang zu Ersatzdrogen entwickelten. Der Zucker lasse den Dopaminspiegel ansteigen und verschaffe ein gutes Gefühl. Mit der Zeit trete jedoch eine Gewöhnung an das hohe Dopaminlevel ein, die dazu führe, dass die Ratten immer mehr Zucker brauchen, um das gute Gefühl zu erzeugen, was einen Suchtkreislauf in Gang setze. Es ist wahr: Ich bin eine Ratte.

Ein Freund von mir meinte mal, ich solle mich nicht so haben, als wir durch den Supermarkt gingen und ich nicht am Süßigkeitenregal vorbeigehen wollte. Da er Kettenraucher ist, sagte ich zu ihm: »Seit wann rauchste eigentlich wieder? War immer geil, als du aufhören wolltest und an der Kasse von den Zigarettenpackungen angelacht wurdest, oder?« Nach diesem Vergleich hielt er sein Maul.

Apropos: Zwischen Zigaretten und Süßigkeiten gibt es einen elementaren Unterschied. Auf den Zigarettenschachteln sind Leute abgebildet, die Blut kotzen oder denen die Eier abfallen. Auf Süßigkeitenpackungen hingegen lachen mich glückliche Pinguine und kleine Bären an. Keine Menschen mit 182 Kilo, die Probleme haben, die Treppen hochzukommen. Keine Menschen mit Schlaganfall. Ich will nicht sagen, dass mich so was davon abhalten würde, Süßigkeiten zu kaufen – dafür bin ich zu süchtig, genau wie Raucher, die die verrußten Lungen irgendwann gar nicht mehr sehen. Aber vielleicht würde ein Foto von einem dicken Menschen auf einer OP-Liege ja ein, zwei Leute davon abhalten, sich das Zeug zu kaufen, bevor sie auch so fett werden wie ich. Mich stoßen die räudigen Raucher-Bilder ja auch ab.

Ich schaffe es tatsächlich, den Naschrausch abzuwenden. Abends gehe ich noch mal joggen, der Salat steht im Kühlschrank bereit. Doch dann telefoniere ich mit meinen Eltern: Mein Papa hat starkes Fieber und kann nur schwer atmen. Er hat Corona. Diese Scheißseuche. Ich würde einiges dafür geben, wenn ich sie hätte und er nicht. Wegen des Lockdowns konnten wir schon seinen 60. Geburtstag nicht groß feiern.

Und jetzt das auch noch ... Ich mache mir Sorgen. Hoffentlich steckt sich meine Mutter nicht auch noch an. Ich werde nervös und fange an zu knabbern. Ohne nachzudenken, gehe ich raus, zum Supermarkt. Ich kaufe ein: drei Käsebrötchen, Erdbeermarmelade, Käse, eine große Tafel Milka Noisette, eine Tüte Lindt-Pralinen, Milchreis mit Kirschen. Mein Mitbewohner bringt mir was vom Griechen mit. Als ich mit meinem Einkauf nach Hause komme, wartet schon eine große Gyros Pita auf mich.

Während ich mir ein Corona-Spezial im ZDF angucke, stopfe ich mir Pita, Brötchen und Süßigkeiten rein. Ohne jeglichen Genuss. Der Salat bleibt im Kühlschrank. Ich fühle gar nix, sondern schaufele nur. Bis zum allerletzten Stück. Ich hatte zwar null Hunger, aber satt bin ich immer noch nicht. Was für den Alkoholiker das »Trink doch nur einen Schluck« ist, ist für mich das »Iss doch nur ein bisschen«. Ich könnte noch ohne Ende weitermachen, gehe aber schließlich in mein Zimmer und telefoniere mit meiner Schwester. Kurz vorm Schlafengehen kommt mir beim Zähneputzen die letzte Schokoladentafel hoch. Ich spucke braunen Glibber ins Waschbecken. Ich spüle mir den Mund aus. Ich habe mich überfressen. Wieder mal. Mittlerweile habe ich es geschafft, 65 Kilo abzunehmen, und trotzdem passiert mir das noch immer. Wird mich das mein ganzes Leben lang begleiten?

Ich gehe ins Bett, kann aber nicht schlafen. Ich gucke Chez Krömer, muss noch mehrmals würgen, doch ich halte die Kotze unten oder schlucke sie wieder runter, weil ich keinen Bock habe, aufzustehen. Irgendwann, während South Park läuft, schlafe ich ein. Als ich mitten in der Nacht aufwache, bleibe ich wach. Ich will auch bei Süßigkeiten das Gefühl haben, Herr über meinen Kopf zu sein. Ich will Nein sagen können. Deshalb beschließe ich, mich mehr zu disziplinieren:

»Cheat-Day« bedeutet ab jetzt, dass ich zwar alles essen darf, aber ohne in einen mehrtägigen Naschrausch zu verfallen. So wie ich mir schon jetzt ab und zu einen schönen Suff-Abend mit Freunden gönne. Dann darf's auch mal knallen. Aber nicht jeden Abend, nicht jedes Wochenende. Ich weiß, dass es noch ein langer Weg ist, aber ich habe einen Traum: Zusammen mit 20 Naschern sitze ich an einem Tisch. Darauf liegen Maoams, Kinder-Riegel, Torten und alles, was das Herz begehrt. Und ich? Ich bleibe tiefenentspannt.

WARUM HABT IHR NIX GESAGT?

Immer öfter sagen mir Freunde, wie toll es sei, dass ich abgenommen habe. Aber warum haben sie mich dann nicht damit konfrontiert, als ich noch dicker war? Dieser Gedanke geistert seit einiger Zeit durch meinen Kopf. Es fühlt sich ein bisschen so an wie nach Trennungen, bei denen einem im Nachhinein gesagt wird: »Gut so, ihr habt euch nicht gutgetan«, obwohl vorher niemand einen Zweifel geäußert hat. In Beziehungen mischt man sich ja bekanntlich nicht ein. Aber wäre es nicht gut gewesen, wenn meine Freunde was zu meinem Lebensstil gesagt hätten?

Meine Freunde sind extrem wichtig für mich. Ich liebe es, mich mit ihnen zu streiten, mir auch mal andere Perspektiven aufzeigen zu lassen, aber gleichzeitig zu wissen, dass wir zusammenstehen, wenn's drauf ankommt. Gecko und Leo kenne ich, seit ich 14 bin. Wir sind lange zusammen zu Hansa gefahren, haben einige Höhen und Tiefen durch. Und mit Marley habe ich jahrelang in einer WG gewohnt, auch er ist einer meiner Engsten. Nachdem schon der Brief meiner Eltern so viel für mich gebracht und für einige Erkenntnisse gesorgt hat, schicke ich voller Spannung auch meinen drei Freunden einige Fragen per Mail:

1   Ist dir aufgefallen, dass ich in den letzten Jahren immer fetter geworden bin?

2 Hattest du den Gedanken, dass das gefährlich für mich sein könnte?

3 Hast du mal darüber nachgedacht, mit mir darüber zu reden? Wenn ja, warum hast du es nicht getan?

Sie reagieren alle sofort und bitten um Geduld, weil sie verständlicherweise Respekt vor den Fragen haben, aber nach und nach trudeln ihre Antworten ein. Keine der Mails ist kurz, sie haben die Sache nicht auf die leichte Schulter genommen. Ich weiß, warum ich mit ihnen befreundet bin. Es ist verblüffend, wie ihre Antworten sich in einigen Punkten ähneln. Etwa dass es ihnen nicht so richtig aufgefallen sei, dass ich zugenommen hätte, was auch daran gelegen haben mag, dass ich schon so lange übergewichtig bin. Es ist krass, wie Maßlosigkeit irgendwann wirklich das komplette Maß verliert. 30 Kilo zugenommen und keiner merkt's.

Teilweise könnte ich die Antworten der drei wie Schablonen aufeinanderlegen. Sie schreiben alle davon, wie sehr sie über meine »Power auf der Bühne« gestaunt hätten und dass sie sich mich gar nicht mehr anders hätten vorstellen können. Das Übergewicht sei ein Teil von mir geworden, das man nicht mehr hinterfragt hätte.

Zwar frage ich mich, ob sie nicht trotzdem etwas hätten sagen sollen (wenn ein Freund jeden Tag säuft, sagt man ja auch nicht einfach, dass der Alkoholismus halt ein Teil von ihm geworden ist), aber andererseits will ich auch keinen auf Moralapostel machen. Es ist auch nicht so, dass ich selbst immer alle Leute auf ihre offensichtlichen Schwierigkeiten ansprechen würde. Ich kenne das. Aber warum fällt es einem so schwer? Warum fiel es meinen Freunden so schwer?

Ein plausibles Argument hat Marley parat, als er schreibt, dass er davon ausgegangen ist, dass ich wahrscheinlich eh das Gegenteil von dem getan hätte, was er mir geraten hätte. »Wenn ich sage: ›Achte auf dich, ernähr dich bitte gesund‹, dann sagst du: ›Scheiß ich drauf, geil, ganze Tüte Schlümpfe!‹« Es ist erbärmlich, aber ich glaube, er hat recht. Und auch mit seiner Vermutung, dass ich mich vielleicht absichtlich schlecht ernährt habe, um mich von anderen zu unterscheiden: »Ich war mir halt nicht sicher, inwiefern dein Essen auch ein Mittelfinger in diese Richtung war. Passte ja zu deiner Attitüde, Authentizität zu schätzen und Oberflächlichkeiten zu verachten.«

Meine Freunde kennen mich zu gut. Mich kaputt fressen, damit ich zeigen kann, wie scheißegal mir irgendeine oberflächliche Scheiße ist. Das sind so Impulse, die auch mir selbst erst in den letzten Monaten bewusst geworden sind und die ich auch jetzt noch nicht immer abstellen kann. Wenn mich irgendwelche Leute feiern, weil ich so sehr abgenommen habe, habe ich manchmal das Bedürfnis, mir sofort eine Flasche Cola reinzuknallen. Dass meine Freunde das anscheinend lange vor mir gerafft haben, finde ich krass.

Marley schreibt außerdem: »Manchmal habe ich gedacht, dass das Essen bei dir auch eine Funktion hat, dass du zum Beispiel bei emotionaler Anspannung viel in dich reinstopfst und dass du mit Essen etwas kompensierst.« Puh, Treffer, versenkt. Dass er sich das schon vorher gedacht hat, geht mir nahe. Ich denke, dass das vielleicht der Hebel hätte sein können, um mich zu erreichen. Wenn er das angesprochen hätte. Nicht »Du bist zu dick«, nicht »Du musst abnehmen«. Das wusste ich selber, das habe ich schon tausendmal pariert. »Hey, Diggie, ich glaub, du isst grad nicht, weil du Hunger hast, sondern weil du Stress hast und versuchst, das zu kompensieren.« Das hätte mich zum Nachdenken gebracht.

Alle drei erwähnen, dass ich immer selbstbewusst mit meinem Übergewicht umgegangen sei. Leo beschreibt es so: »Du wusstest dich ja auch zu verkaufen. Ich sag nur baden gehen und Videos davon machen, das benötigt ja auch Eier.« Und er hat recht. Ich bin immer offen mit meinem Körper umgegangen. Manchmal habe ich kleine Jägermeister-Fläschchen unter meine Brüste geklemmt und den Leuten Schnaps in den Mund geträufelt. Die einen geben Milch, ich gebe Schnaps. Ich liebe es halt, zu schocken. Und finde es unglaublich, wie sehr es die Leute empört, wenn ein großer Mann davon spricht, dass er Möpse hat. Wenn dann noch Jägermeister aus ihnen fließt ... Die denken, sie haben LSD genommen. Aber manchmal war dieser offene Umgang auch einfach nur Selbstschutz. Oft brachte ich selbst als Erstes einen dummen Dicken-Spruch, damit mir niemand zuvorkommen konnte. »Wenn der Stuhl jetzt bricht, is der Laden schuld!« So was mag auf andere lustig und selbstbewusst wirken. Aber auch wenn ich mit den Sprüchen vorn dabei war, taten die Kommentare der anderen manchmal schon weh. Vor allem, wenn so was wie »Versteck das mal vorm Dicken, sonst kriegen wir nix ab« völlig aus dem Nichts kam. Also brachte ich die Sprüche lieber selbst. Aber woher sollen meine Freunde das wissen, wenn ich nicht mit ihnen darüber rede?

Eine Frage, die ich mir immer wieder stelle, ist die: Wie viel hätte ich noch fressen müssen, bis jemand was gesagt hätte? Wäre es bei 190 Kilo so weit gewesen? Bei 200 Kilo? 220? Hätte mich dann jemand beiseitegenommen und »Bis hierhin und nicht weiter!« gesagt?

Marley beschreibt sein Zögern so: »Als ich gehört habe, dass du ins Krankenhaus musstest, habe ich mich sehr geärgert, dich nicht angesprochen zu haben. Ich glaube, ich hatte Angst, dass du es nicht ernst nimmst, anderseits konnte ich es ja nicht wissen, ohne es zu probieren. Mir hätte klar sein müssen, dass es Konsequenzen gibt. Vielleicht nicht mit Anfang 30, aber doch irgendwann. Das zu schreiben ist gerade ganz schön hart. Weil es mir meine Fehler aufzeigt. Und meine Verdrängungsmechanismen.«

Und Gecko, der auch lange bei mir in der WG gewohnt hat, schreibt: »Seit wir zusammengelebt haben, ist mir dein Essverhalten natürlich extrem aufgefallen. Ich hab es aber nicht geschafft, dich beiseitezunehmen und von Freund zu Freund zu reden. Ich war anscheinend nicht in der Lage, genügend Weitblick und Empathie aufzubringen. Eher habe ich es belächelt, wenn du im Sessel gechillt hast, Laptop auf dem Bauch, Joghurt und Chips links, Schlümpfe rechts. Ich habe es mir als Freund einfach gemacht, muss ich zugeben. Weil ich mich von deinem Selbstbewusstsein hab überzeugen lassen. Getreu dem Motto: ›Passt schon irgendwie! Wenn's ihm schmeckt!‹«

Je mehr ich lese, desto kleiner wird die »Ihr hättet doch was sagen müssen«-Flamme in mir. Und desto größer wird der Gedanke, wie toll es ist, mit ihnen befreundet zu sein. Wir scheinen in den letzten Jahren irgendwie erwachsener geworden zu sein. Wir haben zusammen schon ein bisschen was aufm Kerbholz, aber anscheinend sind wir im Innersten doch Hippies. Ich bin mir ziemlich sicher: Vor ein paar Jahren hätte keiner von uns so was geschrieben. Wir sind alle ständig über unsere Eier gefallen. Bloß nicht schwach wirken. Bloß keine Fehler zugeben.

Marley haut schließlich einige Anekdoten raus, an die ich mich teilweise gar nicht mehr erinnern kann, die aber zeigen, wie naiv meine Fragen vielleicht waren: Ich habe ihn wohl mal zurechtgewiesen, als er mein Übergewicht vor meinen Eltern angesprochen hat: »Ich bring demnächst vor deinen

Eltern auch einen Spruch über dein Gekiffe!« Kein Wunder also, dass er sich so was später gespart hat. Kein Wunder, dass ich die Geschichte verdrängt habe.

Aber am meisten umgehauen hat mich ein anderer Punkt in seiner Mail: »Dein Dicksein war halt auch ein Makel, und bei dir als erfolgreicher Typ fand ich das in Ordnung. Vielleicht hab ich gedacht: Wenn du noch 'nen Traumkörper hast, wie selbstbewusst willst du dann noch werden? ;-) Vielleicht kann man das als unbewusste Aggression bezeichnen. Konkurrenz um Frauen hat bestimmt auch eine Rolle gespielt.«

Alter, is das geil. Ich liebe so viel Ehrlichkeit! Damals habe ich mein Übergewicht ja meist gar nicht als Makel empfunden. Aber jetzt frage ich mich, ob auch andere die gleichen Gedanken hatten: Der spielt vor Zehntausenden Leuten, aber wenigstens seh ich besser aus als »der Dicke«. Kotzen dieselben Leute jetzt darüber ab, dass ich abgenommen habe, oder wünschen sie sich, dass der Jo-Jo-Effekt reinknallt und schnellstmöglich wieder Stühle unter mir zerbrechen?

Während ich die Mails meiner Freunde lese, wird mir klar, dass nicht nur bei mir etwas passiert ist. Jahrelang war es für alle völlig normal, dass der Dicke immer dicker wurde. Meistens ist es nicht mal aufgefallen. Ich könnte mir vorstellen, dass das bei vielen anderen dicken Menschen auch so ist. Das Umfeld gewöhnt sich dran. Umso besser ist es jetzt, dass wir uns Zeit für diesen Austausch nehmen und die Dinge beim Namen nennen.

Heute spielt Hansa, danach chillen wir zusammen. Wahrscheinlich wird's wieder ein absoluter Ausnahmetag. Ehrlich gesagt waren die letzten vier Wochen eine einzige Ausnahme, ich habe ein paar Kilo zugenommen. Aber das kann ich meinen Freunden nicht vorwerfen. Wenn ich ihnen sage, dass ich heute Cheat-Day habe, können sie mich schlecht davon abhalten. Aber was ist, wenn der Jo-Jo-Effekt wirklich kommt und ich wieder dick werde? Ich hoffe, dass Leo, Marley und Gecko ihren Blick schärfen. Dass sie dann am Start sind und mich zur Seite nehmen. Dass all die Diskussionen, all die Briefe etwas bringen. Auch wenn ich vielleicht wieder abweisend reagiere. Vielleicht sag ich den Jungs heute Abend, dass sie auf mich aufpassen sollen. Dass es okay ist, wenn sie mal sagen: »Ey, Digger, du wolltest doch keine Cola.« Vielleicht nicht laut vor allen, aber einfach zu mir. Vielleicht reicht sogar ein Blick.

Leo schreibt am Ende seiner Mail: »Es ist richtig cool, mit dir im Fitter zu quatschen. Vielleicht brauchte es diesen Anstoß von dir selber, um deine Freunde, wie mich, aufzuwecken.« Ich muss so lachen. Vor ein paar Jahren hätten wir es sicher beide für wahrscheinlicher gehalten, mal nebeneinander im Knast zu sitzen als auf 'ner Hantelbank. Und es ist einfach toll, dass er jetzt Bescheid weiß. Dass ich ihn das nächste Mal einfach anquatschen kann, wenn ich merke, dass ich grad keine Ausnahmen machen darf.

Gecko schreibt: »Ich bin sehr froh, dass du das letzte Jahr so intensiv für dich nutzen konntest, und beeindruckt, welchen Willen du auch bei diesem Thema wieder gezeigt hast! Macher eben.« Solche Worte von ihm sind Goldstaub für mich. Wir wissen, wie der jeweils andere tickt. Wir müssen uns keinen Honig mehr ums Maul schmieren. Wenn er so was schreibt, ist das für mich mehr wert als tausend »Monchi, wie krass hast du denn abgenommen!«-Sprüche zusammen.

Und als Marley seine Mail mit diesen Zeilen beendet, wird mein Herz nur noch warm: »Wenn ich mal alles überdenke, dann habe ich mich nicht gut verhalten, jedenfalls nicht in Bezug auf deine Ernährung. In diesem Sinne: Hab dich lieb.« Ich denke: Wie oft hab ich mich schon nicht gut verhalten?

Bei jedem Einzelnen der drei. Ich denke: Scheiß drauf, Marley. Ich war ja auch euer fettester Freund. Ihr hattet keine
Erfahrung. Ich hatte keine Erfahrung. Und es ist einfach
hammerschwer, jemanden auf seinen Körper anzusprechen,
ohne dass es asi wirkt. Ich habe nicht einen Hauch »Warum
habt ihr nichts gesagt?« mehr in mir, im Gegenteil, ich kann
sie verstehen. Und ich bin glücklich. Ernsthaft. Dass wir seit
weit über einem Jahrzehnt befreundet sind, ist etwas Besonderes. Ich bin dankbar für diese Mails. Ich bin dankbar, dass
ich diese Freunde habe.

MÄRZ 2021
MEINE SUPERKRAFT

All meine Freunde wissen, dass ich auf Kommando kotzen kann. Ohne mir den Finger in den Hals zu stecken. Einfach hoch, Feuer frei! Mal hab ich's gemacht, um Freunde zu belustigen, mal um auf der Bahn-Toilette den Schaffner zu irritieren, damit er nicht nach dem Ticket fragt. Meistens wollte ich provozieren, schockieren oder den Clown machen. Ich habe das immer für eine lustige Superkraft gehalten und war von meinen übernatürlichen Fähigkeiten überzeugt.

Letztens jedoch wollte ich einen Freund foppen, von dem ich wusste, dass er sich ekeln würde. Aber es kam nix. Immer wieder versuchte ich es. Nix zu machen. Wie über Nacht hatte ich meine Superkraft einfach verloren. Ich habe nachgedacht, woran das liegen könnte, und eigentlich ist die Antwort eindeutig. Ich konnte es immer nur deshalb, weil ich mich immer und überall überfressen habe. Über Jahre. Jeden Tag. Und wenn ich mich nicht vollfresse, kann ich auch nicht kotzen. Doch keine übernatürliche Superkraft …

An Cheat-Days wird der Zusammenhang eindeutig. Auch wenn ich den ganzen Tag nur ganz wenig gegessen habe, gibt es abends manchmal noch immer kein Halten mehr. Und dann geht es wieder los. Irgendwann kommt es mir hoch. Und ich merke, dass das gefährlich ist. Weil ich so viel abgenommen habe, ärgere ich mich viel mehr als früher über mich selbst. Darüber, nicht widerstanden und mich doch wieder vollgestopft zu haben. Deshalb habe ich die zeitweise wiedererlangte Superkraft nun ein paarmal auf eine neue Art genutzt. Nicht um jemanden zu schockieren oder dem Schaffner zu entgehen, sondern einfach, weil ich das Gegessene wieder loswerden wollte. Das zu schreiben ist hart. Aber so ist es.

Früher fand ich Bulimie so bekloppt: Essen kaufen, um es nach dem Verzehr wieder auszukotzen? Mehr »first world problem« geht nicht, dachte ich. Und nun steh ich selbst vor dem Waschbecken. Ich habe das jetzt sieben oder acht Mal gemacht. Erst unbewusst, dann bewusst. Als ich das erste Mal im Supermarkt stand und dachte: »Egal, kann ich ja zur Not auch wieder auskotzen«, habe ich mich erschrocken. Vor mir selbst. Plötzlich fühle ich mich Menschen so nahe, mit denen ich noch nie irgendeine Verbindung gesehen habe. Oder sehen wollte. Doch im Internet lese ich, dass immer mehr junge Männer aus Angst vor Übergewicht versuchen, ihr Essverhalten zu kontrollieren, indem sie sich erbrechen oder zu Abführmitteln greifen.

Ich will das nicht. Ich nehme doch nicht ab, weil ich etwas für meine Gesundheit tun will, nur um dann erst so richtig krank zu werden. Wenn ich meine, mir etwas gönnen zu müssen, hat es auch drinnen zu bleiben. Ganz oder gar nicht! Das achte Mal war das letzte Mal. Hoffentlich …

ICH SEHE WAS, WAS DU NICHT SIEHST

STAND-UP-PADDLING

Sommer 2018: Stand-up-Paddling schien das neue Ding in Rostock zu sein. Wenn ich in der Warnow schwimmen ging, paddelten immer öfter Leute auf diesen großen Brettern an mir vorbei. Bisher hatte ich das Ganze als Hipster-Trend eingeschätzt und wäre nicht auf die Idee gekommen, es selbst zu probieren. Aber nun musste ich ran. Denn Lenas Mutter hatte Geburtstag, und als Überraschung für sie stand ein Ausflug auf dem Wasser an. Als ich davon erfuhr, begann es direkt in meinem Kopf zu rotieren, und ich googelte bei der nächsten Gelegenheit: »Haben SUP-Boards eine Gewichtsbegrenzung?«

Durchschnittlich haben die Dinger wohl eine maximale Traglast von um die 120 Kilo. Ich wusste zwar nicht, wie viel ich grad wog, aber sicher mehr als das. Also hoffte ich darauf, dass die Hersteller sich mit solchen Angaben nur absichern und die Bretter eigentlich mehr aushalten.

Wie geil muss es für schlanke Menschen sein, so was einfach machen zu können, ohne sich den Kopf zu zerbrechen. Bei mir ploppten gleich tausend Fragezeichen auf: Muss ich etwa so einen komischen Neoprenanzug tragen? Gibt's die überhaupt in meiner Größe? Soll ich nicht vielleicht doch so tun, als hätte ich mir den Fuß verstaucht, um mir die Blamage zu ersparen?

Lena, ihre Schwester, die Kids und meine Schwiegereltern in spe: Alle waren am Start. Und so trafen wir uns am Rostocker Stadthafen beim SUP-Verleih. Während die anderen sich im Handumdrehen umgezogen hatten, machte ich extra langsam, um die Lage vor Ort auszuchecken. Gab es da auch Boards für Moppis? Würde ich auch andere Menschen meines Kalibers sehen? Am besten, wie sie ganz locker und ohne Probleme übers Wasser paddelten? Das hätte mich sehr entspannt. Aber ich sah keine weiteren Dicken, nur schönes Wetter und meine Freundin und ihre Familie, die schon so gut wie startklar waren.

Als ob es das Normalste der Welt wäre, drückte mir die Verleiherin ein Board in die Hand. Betont lustig-locker fragte ich sie: »Sag mal, hält mich das überhaupt aus?«, und sie bejahte sofort. Als sie noch hinterherschob: »Alles cool, hier ist noch niemand untergegangen«, ging mein Herz auf. Das wollte ich hören. So langsam bekam ich auch Bock. Vielleicht war das ja doch keine Hipsterscheiße!

Bis auf Lenas Vater, der sich das Ganze lieber aus sicherer Entfernung vom Ufer ansehen wollte, standen schon alle auf den Brettern und warteten auf mich. Also hob ich gemeinsam mit der Verleiherin das SUP ins Wasser. Endlich konnte es losgehen! In der Erwartung, dass ich direkt nachkommen würde, paddelten die anderen schon mal los. Also Paddel in die Hand und ab aufs Board!

Schneller als die Verleiherin mir die erste Standard-Anweisung (»Auf die Knie und dann locker hochkommen«) geben konnte, war klar, dass das Teil doch nicht wirklich für mich ausgelegt war. Für eine Millisekunde konnte ich mir vielleicht noch einreden, dass ich einfach die Balance noch nicht gefunden hatte, aber als das Brett einfach unter Wasser blieb und nicht mehr hochkam, war klar: Ich ging unter.

Auf dem Steg warteten schon die nächsten Kunden mit ihren Boards. Die Verleiherin konnte es offenbar kaum glauben. Ich versuchte es mit einem »Hab ich doch gesagt« wegzulachen, aber: Ich hätte grad am liebsten Kiemen gehabt, wäre weggetaucht und erst einen Kilometer weiter beim Matrosendenkmal wieder hochgekommen.

Als ich schließlich vom Board ins Wasser rutschte, kam das Teil blitzschnell hochgeschossen. Mithilfe der Verleiherin schob ich es wieder auf den Steg. Da es keine Leiter gab und die Vorstellung, dass ich mich da aus eigener Kraft hochgehievt bekommen würde, komplett unrealistisch war, tat ich so, als wäre alles schick, und sagte, dass ich den anderen jetzt einfach hinterherschwimmen würde. Die Verleiherin war zwar sichtlich irritiert, aber je schneller ich schwamm, desto schneller kam ich aus dieser peinlichen Situation heraus.

Nach wenigen Minuten wurde mir klar, dass auch dieses Unterfangen völlig utopisch war. Ich fand schließlich eine Stelle, wo ich über viele spitze Steine aufwendig ans Ufer taumeln konnte. Lenas Vater wartete am Steg auf mich, drückte mir mit seiner unnachahmlichen Mecklenburger Art ein paar Sprüche und ein Handtuch in die Hand. Und da stand ich also klitschnass am Stadthafen, guckte den Mädels hinterher und wartete, bis sie wiederkamen. Und mir wurde klar: Ich war der Erste, der bei diesem Verleih jemals zu fett für ein SUP-Board gewesen war. Aber es hätte keine Überraschung sein dürfen. Erst vor ein paar Monaten hatten Lena und ich uns ein Tretboot geliehen, das irgendwann Schlagseite bekam und mit Wasser volllief – ich musste ins Wasser springen, damit wir nicht mit dem Kutter untergehen … Schon das hat mich nicht kaltgelassen, auch wenn Lena darüber gelacht hat. Aber das hier? Das war der Tiefpunkt.

NIMM BITTE NICHT NOCH MEHR AB!

Schon wieder fühle ich mich beim Einkaufen beobachtet. Im Rostocker Rewe merke ich, wie mich diesmal ein stämmiger, untersetzter Glatzkopf mit Hansa-Pullover fragend anschaut. Seit sie mir passen, trage ich nun öfter längere Hosen, mit denen man mich nicht gleich an meinen Tätowierungen erkennen kann, und auch die Maskenpflicht kommt mir weiterhin entgegen. Hat er mich trotzdem erkannt oder rätselt er noch?

Bei mir spulen sich die üblichen Fragen ab: Ist der cool? Ist der scheiße? Ist er ein Nazi? Kenn ich ihn von Hansa oder ist er Feine-Sahne-Fan? Oder hat er mich gar nicht erkannt? Nimm dich mal nicht zu wichtig, Monchi! Ich versuche ihn im Auge zu halten und setze meinen Einkauf fort.

Irgendwann sehe ich ihn nicht mehr und denke, dass er schneller fertig war als ich. Doch als ich zahle, steht er am Eingang. Ganz offensichtlich: Er wartet da auf mich. Ich ziehe mein Halstuch bis unter die Augen und laufe so breitschultrig wie möglich an ihm vorbei. Wenn man in Vorpommern neben Komasaufen noch etwas anderes lernt, dann ist es böse gucken. Als er mich anspricht, fällt meine Anspannung ab. »Hey Monchi, darf ich dich was fragen?« Keine Gefahr. Kein Fascho. Das affige Aufpluster war umsonst.

Ich ziehe mein Halstuch runter und sage: »Hättest mich ruhig vorher anquatschen können, Digger.« Dann wäre mir wenigstens das Kopfkino erspart geblieben. Was will er wohl? Ein Bier am Hafen mit mir trinken? Ein Grußvideo für seine Freundin aufnehmen? Einen Plausch über den letzten Sieg von Hansa? Das wäre mir am liebsten. »Sag mal, ich hab ja schon gehört, dass du abgenommen hast, aber ... wie viel haste denn jetzt runter?« Wie, wat, gehört, dass ich abgenommen habe? Wir haben uns doch noch nie gesehen! Im Internet oder in der Zeitung war auch noch nix. So cool wie möglich, aber nicht ohne Stolz sage ich: »So um die 65.«

Je länger wir reden, desto ruhiger wird er. Er fällt geradezu in sich zusammen. Schließlich erzählt er mir, dass er schon alles versucht hat, dass es aber einfach nicht klappt mit dem Abnehmen. Ich bin nicht ganz sicher, ob er es anerkennend oder vorwurfsvoll meint – vielleicht irgendwas dazwischen –, aber er fragt mich gleich mehrmals, wie ich es denn geschafft hätte. Eigentlich kann ich jetzt auch immer nur »Sport und Ernährung« sagen, denn ich weiß doch selber nicht, warum es bei mir funktioniert hat. Und dann kommt's. Er sagt: »Aber nicht noch mehr abnehmen, ne?« Nicht mit ironischem Unterton. Ohne Schmunzeln. Ich bilde mir hoffentlich nur ein, dass er Tränen in den Augen hat. Was soll ich sagen? Ich bin überfordert. Aber wenigstens ist er ehrlich und sagt das, was er denkt. »Aber nicht noch mehr abnehmen, ne?« Das ist hart.

Oft genug stand ich in letzter Zeit vor anderen dicken Menschen, die »Stark, dass du so viel abgenommen hast« sagten, aber ganz offensichtlich alles andere als »Stark, dass du so viel abgenommen hast« dachten. Und ich verstehe sie gut. Immer wenn ich in den letzten Jahren Menschen traf, die abgenommen hatten, wusste ich natürlich, dass ich »Stark, dass du so viel abgenommen hast« hätte sagen sollen. Aber gefühlt habe ich das nie. Immer wenn jemand es geschafft hat, habe ich mich nicht für die Person gefreut, sondern innerlich abgekotzt: Verräter! Schon wieder so ein Pisser, der mir zeigt, dass man wirklich abnehmen kann. Es ist erbärmlich, aber insgeheim habe ich immer gedacht: »Hoffentlich hat der in sechs Monaten wieder alles drauf.« Völlig klar, was das war: der pure Neid! Und nun stehe ich hier und stehe auf der anderen Seite. Plötzlich bin ich derjenige, dem wieder 65 Kilo mehr an den Hals gewünscht werden.

Ein paar Wochen später ist es so weit: Das Video von Marten geht um Mitternacht online. Zwar habe ich es mir schon vorab zigmal angeschaut, aber bis zur Premiere bleibe ich trotzdem wach, auch wenn ich sonst früher pennen gehe. Ich bin aufgeregt. In diesem Video werden die Leute mich das erste Mal nach meinem Gewichtsverlust sehen. Oberkörperfrei stoße ich Marten vom Boot in die Ostsee. Als es da ist, schaue ich es mir an und finde es schön. Mein Handy fängt an zu bimmeln. Erste Freunde und Bekannte, die ich länger nicht gesehen habe, schreiben mir. »Digger, bist du das?« »Tolles Video, aber was ist passiert?« Ich mache mein Handy erst mal aus und versuche zu schlafen. Ich bin stolz darauf, mich für das Video letztendlich nicht verstellt zu haben.

Am nächsten Morgen schaue ich noch im Bett in die Kommentarspalten des Videos. Mein Gewichtsverlust wird immer mal wieder thematisiert, aber ich finde, die Leute schreiben dann vor allem sympathisch und staunend über meine Veränderung. In erster Linie freuen sie sich aber über das neue Lied von Marten, und genau so muss es sein! Es fühlt sich so normal an.

Aber auf meinem Handy ist alles zu spät. Als ich es am Mittag einschalte, habe ich über 60 Nachrichten auf Whatsapp. Nur drei davon haben nichts mit meinem Gewicht zu tun. Die Messenger von Facebook und vor allem Instagram explodieren völlig. Im Sekundentakt schreiben mir Leute Nachrichten. Von »Kompliment!«, »Stark, wie du abgenommen hast!« und »Steht dir!« über »Bist du krank? Ich hab dich gar nicht wiedererkannt!« bis »Wie ist es, so viel abgenommen zu haben und trotzdem so fett und hässlich zu sein?« ist alles dabei.

Die Ostsee-Zeitung titelt »Rostocks Rapper Marteria: Neue Single und Video mit völlig verändertem Monchi«. Wat 'ne Überschrift ... Alle Interviewanfragen blocke ich ab. Als ich am Nachmittag aus dem Supermarkt trete, kommt ein Typ mit Aufnahmegerät im Anschlag auf mich zu, stellt sich als freier Journalist vor und fragt drauflos. »Hey Monchi, wie viel hast du genau abgenommen? War das gewollt oder bist du krank?« Ich bin einfach nur wütend über so viel Dreistigkeit, steige auf mein Fahrrad, und auch wenn ich denke, dass er bestimmt weiß, wo ich wohne, fahre ich in eine andere Richtung und rufe über die Schulter, dass er sich verpissen soll. Lief das Aufnahmegerät? Egal. Kann sich freuen, dass er keine bekommen hat, der Hoschi. Ich schalte mein Handy auf Flugmodus und fahre zum Abreagieren an die Ostsee.

Das Video schlägt ordentlich ein, was mich sehr freut. Die Nachrichten, die ich bekomme, werden mit der Zeit jedoch nicht weniger absurd. Fragen, Komplimente und Gepöbel geben sich weiterhin die Klinke in die Hand. Ein ehemaliges Date schreibt mir ganz zufällig, dass sie gehört habe, ich sei wieder Single. Ein Kumpel erkundigt sich, was denn so ein Magenbypass kosten würde. Viele fragen, ob es mir gut geht. »Meinen größten Respekt für diese Leistung« – diese Nachricht bekomme ich bei Instagram, und zwar nicht von irgendeinem Fan, sondern von einem ehemaligen NPD-Kader aus Mecklenburg-Vorpommern, an den ich mich noch gut von früheren Auseinandersetzungen erinnern kann und von dem ich so etwas wohl als Letztes erwartet hätte. Ab nun scheint alles möglich zu sein. Will der mich verarschen oder hat er es wirklich aus dem braunen Sumpf geschafft? Ich würde es ihm wünschen. Was für ein Wahnsinn.

Dass die ganze Sache mit einem Auftritt im Marteria-Video geregelt sein würde, war allerdings eine grandiose Fehleinschätzung, wie ich in der kommenden Zeit merke. Manchmal fühlt es sich an, als würde eine große Welle auf mich zuschwappen, die immer größer und größer wird. Wie wird es erst sein, wenn es nach Corona wieder richtig losgeht? Wenn ich wieder mehr Leuten auf der Straße über den Weg laufe und auf Konzerten begegne? Über welche Aussagen und Fragen werde ich mich freuen und wann wird es mir zu viel?

Ein paar Wochen später posten wir ein ganz normales Bandfoto. Erster Kommentar: »Wer is'n das Hemdchen da vorne im Sessel?« Wer da sitzt, kann sich der geneigte Leser denken. Wir posten ein weiteres Foto, das uns zeigt, wie wir mit neuem Merch in der Mitte eines Ackers auf einem Treckeranhänger stehen. Gefühlt geht es in den wenigsten der über 160 Kommentare um Merch. Irgendwann machen sich die anderen Jungs aus der Band 'nen Witz draus und kommentieren selber. Kai schreibt: »Was ist mit dir los, Monchi? Fetten Respekt!« Ich hoffe, dass sie nicht zu sehr drüber abkotzen.

Absurd finde ich es, wenn Leute die Kommentare von anderen verurteilen und meinen, dass man die Körper anderer Leute nicht kommentieren solle und dass ich doch sicher keine Komplimente will. Woher wollt ihr wissen, was ich will? Natürlich gibt es Komplimente, über die ich mich freue! Etwa ein schlichtes »Starke Leistung, ich weiß, wie schwer es ist, abzunehmen. Respekt!«. Und auch über Komplimente im

Alltag, auf der Straße, freue ich mich wirklich. Ich find mich grad schön. Ich mag mich zwar nicht prinzipiell mehr als früher, aber ich finde mich schöner als mit 182 Kilo. Das ist so. Klar, wenn mir jemand mit »Das ist das erste Mal, dass ich nicht nur dein Inneres schön finde« kommt, finde ich das auch daneben und denke: »Halt's Maul, du kennst mein Inneres gar nicht!«, aber wenn mir jemand »Siehst gut aus!« sagt, sehe ich für mich persönlich kein Problem. Dann freue und bedanke ich mich.

Ich bin eine Projektionsfläche. Für Linke, für Rechte, für Dicke, für Dünne, für Spießer, für Asoziale. Das ist mir klar. Und bis zu einem gewissen Grad habe ich mir das selbst zuzuschreiben. That's the game. Heul leise, Monchi. Aber wenn ich diese Kommentare lese, wird mir mal wieder klar: Dass so viele Leute zu wissen meinen, was ich denke und warum ich wie handle, kotzt mich an. Die Rubrik von Nachrichten und Kommentaren, die ich am abstoßendsten finde, ist die, mit denen mir Leute ein schlechtes Gewissen für meinen Gewichtsverlust einreden wollen. Auch wenn man merkt, dass es wahrscheinlich weniger um mich geht als um ihre eigenen Befindlichkeiten. Ein paar Beispiele:

1 »Und, fühlst dich jetzt als was Besseres? Einfach nur enttäuscht!!!« (Genau so viele Ausrufezeichen waren es!)

2 »Früher Monchi, heute schauste aus wie jeder andere. Damit trittst du nicht nur mir gegen das Schienbein. Deabonniert.«

3 »Und das ist jetzt deine Body Positivity? For real??«

Alter, for real? Deabonniert? Enttäuscht? Meine Body Positivity? Halten wir mal fest: Ich wiege immer noch 120 Kilo, habe einen BMI von über 30 und kämpfe grad hart darum, den Jo-Jo-Effekt abzuwenden. Und ihr tut, so als hätte ich mir 'nen Sixpack implantieren, den Schwanz vergrößern und Botox spritzen lassen. Wobei ihr auch dann euer Maul zu halten hättet.

Wahrscheinlich sind das auch noch Leute, die sonst immer auf »Lieb dich selbst, egal wie du aussiehst« machen. Was sie offenbar eigentlich denken: Ich soll fett bleiben, damit sie sich selbst weniger hässlich fühlen! Dabei sind sie nicht hässlich, weil sie selbst ein paar Pfunde auf den Rippen haben oder sonst irgendwelche gefühlten körperlichen Defizite haben. Sie sind für mich hässlich, weil sie so scheinheilig sind. Selbst Morddrohungen stoßen mich nicht so sehr ab wie diese Body-Positivity-Heuchelei. Wenn die mal so ehrlich wären wie der Typ im Rewe. Wie viel soll ich denn wieder zulegen? Wären euch 200 Kilo genehm? Reicht ein Herzinfarkt aus oder sollen es lieber gleich zwei sein? So als Beweis dafür, dass ich meinen Body richtig positiv finde? Was nehmen diese Spinner:innen sich raus? Es ist mir scheißegal, wie ich aussehe, aber leben will ich. Und wenn es diesen Leuten nicht nur um sich selbst gehen würde, würden sie checken, dass 182 Kilo auf den Rippen nicht gerade eine lebensverlängernde Maßnahme für mich darstellen. Aber darum geht es ihnen nun mal nicht.

Wie beschissen müssen solche Kommentare für andere Dicke sein, die nicht so ein gutes Selbstvertrauen haben wie ich? Sind sie dazu verdammt, fett zu bleiben, weil sonst die Body-Positivity-Polizei ihnen die Liebe entzieht? Es ist doch so egal, ob jemand dick oder dünn ist. Wenn etwas so zum Dogma verkommt, wird mir schlecht. Das ist bei den »Alles über Größe 36 ist fett und hässlich«-Sekten so, aber bei diesen »Bleib für immer dick, sonst verrätst du uns«-Freaks ist es ganz genauso. Eure Sekten sollen untergehen! Bleib dick, wenn du dick bleiben willst! Bleib dünn, wenn du dünn bleiben willst! Schau vielleicht auch ein bisschen auf deine Gesundheit und sei ehrlich zu dir selbst, aber vor allem: Mach einfach so, wie du dich am wohlsten fühlst!

Ich mag mich jetzt, ich mochte mich früher genauso, und dafür brauche ich keinen Hashtag. Ich freue mich, dass ich es geschafft habe, abzunehmen. Vielleicht nehme ich noch ein bisschen mehr ab, vielleicht nehme ich auch wieder zu. Aber gerade freue ich mich, endlich Treppen steigen zu können, ohne nach ein paar Schritten völlig verschwitzt zu sein, und mir endlich wieder selber den Arsch abwischen und die Fußnägel schneiden zu können. Freut euch mit mir oder lasst es, aber bitte verschont mich mit eurer Heuchelei.

ICH BIN DOCH NICHT ALLEINE SCHULD

Mir ist klar, dass ich nicht der einzige Fette auf der Welt bin. Aber erst seit ich mich offensiv mit meinem Körper auseinandersetze, checke ich wirklich, wie viele Menschen von Übergewicht und Fettleibigkeit betroffen sind. Vor zwei Jahren wird es all diese Artikel, auf die ich jetzt permanent stoße, auch schon gegeben haben, aber wahrscheinlich wollte ich sie nicht sehen und habe schnell weitergeblättert oder weggeklickt. Es könnte ja was mit mir zu tun haben ...

Herz-Kreislauf-Erkrankungen gehören zu den häufigsten Todesursachen in Deutschland, und Schlaganfälle und Herzinfarkte machen fast die Hälfte davon aus, lese ich beim MDR. Die Zahl derjenigen, die als Folge ihres Übergewichts sterben, ist so hoch, dass die Menschen in meiner Vorstellung keine Gesichter mehr haben. Sie sind nur noch Nummern. Es fühlt sich unwirklich an. Dabei muss es bei diesen Zahlen doch auch Leute in meiner Nähe betreffen, vielleicht sogar Personen, die ich kenne?

Und da hört es nicht auf: Knapp 60 Prozent der Erwachsenen in Mecklenburg-Vorpommern seien zu dick, schrieb der Nordkurier schon 2014, und jeder Fünfte stark übergewichtig. Damit nahmen die Menschen in unserem Bundesland einen Spitzenplatz ein. Und im Landkreis Vorpommern-Greifswald, genau da, wo ich aufgewachsen bin, lebten zum Zeitpunkt einer ZDF-Recherche von 2018 deutschlandweit die meisten übergewichtigen Menschen, lese ich ebenfalls im Nordkurier. Spitzenreiter, Spitzenreiter, hey hey. Wir sind die Fettesten in Deutschland!

Harte Fakten, die mich auch nach Tagen noch beschäftigen. Und so fällt mir die Titelseite der Ostsee-Zeitung ins Auge, als ich an einem Kiosk vorbeikomme. Die Überschrift lautet: »Folge des Lockdowns: Kinder in MV werden immer dicker«. Wenn ich so was früher gelesen hätte, hätte ich mich vielleicht insgeheim gefreut, weil ich mich nicht mehr so allein gefühlt hätte. Oder ich hätte einen Witz gerissen: »Ist doch geil, endlich holen wir auch mal einen Pokal!« Aber vor einer ernsthaften Auseinandersetzung hätte ich mich gedrückt.

Aber heute frage ich mich: Wie kann das alles sein? So eine verfettete Gesellschaft fällt doch nicht vom Himmel! Auch wenn mir sehr bewusst ist, dass es meine eigene Hand ist, die mir die Schokolade in den Mund schiebt, und dass ich die Verantwortung dafür selbst trage. Aber 60 Prozent der Erwachsenen in Mecklenburg-Vorpommern sind zu dick, steht da. Alter! Ich mein, wir sind doch hier nicht einfach alle zu dumm, um gesund zu bleiben.

Vor ein paar Wochen erzählte mir eine Freundin, dass sie eine Doku namens »Dick, dicker, fettes Geld« auf Arte geschaut hatte und dabei an mich denken musste. Denn es ging um Zucker als Droge, schlechte Ernährung und Lebensmittelkonzerne, die versuchen, den Leuten weiszumachen, ihre Produkte seien gesund. Ich sah sie mir an und war zunächst wieder schockiert über die unvorstellbaren Zahlen. Über zwei Milliarden Menschen weltweit seien übergewichtig oder fettleibig, Schätzungen gingen davon aus, dass am Ende des Jahrzehnts 250 Millionen Kinder betroffen wären. Große Firmen wie Nestlé, Coca-Cola und Kelloggs bestimmen, was auf die Teller kommt, was in den Regalen steht, unterhalten Lobbyisten, verkaufen Scheiße als Gold, machen Milliarden damit und freuen sich einen zweiten Arsch ab, wenn so Zucker-Junkies wie ich auf ihrem Stoff hängen bleiben.

Wenn ich durch meinen Stamm-Supermarkt gehe, komme ich zuerst an Obst und Gemüse vorbei. Aber danach gibt's eigentlich nix Gesundes mehr. Ich laufe durch Himmel und Hölle zugleich: Süßigkeiten, Milchreis, Nutella, Pizza, Chicken Nuggets, Pringles, Limos, und selbst Gurken und Rote Beete im Glas sind gezuckert. Überall ist die Seuche. Im Ketchup, in der Wurst, in Getränken. Alter, als Kind wurde mir erzählt, dass Hohes C das Gesündeste ist, was man trinken kann. Heute muss ich erfahren, dass auch Säfte voll sind mit dem Teufelszeug. Ich frage mich ernsthaft: Wie viel in diesen Regalen könnte man guten Gewissens als halbwegs gesund bezeichnen?

Laut der Doku nehmen die Menschen heute 25 Prozent ihrer Kalorien durch Snacks zu sich. Was die Sprecherin der Doku mit alarmierendem Unterton formuliert, lässt mich nicht mal zucken. Nur 25 Prozent? Das war bei mir in den letzten Jahren mindestens das Doppelte. Ich hab immer gesnackt. All das, was in den Regalen steht, und die sind immer so schön voll. Voll mit Müll. Und es ist ein riesiger Wirtschaftssektor, der genau davon lebt.

Warum gibt es eine Tabaksteuer, aber keine Zuckersteuer? In Großbritannien gibt es eine Steuer für Getränke, die mehr als fünf Gramm Zucker je 100 Milliliter haben. Warum bei uns nicht? Irgendwelche Lobbygruppen kriegen bei dem bösen Wort mit S gleich einen roten Kopf und sagen ganz eingespielt: »Das trifft dann aber zuerst die Leute mit wenig Geld, und das will doch wohl niemand«, als würden sie sich auch nur ansatzweise für die wirtschaftliche Situation ärmerer Menschen interessieren. Diese können sich das gesunde Essen doch gar nicht leisten. Wieso kriegt der Staat es nicht gebacken, dass Zucker- und Kalorienbomben teurer werden und gesundes Essen erschwinglicher? Ist es so schwer zu sehen, dass es das Richtige wäre, Menschen aus der Landwirtschaft mehr Kohle zu geben, das gesunde Essen besser zu subventionieren und sich nicht weiter bei diesen Krankmacher-Konzernen anzubiedern, die als einziges Argument das Geld auf ihrer Seite haben?

Ich merke es selbst: Seit ich nicht jeden Tag nur Junkfood kaufe, sondern auch mal einen Salat oder frisches Gemüse, bezahle ich für meine Ernährung deutlich mehr. Die Geheimwaffe der Nahrungsmittelindustrie ist der Preis. In der Doku wird es klar benannt: Ungesunde Nahrung ist durchschnittlich 60 Prozent billiger als gesunde Nahrung. Die größte Käuferschicht dieser Scheißprodukte sind Menschen, die wenig Geld haben. Wie beschissen muss das für eine alleinerziehende Mutter sein, die versucht, ihre Kids gesund zu ernähren?

Plötzlich kommt mir der Gedanke: Okay, krass. Mecklenburg-Vorpommern gehört nicht nur auch im Jahr 2021 noch zu den fettesten Bundesländern Deutschlands, sondern ist auch in den Top 3, was die Armut angeht. Der Zusammenhang ist klar. Das heißt natürlich nicht, dass jeder Mensch mit wenig Geld gleich dick wird. Ich habe das Privileg, aus einer finanziell gut aufgestellten Familie zu kommen, und bin trotzdem fett geworden. Aber wenn du keine Kohle hast, kannst du dir eben nicht jeden Tag das Bio-Fair-Trade-Gemüse vom Markt gönnen.

Wenn ich dann Politiker:innen sagen höre: »Wir setzen nicht auf Verbote, sondern auf Selbstregulierung«, schlage ich die Hände überm Kopp zusammen. Alter, Selbstregulierung? Bei mir würden nicht mal Verbote helfen: Ich bin abhängig, süchtig, immer auf der Suche nach Stoff. In jeder

Werbung, in jedem Laden, an jeder Ecke krieg ich mein ganz spezielles Heroin. Und ihr erzählt was von Selbstregulierung?

Ich sage ja nicht, dass es keine Süßigkeiten mehr geben soll. Und ich plädiere auch ganz bestimmt nicht für eine Pflicht, gesund zu essen. Wir sollen alle das Recht haben, uns um 10 Uhr abends sechs Donuts hintereinander reinzuhauen. Aber warum nicht einfach ein Werbeverbot? Fernseh-Propaganda, die suggeriert, dass du dir literweiße Cola reinkloppen und trotzdem einen Sixpack haben kannst – muss das unbedingt sein?

Ich kann mich noch genau daran erinnern, dass mir als Kind die eine Cornflakes-Sorte nie wirklich geschmeckt hat. Aber der Tiger aus der Werbung, den fand ich cool! Ich habe mich deshalb immer gefreut, wenn wir 'ne Packung zu Hause hatten und ich das Zeug futtern konnte. Ich muss nicht Psychologie studiert haben, um sagen zu können, dass Kids von so was beeinflusst werden. Klar, dass ein Tiger Kinderaugen eher zum Leuchten bringt als eine hässliche Mohrrübe. Mann, ich habe mir letztens eine Süßigkeitentüte gekauft, auf der groß »Glücksgefühle« stand.

Eine Wissenschaftlerin in der Doku sagt, dass es im Jahr 2040 voraussichtlich zwölf Millionen Diabetiker in Deutschland geben wird, wenn sich nichts verändert. Wenn ich dann in der Zeit lese, dass die deutsche und europäische Politik wichtige Reformen immer wieder zugunsten der Wirtschaft zurückstellen, krieg ich das Kotzen. Schon vor über zehn Jahren wurde im Bundestag über eine Ampelkennzeichnung diskutiert, die markieren sollte, wie gesund oder ungesund die jeweiligen Nahrungsmittel sind. CDU/CSU, SPD und FDP lehnten den Antrag, der von den Grünen vorgelegt wurde, schon damals ab. Was für ein Problem hatten sie damit? Für mich wäre so was ein guter Wegweiser. Seit 2020 gibt es mit dem »Nutri-Score« zwar wohl auch in Deutschland ein entsprechendes Modell, aber was bringt es, wenn die Nutzung freiwillig ist? Ich hab das Ding noch nie irgendwo bewusst wahrgenommen.

Dass es anders geht, wurde in den letzten Jahren in Chile gezeigt. Seit 2016 gibt es dort eine Kennzeichnungspflicht: Nahrungsmittel mit mehr als 10 Gramm Zucker pro 100 Gramm müssen auf der Vorderseite der Verpackung mit einem »Hoher Zuckergehalt«-Schild markiert werden. Die Schulspeisung wurde entsprechend umgestellt, die meisten der gekennzeichneten Produkte dürfen nicht mehr in den Schulen verkauft werden. Wie oft stand ich in der Pause auf dem Schulhof und hab mir 'ne Cola gezogen? Und bei acht Stunden am Tag gab es viele Pausen.

Auch für die Werbung wurden in Chile Einschränkungen eingeführt. Die mit dem Warnhinweis markierten Produkte dürfen etwa nicht mehr zusammen mit Kinderspielzeug verkauft (also: kein Happy Meal mehr!) und zwischen 6 und 22 Uhr nicht im Fernsehen beworben werden. All das hat dazu geführt, dass viele chilenische Firmen die Zusammensetzung ihrer Nahrungsmittel verändert haben. Nach und nach scheinen sich die Strukturen also zu verändern.

Mein Übergewicht habe ich immer als individuelles Problem angesehen. Doch so langsam checke ich, dass verschiedene Faktoren eine Rolle spielen. Klar, ich trage die Verantwortung dafür, dass ich mich so besinnungslos gefressen habe und am liebsten auf der Couch rumlag. Aber für Leute wie mich wäre es eine große Hilfe, wenn die Politik strukturell anpacken und damit wirklich etwas für die Gesundheit der Menschen tun würde, statt sich in erster Linie um Finanzen zu kümmern. Der Glaube an so was ist mir im Laufe der Zeit zwar immer mehr abhandengekommen. Aber ich lasse mich gern überraschen.

DIE SCHLAUCHBOOTKRANKHEIT

»Sag mal: Wenn du abnehmen würdest ... würde dein Schwanz dann vielleicht auch etwas größer werden?« Diesen Satz bekam ich mal von einer meiner ersten Freundinnen zu hören. Das haut rein. »Sag mal: Wenn du zunehmen würdest ... würdest du dann auch größere Titten bekommen?« – auf dem Niveau hätte ich damals vielleicht reagieren sollen. Sie meinte es sicherlich nicht böse, aber beschissen fühlte es sich trotzdem an.

Natürlich ist es ein Vorurteil, dass alle Dicken einen kleinen Schwanz haben. Aber ich brauche gar nicht groß drum rumzureden: Ich bediene das Klischee. Ich habe einen kleinen Schwanz.

Während es in jedem zweiten Musikvideo der größte Diss zu sein scheint, zu behaupten, dass jemand 'nen Kleinen hat, und damit geprahlt wird, dass man selbst wiederum den Längsten und Breitesten sein Eigen nennt, kann ich sagen: Ich hatte schon mit 25 die größten Hängetitten und den kleinsten Schwanz. Scheiß drauf! Es ist, wie es ist.

Schon beim Jugendfußball unter der Dusche war das Gesprächsstoff. Ich erinnere mich bis heute daran, wie mich ein Mitspieler fragte, ob ich meinen kleinen Schwanz unter meinem dicken Bauch überhaupt noch sehen könne. Damals konnte ich das noch stolz mit Ja beantworten.

Zu 99,9 Prozent gehe ich immer FKK baden. Wieso soll

ich verstecken, was sowieso zu mir gehört. Als ich als Teenager meine ersten Hautrisse bekam, zog ich ein Shirt an, um in die Ostsee zu springen. Es sollte bloß niemand sehen, wie fett ich bin. Doch natürlich trat genau das Gegenteil ein. Mit dem klatschnassen, eng anliegenden Shirt zog ich erst recht alle Blicke auf mich. Einmal und nie wieder. Wenn's geht, immer FKK! Sollen alle sehen, dass ich Hautrisse und 'nen kleinen Penis habe. Sobald man 'nen Fick auf die Blicke gibt, werden sie immer weniger.

Aber dieses ausgeprägte Selbstbewusstsein musste sich erst entwickeln. Immer wieder war es ein Kampf, mich selbst zu mögen. Lieber habe ich gar nicht geduscht, als zu riskieren, dass irgendwer mich sehen könnte. Sauna habe ich früher gehasst, weil da schon beim Reinkommen Schwanzvergleich angesagt ist. Aber irgendwann war es wie mit meinem Bauch. Es wurde mir egal, denn es musste mir egal werden, wenn ich nicht mein Leben lang davon eingeschränkt werden wollte. Das hat dazu geführt, dass ich mich heute weder über meinen Bauch noch über meinen Schwanz definiere. Ich mag mich so, wie ich bin. Irgendwann war ich dann der Erste in der Sauna, der nicht mal ein Handtuch um die Hüfte trug. Bup, hier könnt ihr es sehen. Ihr müsst nicht weiter rätseln, die Fakten hängen vor euch. Das ist vielleicht nicht der ästhetischste Umgang damit, für meinen Kopf aber definitiv der beste.

Ich frag mich immer, was die Leute für eine Angst haben müssen, die die ganze Zeit auf dicke Eier machen, aber eigentlich auch nur so ein kleines Gemächt haben wie ich. Wenn die Größe deines Penis ein Hauptargument in deinen Songtexten ist, kann es dann natürlich schwierig werden, wenn du mal in einer öffentlichen Sauna aufläufst. Solche Probleme habe ich zum Glück nicht. Ich gehe seit längerer Zeit offen damit um.

Ende 2016 war ich mal bei einer Late-Night-Show namens »Applaus und Raus« auf ProSieben zu Gast. Das Prinzip der Show war, dass Moderator Oliver Polak vorher nicht wusste, welche Gesprächspartner ihm vorgesetzt wurden, und diejenigen, die ihn langweilten, wurden von ihm rausgebuzzert. Als ich reinkam und natürlich nur knapp in den Sessel passte, meinte er gleich, dass er sich endlich mal richtig schlank vorkäme. Kleiner Lacher, den ich an seiner Stelle wahrscheinlich auch gebracht hätte. Dann ging es weiter mit ein bisschen Small Talk hier und ein bisschen Feine Sahne da, und dann fragte er mich plötzlich, wie es mit meinem Penis sei, worauf ich sagte: »Klein.« Er schien mit einer so ehrlichen Antwort nicht gerechnet zu haben und wirkte für ein paar Sekunden überfordert, bevor er auf eine Stand-up-Nummer umswitchte, in der es darum ging, dass er Minderwertigkeitskomplexe habe, weil sein Hund Arthur einen größeren Schwanz habe als er. Keine Glanzstunde des deutschen Fernsehens, aber immerhin war ich der einzige Gast an diesem Abend, den er nicht rausbuzzerte, vielleicht aus Solidarität mit einem Leidensgenossen.

Dass an so einem Abend ein paar Hunderttausend Menschen zuschauen, wurde mir erst danach so richtig klar. Denn noch über Wochen hinweg sprachen mich Leute darauf an und meinten, wie krass sie meine Antwort gefunden hätten. Manche fragten, ob es Ironie gewesen sei, manche freuten sich über meine Bescheidenheit und wieder andere meinten, dass ich mehr Kontra hätte geben müssen. Im Nachhinein wissen es sowieso immer alle besser. Natürlich gab es auch eine ganze Menge Typen, die mir dann auch ihr eigenes Leid klagten. Als solches empfinde ich es jedoch gar nicht. Es ist einfach, wie es ist.

Auch wenn ich mir bei der Sache mit meiner Ex-Freundin

damals eingeredet habe, dass mich ihr Kommentar gar nicht so sehr verunsicherte, habe ich mir natürlich trotzdem insgeheim die Frage gestellt: Kann es wirklich sein, dass mein Schwanz klein ist, weil mein Bauch so groß ist? Hängt das eine mit dem anderen wirklich zusammen? Ich bin dem nie auf den Grund gegangen. Irgendwie war es mir dann doch zu egal. Vielleicht auch deshalb, weil ich felsenfest überzeugt war, dass ich ja sowieso niemals abnehmen würde.

Doch jetzt ist es so weit. Ich gebe »Kleiner Penis durch Übergewicht« bei Google ein, überspringe die unzähligen Werbeanzeigen (»Mit dieser Pille wird Ihr Penis in einer Woche 10 cm länger«) und lese mir dann die verschiedensten Links durch. Ich muss schmunzeln, weil ich mir vorstelle, wie irgendwelche Polizisten, die vielleicht noch immer auf mich angesetzt sind, vor ihrem Rechner sitzen und sich über diese Suchanfrage beeiern. Wenn man drei Jahre lang observiert wurde, hat man halt einen Paranoia-Schuss weg.

Das Ergebnis der Recherche: Übergewicht kann definitiv dazu beitragen, dass der Penis nach außen hin kleiner wirkt. Je mehr man wiegt, desto mehr nimmt wohl auch das Unterhautfettgewebe um den Penis an Umfang zu. Auf www.gutefrage.net beantwortet der User »Schnoil« die Frage mit einem Vergleich, der mir einleuchtender erscheint als jeder medizinische Text: »Puste mal ein Schlauchboot auf und gucke, was passiert: Je praller es wird, desto mehr zieht sich das Ventil nach innen. Schlauchbootkrankheit. Bitte, gern geschehen ;-)« – Schnoil versteht es, mit seinen Worten Bilder zu malen.

An mehreren Stellen kann man lesen, dass das Wachstum des Geschlechtsteils mit der Testosteronproduktion einhergeht. Übergewicht kann den Testosteronspiegel senken. Sollte man also schon in der Pubertät deutliches Übergewicht haben, kann sich dies in der Ausprägung der Geschlechtsorgane niederschlagen. Da ich selbst spätestens ab meinem 15. Lebensjahr mit Übergewicht zu tun hatte, fühle ich mich angesprochen.

Dann fällt mir ein wunderbarer Artikel ins Auge, der leider hinter einer Paywall versteckt ist. Das größte Boulevardblatt Deutschlands verkündet in einer seiner unübertrefflichen Überschriften: »Urologe rechnet aus – 10 Kilo weniger = 2 cm längerer Penis!« Geil! Gut zu wissen. In mir steckt also doch ein Long Dong Silver. Er versteckt sich nur noch. Ich bin so motiviert wie nie zuvor!

Die bittere Wahrheit ist jedoch, dass ich ja schon mitten im Praxistest stecke. Und ich muss euch leider enttäuschen. Es ist schockierend, ihr werdet es kaum glauben, aber: Der Zeitung mit den vier Buchstaben kann man nicht glauben. Der Urologe erzählt Scheiße! Ich hab zwar 60 Kilo abgenommen, aber mein Schwanz ist keine zwölf Zentimeter größer geworden.

Meinen Erfolg schmälert das jedoch kein Stück. Denn auch wenn mein Penis nicht wirklich größer geworden ist, ist mir vor einiger Zeit aufgefallen, dass ich die dumme Frage, ob ich meinen Pimmel überhaupt sehen könne, heute freiheraus mit Ja beantworten könnte, wenn ich wollte. Nach über 15 Jahren, in denen es anders war, verschafft mir nun jeder Blick nach unten ein erhabenes Gefühl. Und auch wenn es ganz sicher größere, schönere und tollere geben wird – egal. Er gehört zu mir.

APRIL 2021
FAQ

Seit bald eineinhalb Jahren nehme ich nun ab. Mein Gewicht hat sich in diesem Zeitraum massiv verändert. Mal schwankt es etwas nach unten, mal wieder nach oben. Gerade bewege ich mich wieder bei 120 Kilo, plus/minus drei Kilo. Ob ich es schaffe, das langfristig zu halten, weiß ich noch immer nicht. Irgendwie schwanken wird es wohl immer. Bei den Fragen, die mir die Leute so stellen, schwankt hingegen gar nichts. Ob ich nun 20, 30, 40, 50 oder 60 Kilo abgenommen habe. Sie sind immer gleich.

Damit ich mich nicht irgendwann in einen Roboter verwandle, der immer dieselben Sätze runterbetet, folgt hier das große Monchi-Gewichtsverlust-FAQ!

Hängt deine Haut? Und wie hat sich dein Körper sonst verändert?

Von unten bis oben betrachtet:

An den Füßen hängt schon mal nix. Applaus dafür, bitte! Auch meine Unterschenkel sind straff wie ein Kinderarsch. An den Knien: niente. Doch je höher die Augen im Spiegel wandern, desto kniffliger wird's. Der Großteil meiner Beine ist gut in Form. Das viele Fahrradfahren und Laufen hat sich bezahlt gemacht. Wenn ich irgendwo Muskeln aufgebaut habe, dann dort. Meine absolute Hänge-Schwachstelle sind jedoch die Innenseiten meiner Oberschenkel. Es ist keine

Vollkatastrophe, aber es ist ungewohnt, diese Hautlappen zu sehen. Wenn mich eine Stelle stört, dann diese.

Mein Arsch sieht im Spiegel eigentlich ganz okay aus. Einen Preis gewinn ich mit dem Teil nicht, aber er ist schon deutlich kleiner geworden. Wenn ich mich auf den Rücken lege, bahnt sich überschüssige Haut nach links und rechts ihren Weg. Auch das fand ich nicht so geil, als es mir das erste Mal auffiel. Die Hängenden Gärten von Babylon sind 'n Witz dagegen. Aber zum Glück sehe ich meinen eigenen Arsch ja eher selten.

Mein Bauch hat immer schon gehangen, das kenne ich nicht anders. Aber aus einem riesigen Kreuzfahrtschiff ist ein kleines Kajütboot geworden. Eigentlich habe ich befürchtet, dass die Bauchhaut bis über meine Eier hängt, wenn ich ein Drittel meines Körpergewichts verliere, aber das ist glücklicherweise nicht der Fall.

Auch wenn sie kleiner geworden sind: Hängetitten habe ich noch immer. Am FKK-Strand wurde mal zu mir gesagt: »Du hast ja Titten und 'nen Schwanz, du Transe!« Sollen sie mich nennen, wie sie wollen. Mit großen oder kleinen Möpsen. Ich mag meinen Brustkorb. Auch weil mein Lieblingstätowierer Jan Brenneisen ('nen geileren Nachnamen kannste als Tätowierer nicht haben!) ihn vor Kurzem mit einem großen maritimen »Scheitern und Verstehen«-Tattoo verschönert hat.

An meinen Oberarmen hängt es zwar auch etwas, aber wie beim Bauch tangiert es mich nicht wirklich. Und vielleicht schaffe ich es ja auch noch, ein paar Muskeln aufzubauen.

Als die Kilos anfingen zu purzeln, hatte ich Angst, dass mein Kinn anfangen würde zu hängen. Ich habe da mal ein Foto im Internet gesehen, das mich richtig schockiert hat. Mein Gesicht hab ich schon immer sehr gemocht. Wenn ich auf einmal wie ein 70-Jähriger aussehen würde, wäre das zumindest gewöhnungsbedürftig für mich. Aber da hängt gar nichts. Die Stirn ist auch top in Form.

2 *Willst du dir die Haut wegoperieren lassen?*

Es geht mir auf den Sack, dass diese Frage so oft gestellt wird, weil es den Leuten wieder nur um diese Schönheitsscheiße geht. Ich hab keinen Bock, mich von solchen Sachen beeinflussen zu lassen. Und mit der Thematik selbst habe ich mich noch gar nicht auseinandergesetzt. Vor ein paar Wochen habe ich allerdings einen Artikel über Rainer Calmund gelesen, den ich als Jugendlicher mal im Ostseestadion getroffen habe. Das Foto habe ich bis heute: Er, so wie man ihn kennt, freundlich und rund, und daneben ich in Hansa-Kutte, etwas verdutzt. Er hat anscheinend auch hammerdoll abgenommen. Davor habe ich sehr großen Respekt, vor allen Dingen in dem Alter. Er hat sich zuletzt seine Fettschürze in einer vierstündigen OP wegoperieren lassen. Fast zwölf Kilo wurden entfernt. Ich habe mich ehrlich gesagt schon gefragt, wie viel das bei mir wäre. Würde ich dann nicht mehr 120 Kilo, sondern auch 12 Kilo weniger wiegen? Aber ich würde es nur machen, wenn mein Arzt sagt, dass es medizinisch notwendig ist. Aus kosmetischen Gründen? Zumindest im Moment: auf gar keinen Fall.

3 *Willst du noch eine Magen-OP machen?*

Ich weiß, dass eine solche OP eine Möglichkeit sein kann, um nach einer starken Gewichtsabnahme dem Jo-Jo-Effekt entgegenzuwirken. Aber ich habe es ohne Magen-OP bis hierher geschafft und ich will versuchen, es auch weiterhin alleine durchzuziehen. Ganz oder gar nicht. Solange ich nicht alles andere probiert und alles gegeben habe, würde sich eine OP für mich nicht gut anfühlen.

4 *Kannst du überhaupt noch eisbaden gehen oder frierst du jetzt mehr?*

Eisbaden ist noch genauso geil wie früher! Bisher hat sich mein Kälteempfinden kein bisschen verändert.

5 *Tut das Tätowieren jetzt mehr weh?*

Die Frage impliziert, dass es nicht schon vorher saumäßig wehgetan hat. Ich hatte aber auch mit 180 Kilo schon ordentliche Schmerzen beim Tätowieren. Und ich habe es immer gehasst, wenn Leute meinten, das müsse so sein, »Das gehört halt dazu!«. Bei einer großen Tätowierung an den Rippen bin ich mal einfach aufgestanden und hab zum Tätowierer gesagt, dass es das war. Ich habe es bis heute nicht weitermachen lassen. Für meine letzte Tätowierung auf der Brust habe ich mir Betäubungssalbe draufknallen lassen. »Die gleiche benutze ich, wenn ich bei Kühen die Hufe abtrenne«, meinte ein befreundeter Tierarzt. Mit dem Zeug bin ich bei der Session sogar eingeschlafen. Egal, wie viel ich wiege: Niemals mehr werd ich mir Schmerzen beim Tätowieren geben!

6 *Fühlst du dich jetzt wie ein anderer Mensch?*

Nein. Nicht ansatzweise.

7 *Ist dein Schwanz denn nun größer geworden?*

Mein Bruder sagt Ja. Ich sag Nein. Ein enger Freund sagt, aus Vorpommern wird sowieso nie New York. Also noch mal: Scheiß drauf!

8 *Hast du mit der Masse auch Kraft verloren?*

Ich fühl mich so stark wie noch nie.

9 *Wovor hast du am meisten Angst?*

Davor, dass ich mich beim Sport verletze, dass meine Knie kaputtgehen, dass mein Kopf es sich leicht macht und Ausreden findet, um keinen Sport mehr zu treiben. Dass ich aus irgendeinem Grund aufhöre, auf mich aufzupassen – auf meinen Körper und auf meinen Kopf. Denn wenn es irgendwie geht, will ich mein Leben lang sportlich aktiv bleiben.

10 *Hat sich deine Stimme verändert?*
Lalala … Ich glaube nicht, aber es ist mir auch relativ Lachs. Ein Pavarotti war ich sowieso noch nie. Und für mich ist es sowieso wichtiger, aus dem Herzen zu singen, als jeden Ton zu treffen.

11 *Hast du jetzt mehr Ausdauer beim Sex?*
Ich habe allgemein das erste Mal wirklich Kondition. Ob nun beim Treppensteigen, beim Sex oder beim Sport. Ich muss nicht mehr nach der kleinsten körperlichen Anstrengung mein Shirt wechseln.

12 *Und was nervt am meisten?*
Dumme Fragen!

DREI WOCHEN MIT DER BAND

Im letzten Jahr haben wir mit der Band zwar immer mal wieder geprobt und es sind auch schon ein paar neue Songideen entstanden, aber es war ein ständiges Auf und Ab. Erst haben wir es komplett sein lassen, aus Unsicherheit darüber, was während Corona vertretbar wäre. Sechs Leute aus verschiedenen Haushalten zusammen auf engstem Raum? Die Horrorvorstellung: nach Hause fahren und jemanden aus der Familie anstecken. Keinen Bock drauf.

In der zweiten Jahreshälfte haben wir uns öfter getroffen und kamen ganz gut voran, aber dann kam der Hammer. Einen von uns hatte es erwischt: Corona. Kein leichter Verlauf, er lag komplett flach. Die Proben waren auf einmal völlig irrelevant. Die Pandemie hatte aus der geplanten einjährigen Live-Pause eine Langzeitpause gemacht. Trotzdem machten wir irgendwann weiter.

Es ist Mitte April. Um mit dem Songwriting für das neue Album voranzukommen, haben wir beschlossen, uns für drei Wochen zusammen in einem Haus in Schleswig-Holstein wegzuschließen. Mehr Provinz, mehr ländliche Idylle geht nicht. Die einzigen Nachbarn sind Hunderte Bäume, Seen, Äcker und Pferde. Fast wie Mecklenburg-Vorpommern! Es ist das erste Mal in diesem Jahr, dass wir uns alle wiedersehen. In den letzten zehn Jahren hatten wir noch nie so viel Abstand voneinander. Entsprechend gespannt sind wir, was das in den kommenden Tagen werden mag. Zu sechst in einem Haus im Nirgendwo. Das kann geil werden. Aber auch hart.

Aus einem bestimmten Grund bin ich schon vor der Abfahrt äußerst angespannt: Seit ich mit dem Abnehmen angefangen habe, war ich noch nie so lange von zu Hause weg. Für mich ist es eine erste Testfahrt, wie ich auf offener Strecke klarkomme. Und ich weiß doch, wie gern die Jungs sich gönnen. Bei unseren Proben wird immer nur darauf gewartet, dass einer von uns das ausspricht, was alle denken: »Griechoooooologe!« Bei Gyros, Bifteki, Souvlaki und Ouzo sind sich alle einig.

In den kommenden Wochen werden die Restaurants in der Nähe jedoch geschlossen sein. Immer wenn die Jungs darüber philosophieren, was sie sich für Köstlichkeiten bestellen würden, wenn es nicht so wäre, bin ich einfach nur erleichtert, dass wir uns nicht an jeder Ecke ein »Bauernfrühstück XXL« reinpfeifen können. Ich bin dankbar dafür, zumindest dieser Verlockung in den nächsten Wochen nicht widerstehen zu müssen.

Aber es bleiben zig Fragen, die mich beschäftigen: Kriege ich es hin, mit dem Intervallfasten stabil zu bleiben, während alle um mich herum geiles Zeug futtern? Kann ich mit den Jungs über das Thema reden? Kann ich sie darum bitten, keine Süßigkeiten zu kaufen? Werde ich mich zum Sport aufraffen können? Und wenn ja, was kann ich da aufm Dorf überhaupt machen?

Als Kai und ich ankommen, sind die anderen vier schon da. Ich sehe mein Fahrrad im Hof stehen, das die anderen extra aus Rostock für mich abgeholt haben, wofür ich sehr dankbar bin. Eine Ausrede weniger! Als ich das Haus betrete und die anderen begrüße, erspähen meine Augen sofort ein riesiges Lindt-Schokoladen-Ei. Jemand hat es dahingestellt, als ob es nix wäre, aber bei mir geht gleich der Kopf an. Ich krieg so krass Bock. Doch nicht am ersten Tag, Alter! Stark bleiben!

Einer der Jungs begrüßt mich mit den Worten: »Woah, Digger, du hast ja noch mehr abgenommen. Steht dir wirklich gut!« Ich versuche, cool drauf zu reagieren, aber freue mich wirklich sehr. Als wir letztes Jahr im Proberaum zusammensaßen und ich meine ersten 15 Kilo abgenommen hatte, hat noch niemand was gesagt, obwohl auch das schon krass für mich war. Umso schöner finde ich dieses Kompliment. Was für ein guter Anfang!

Da wir mit knurrendem Magen schwer auszuhalten sind, ist die erste Mission klar: Großeinkauf im nächstgelegenen Supermarkt. Olaf und Max wollen übernehmen. Ich merke, wie nervös ich werde, denn ich habe Angst, dass sie nur Sachen kaufen, die mich in den Exzess treiben. Also komme ich mit.

Es ist ein bisschen absurd: Wie selbstverständlich habe ich angenommen, dass die Jungs Kalorienbombe um Kalorienbombe einpacken würden. Aber gleich zu Anfang laden sie ohne Ende Bananen, Äpfel, Zitronen, Karotten, Rettich und Nektarinen in den Wagen. Mir wird klar: Die kaufen immer so ein. Vor ein paar Monaten habe ich mich noch gefragt, warum die Jungs in den letzten Jahren nicht so krass zugenommen haben wie ich. Jetzt wird mir ein Teil der Antwort serviert. Jahrelang habe ich im Supermarkt ausschließlich die Fächer mit Süßigkeiten, Fleisch und Fertiggerichten angesteuert. Alles andere war für mich irrelevant.

Kurz vor Schluss schlägt auch heute die Stunde der Wahrheit. Werd ich schwach oder halt ich stand? Chips, NicNac's, Hitschler-Kaubonbons, Milka-Schokolade … Zwei Gänge, sechs Regale, gefüllt mit Verlockungen und Seelenbalsam. An ihnen muss ich vorbei. Jedes verdammte Mal ist es ein Triumph, wenn ich es schaffe. Schon weil ich mir den Jungs gegenüber nicht die Blöße geben will, ziehe ich schnurstracks an meinen Drogen vorbei und peile den Zeitungsständer an, um mich mit der Bravo abzulenken, bis Mäxer und Olaf an der Kasse stehen. Als sie alles aufs Band legen, sehe ich, dass sie auch einige Süßigkeiten eingepackt haben, und zwar genau das Zeug, das auch ich mir in einem schwachen Moment ausgesucht hätte: Knoppers, Schokobons, Milka-Törtchen und eine riesige Toblerone-Stange. Die nächsten drei Wochen werden ein Härtetest.

Im Haus angekommen, wird der Einkauf in den dafür vorgesehenen Schubladen und im Kühlschrank verstaut. Wie der Teufel das Weihwasser will ich die Zuckerbomben nicht mal berühren, sonst explodiere ich. Um die Schokobons müssen die Jungs sich kümmern. Ich hoffe, dass sie sie in der hintersten Ecke verstauen. Aber bald wird klar: Das kann ich vergessen. All die Leckereien bleiben draußen liegen. Und das Lindt-Ei thront auf dem Kühlschrank über allem. Ich versuche aus dem Fenster zu schauen, scrolle auf dem Handy herum, kann mich auf nix konzentrieren.

Es gibt Abendessen, wir schnacken ein bisschen über die nächsten Wochen, dann verabschiede ich mich so schnell es geht in mein Zimmer. Um 20.38 Uhr. Ich hoffe, dass die anderen es mir nicht übel nehmen. Eigentlich hätte ich gerne noch mit ihnen gegangen, aber ich kann nicht mehr. Ich liege im Bett und versuche zu hören, was die Jungs so quatschen, verstehe aber nix. Ich wäre gerade viel lieber bei ihnen. In solchen Momenten wird mir bewusst, was für einen Stellenwert diese Sucht in meinem Leben hat, wie sehr sie mich manchmal einschränkt, und das macht mich traurig. Eine Fressorgie am ersten Tag hätte mich aber noch trauriger gemacht.

Vorm Einschlafen beschäftigt mich eine Frage: Wie kann es jemand überhaupt schaffen, so ein Lindt-Osterei seit Ostern noch nicht verputzt zu haben? Was für andere das Normalste der Welt ist, ist für mich unvorstellbar. Als ich wie selbstverständlich »Lindt großes Osterei« bei Google eingegeben und mir ein paar Marketingfotos dieser himmlischen Verlockung angeschaut habe, bekomme ich Gänsehaut. Ich schüttele den Kopf über mich selbst und lege das Handy weg. Wir müssen reden! Eigentlich hatte ich mir vorgenommen, den Jungs keine Umstände zu machen, sie nicht einzuschränken. Aber so weit bin ich noch nicht. Ich schäme mich, es anzusprechen, aber ich muss da jetzt durch.

Gleich am nächsten Morgen kommt es auf den Tisch: »Hey, Leute, ich weiß, es hört sich dumm an, aber könnt ihr die Süßigkeiten bitte verstecken? Ich bin echt zuckersüchtig, ich halt das sonst nicht aus.« Auch wenn ich nicht glaube, dass sie das mit der Zuckersucht so richtig verstehen – ich versteh's ja auch nicht! –, reagieren sie cool und verständnisvoll und sagen, dass sie gleich alles verstecken, wenn ich mit dem Fahrrad weg bin. Schon während wir darüber reden, gehe ich für den Fall, dass die Lust doch größer als die Disziplin ist, im Kopf ihre möglichen Verstecke durch – ich kann nichts dagegen tun. Ich nutze die Gelegenheit, um auch das Thema Tour-Catering anzusprechen, und frage, ob wir uns darauf einigen können, dass backstage keine Süßigkeiten mehr stehen. Jacobus antwortet, dass das eh schon vor Langem angeregt worden sei, und ich sei der Einzige gewesen, der darauf bestanden hätte, dass immer Schlümpfe und andere Leckereien bereitstehen. Ist das sein Ernst? Ich hab das echt nicht mitbekommen. Oder ich hab's verdrängt. Ich weiß nur noch, wie sehr ich mich gefreut habe, wenn die anderen auch mal in die Schüsseln gegriffen haben. Dann hatte ich wenigstens nicht das Gefühl, sie immer ganz alleine zu leeren.

In den nächsten Tagen kommen wir immer wieder auf meinen Gewichtsverlust zu sprechen. Ich zeig den Jungs, ob meine Haut hängt, und verkünde stolz, dass mein Arsch keine Toilettenbrillen mehr zerstört. Ich stelle auch ihnen die Fragen, die ich schon meinen anderen Freunden gestellt habe: »Habt ihr mal über mein Übergewicht gequatscht? Was habt ihr gedacht, als ich immer fetter wurde? Warum habt ihr mich nicht mal darauf angesprochen?« In irgendeiner Telefonkonferenz würde ich so was niemals fragen. Aber hier, gemeinsam auf dem Dorf, da passt das. Entsprechend offen antworten sie mir. Sie hätten sich zwar immer mal wieder gefragt, ob ich zu- oder abgenommen hätte, aber es sei nie ein großes Thema gewesen. Übereinstimmend sagen sie, dass sie meine Gewichtszunahme nie als so krass empfunden hätten, im Gegenteil hätten sie es gar nicht richtig mitbekommen. Nur wenn sie mal alte Bilder gesehen hätten, auf denen ich noch deutlich schlanker war, sei es ihnen aufgefallen. Sie haben offenbar den Wald vor lauter Bäumen nicht gesehen. Ich glaube es ihnen.

Eine weitere Frage brennt mir aufgrund vieler krasser Kommentare in den sozialen Medien, aber auch im echten Leben unter den Nägeln. »Nervt es euch eigentlich, dass ich so viel abgenommen habe?« Sie gucken mich völlig ungläubig an. Von alleine wäre ich darauf auch nicht gekommen. Aber immer wieder meinten Leute in der letzten Zeit zu mir, dass mich ja keiner mehr wiedererkennen würde und dass wir durch meine Gewichtsabnahme einen Unique Selling Point verlieren würden. Die Jungs machen es kurz und knapp: »Wenn wir ein Football-Team wären, wäre es vielleicht was anderes. Aber so ist es doch wirklich scheißegal.

Im Gegenteil, wir freuen uns, weil's deiner Gesundheit gut-tut!« Mehr Worte braucht es nicht. Scheiß auf Unique Selling Points!

Die erste Woche ist fast rum und bisher habe ich allen Versuchungen widerstanden. Auch das Lindt-Ei haben die Jungs zum Glück relativ schnell verputzt. Trotzdem werde ich aus einem anderen Grund von Tag zu Tag etwas unsicherer: Bisher haben die anderen vor allem an Melodien gearbeitet und an der Musik gefeilt, und ein Instrument spiele ich nicht. Aber ich habe Texte mitgebracht, die jedoch bisher noch gar nicht thematisiert wurden. Neue Texte zeigen fühlt sich immer ein bisschen an, als würde ich den anderen etwas aus meinem Tagebuch vorlesen. Wir werden die Tage ganz sicher noch über sie sprechen. Ich bin gespannt: Welche Themen und Zeilen finden die anderen interessant und gut? Gibt es vielleicht welche, die sie langweilig oder schlecht finden? Aber wann ist es so weit? Das Warten macht mich immer nervöser und mein Kopf schaltet auf Fressmodus.

Während die anderen zocken, gehe ich wie hypnotisiert in die Küche. Scheiß auf Disziplin. Ganz leise ziehe ich nacheinander Schublade um Schublade auf. Es dauert nicht lange und schon lächelt mich das Paradies an: das Süßigkeiten-Versteck.

Bis dahin hatte ich es größtenteils hinbekommen: aus den Augen, aus dem Sinn. Aber jetzt weiß ich, dass all die tollen Sachen in der Schublade rechts unten neben dem Backofen liegen. Ich kriege ein schlechtes Gewissen und trete die Schublade sofort mit dem Fuß wieder zu, aber vor allem die Toblerone geht nicht mehr aus meinen Kopf. Ich weiß doch, wie sehr sie mir jetzt beim Runterkommen helfen würde.

Eigentlich sollte ich jetzt laufen gehen, Fahrrad fahren, spazieren. Vielleicht auch einfach die Lust mit einem Power-

Nap wegschlafen. Irgendwas, das meinen Kopf wieder ausmacht. Aber mein Kopf geht nicht aus. Und ich gehe auch nicht raus. Nicht mal zehn Minuten halte ich durch. Zwei kleine Stückchen Toblerone, Schublade zu. Fertig gekaut. Schublade auf, diesmal ein deutlich größeres Stück und noch drei Knoppers. Schublade zu. Dieses Hin und Her zieht sich über eine Stunde. Die anderen machen Musik, und immer wenn zwischendurch jemand in die Küche kommt, höre ich auf zu kauen oder stecke mir die Schokolade in die Hosentasche, damit keiner was merkt.

Ich bin angepisst und enttäuscht von mir. Und: Ich schäme mich einfach so sehr, dass ich das Versteck leer gemacht habe. Ich sage den anderen, dass ich rausgehe, um eine Runde Rad zu fahren. Mein Ziel verrate ich nicht: der über zehn Kilometer entfernte Supermarkt. Hoffentlich geht keiner von ihnen ans Fach, während ich weg bin. Aber genau da liegt offensichtlich der Unterschied zwischen uns: Tagelang lagen die Süßigkeiten da rum, nahezu unberührt. Wie verdammt noch mal kriegen die das hin, Alter?

Ohne dass irgendjemand etwas davon mitbekommt, packe ich die neu gekauften Süßigkeiten wieder ins Versteck und kann mich beruhigt wieder ans Mikro setzen. Aber die Dämme sind nun gebrochen. Gleich abends hämmer ich mir noch mal ordentlich Nachschlag auf den Teller und breche die neue Toblerone an. Eineinhalb große Toblerone-Stangen am Tag! Respekt, Jani. Was ich noch mehr hasse, als mich zu schämen, ist zu lügen. Deshalb erzähle ich den Jungs, dass die Schokolade heute Nachmittag noch im Supermarkt-Regal lag und ich sie aus Scham gekauft habe. Ich weiß nicht, ob sie es für einen Witz halten.

Obwohl mir natürlich klar ist, dass ich einfach mit der Ernährung weitermachen sollte wie vorher, verfalle ich über mehrere Tage in die totale »Jetzt ist auch egal«-Stimmung. Sogar das Intervallfasten lasse ich sein. Fettes Frühstück, mehrere Stullen zwischendurch, naschen, fettes Abendbrot. Ich ergebe mich jeder Verlockung. Aus einem Cheat-Day wird im Handumdrehen mal wieder eine Cheat-Week.

Um meine Fressflashs wenigstens ein bisschen wiedergutzumachen, bewege ich mich jeden Tag. Irgendwann habe ich das Gefühl, dass ich nur noch Sport mache, um abends wieder auf Fast Food zu eskalieren. Ich fahre mindestens 30 Kilometer Fahrrad, springe in die Ostsee und gehe joggen. Ich habe noch nie so viele Kilometer wie in diesen Wochen abgerissen.

Was ich hier nicht habe: eine Waage. Ich kann nicht einschätzen, wie viel ich gerade zunehme. Ich bräuchte sie zur Orientierung, als Kontrollinstanz. Der einzige Indikator sind mal wieder meine Klamotten. Spannt die Weste plötzlich oder bilde ich mir das ein? Zu Hause wiege ich mich zwei-, dreimal die Woche. Es gibt mir eine gewisse Sicherheit, zu wissen, wie viel ich grad auf die Waage bringe. Hier schwindet mein Bewusstsein dafür von Tag zu Tag. Ich habe das Gefühl, dadurch ganz schnell in alte Muster zu verfallen. Denn was ich nicht weiß, macht mich nicht heiß. Eine wichtige Erkenntnis dieser Testfahrt ist also: auf Tour unbedingt eine Waage mitnehmen.

Apropos Tour: Als meine schlechte Phase vorübergeht und das Verlangen zu naschen kleiner wird, tut es schließlich nach der ganzen Isolation einfach richtig gut, endlich mal wieder gemeinsam an Musik zu arbeiten. Ich merke, dass ich langsam, aber sicher wieder Bock bekomme, mit der Band auf die Bühne zu gehen, Konzerte zu spielen. Noch genieße ich die Ruhe, doch die Lust wird von Woche zu Woche größer. Ein Auto kann rosten, wenn's zu lange steht. Und rosten will ich nicht.

JETZT KOMMT DER JO-JO-EFFEKT WIRKLICH

Es ist Mitte Mai. Seit den Wochen mit der Band ernähre ich mich deutlich schlechter, mache mehr Ausnahmen als vorher. Ich werde regelmäßig schwach, gefühlt ist jeder Tag Cheat-Day. Das ist nicht das erste Mal, aber vorher habe ich mich immer relativ schnell wieder gefangen. Diesmal aber scheine ich in diesem Sumpf stecken zu bleiben. Schon seit Wochen schaffe ich es nicht mehr raus. Mehr noch: Ich scheine sehenden Auges immer tiefer reinzulaufen. Kommt jetzt der Jo-Jo-Effekt? Mein Bestgewicht lag bei 117 Kilo. Im Moment bringe ich 127 Kilo auf die Waage.

Meine Essstörung ist nie ganz weg, aber jetzt kommt sie wieder stärker zum Vorschein. Das Intervallfasten an sich ist zwar kein Problem, ich halte die Intervalle problemlos ein. Manchmal muss ich bis abends gar nix essen. Aber wenn es losgeht, geht es los. Und das viel zu oft.

Ich fahre zwar noch immer viel Rad und gehe noch häufiger joggen. Aber ich merke, dass ich immer lustloser werde. Ich habe Angst vor dem Moment, an dem ich mich nicht mehr aufgerafft bekomme. Bis heute ist Max' Satz, den er vor über einem Jahr im Proberaum gesagt hat, mein Antrieb: »Immer wenn ich keinen Bock auf Sport habe, stelle ich mir das Glücksgefühl vor, das ich hinterher haben werde, wenn ich mich dann doch aufgerafft habe.« Denn wenn ich es schaffe, mich aufzuraffen, kann ich mich auf dieses Gefühl verlassen. Trotzdem wird es immer schwerer, mich zu motivieren.

Über mehrere Monate hatte sich mein Gewicht bei etwa 120 Kilo (plus/minus drei Kilo) eingependelt. Klar, ein paar Kilo weniger wären vielleicht noch besser, aber es hat sich schon ziemlich wie mein Idealgewicht angefühlt. Ich fühlte mich wohl. Da will ich wieder hin! Aber wenn ich das weiß, wieso sabotiere ich mich selbst? Wieso stehe ich mir selbst im Weg?

Ich komme einfach nicht aus diesem Ausnahme-Modus heraus. Ich nehme jede Ausnahme mit Kusshand an. Erst die Probewochen, dann sind ständig Freunde zu Besuch, dann gewinnt Hansa, dann gewinnt Hansa nicht, dann grillt ein Freund, dann macht mein Mitbewohner wieder jeden Morgen Pancakes, dann bin ich bei meiner Family, dann fragt mich eine Frau, die ich toll finde, ob sie für mich kochen soll, dann hat mein kleiner Bruder Geburtstag, dann hat meine Mutter Geburtstag. Alles im Mai. Alles Ausreden. Alles Cheat-Days. Und aus den Cheat-Days werden Cheat-Weeks. Ich habe das Verhältnis umgekehrt: Sechs Tage die Woche ernähre ich mich scheiße, nur an einem Abend gehe ich zufrieden ins Bett.

Aber was ist diesmal anders? Auch im letzten Jahr hatten meine Mutter und mein Bruder Geburtstag, auch im letzten Jahr hat Hansa um den Aufstieg gespielt. Der Unterschied ist, dass es jetzt öffentlich ist, dass ich abgenommen habe. Ich kann niemanden mehr überraschen. Es hört sich affig an, aber ich glaube, das war ein Antrieb für mich, der jetzt weg ist.

Es ist gerade völlig absurd für mich: Ich habe zehn Kilo zugenommen, mein Lieblingshemd fängt langsam, aber sicher an zu spannen, und trotzdem gratulieren mir alle, wie toll ich abgenommen hätte. Je öfter ich das höre, desto leichter lässt sich auch noch die vierte Bratwurst zwischen die Kiemen schieben.

Immer wieder kommen Leute auf mich zu und sagen Sachen wie »Jetzt reicht's aber, oder? Jetzt kannst du doch wieder normal essen«. Was sie nicht verstehen: Ich habe noch nie normal gegessen. Meine Mutter meinte schon im letzten Jahr zu mir: »Nicht dass du magersüchtig wirst«, als ich nicht mitfrühstücken wollte. Da wog ich noch deutlich über 140 Kilo. Wenn Menschen aus meinem Umfeld so was sagen, sehen sie nicht, dass ich gerade meinen größten Kampf führe. Das ist auch ein großer Unterschied zum letzten Jahr: Ich habe so viel abgenommen, dass es zwischen einigen wenigen Tiefpunkten größtenteils nur Erfolge gab. Wieder fünf Kilo weniger und wieder fünf Kilo weniger, das pusht wie Sau. Unter großem Aufwand das Gewicht zu halten setzt nicht ansatzweise so viele Endorphine frei. An diesem Punkt kann ich ganz klar sagen: 65 Kilo abzunehmen war leichter für mich, als es nun ist, das Gewicht zu halten.

Dabei weiß ich doch jetzt, wie es funktioniert. Ich habe nach und nach herausgefunden, was ich machen muss, damit ich nicht zunehme: wie ich mich ernähren muss, wann und wie ich Sport machen kann. Aber mein Kopf macht einfach nicht mehr mit, gerade beim Essen. Im vergangenen Jahr habe ich es manchmal vergessen, aber nun wird mir wieder klar, dass es eine echte Essstörung ist, die ich habe.

Es interessiert mich, was Herr Wagner, der Adipositas-Arzt, zu meiner Situation sagt. Vielleicht hat er ja ein paar Tipps in petto. Ich schreibe ihm eine E-Mail, und schon bald kommt seine Antwort. Er erklärt mir ganz nüchtern, dass eine Gewichtsabnahme von 65 Kilo auch einen Verlust von 24 Kilo Muskeln bedeute, da man beim Abnehmen immer etwa 40 Prozent Muskulatur verliere. Das führe dazu, dass ich am

Tag 1200 Kilokalorien weniger verbrenne, weshalb es bei der Ernährung nun viel weniger Kalorien bedürfe, um wieder zuzunehmen. »Das hält kaum jemand aus.« Es setze extrem große Ansprüche an die eigene Motivation, auch beim Sport, wobei es wichtig sei, nicht nur die Ausdauer für Herz und Kreislauf zu trainieren, sondern eben auch durch Krafttraining wieder Muskulatur aufzubauen.

Mann ey, und jetzt haben diese scheiß Fitnessstudios seit über einem halben Jahr wieder geschlossen. Ich war in der letzten Zeit immer wieder bei meinem Freund Bahri im Garten, wo er mir Übungen gezeigt hat, mit denen man auch ohne viele Geräte Muskeln aufbauen kann. Bahri pumpt seit über 15 Jahren und das sieht man ihm an. Früher holte ich mir täglich einen Döner in seinem Bistro, wo wir bei Tee über Gott und die Welt laberten. Und jetzt versucht er mich in seiner Gartenlaube dazu anzutreiben, 150 Sit-ups am Stück zu machen. Wir haben es durchgezogen und sogar im Winter bei Schnee und Eis trainiert. Im März habe ich das erste Mal sieben Liegestütze hintereinander hinbekommen und bin vor Freude fast ausgeflippt. Ich war so stolz auf mich und ihm so dankbar, dass er sich die Zeit für mich genommen hat. Aber jetzt, wo ich wieder so viel unterwegs bin, fühlt es sich an, als wären alle Muskeln, die sich langsam, aber sicher ihren Weg gebahnt haben, in Windeseile wieder verschwunden.

Der Arzt schreibt aber immerhin auch, dass ich mich wegen des Body-Mass-Index nicht unter Druck setzen müsse. Ein optimaler BMI von 25 sei nicht so wichtig, der bisherige Gewichtsverlust sei für meinen Körper schon ein riesiger Gewinn, die Stoffwechselprozesse hätten sich dadurch alle bereits enorm verbessert. Genau so was wollte ich lesen!

Trotzdem bleibt vor allem ein anderer Satz bei mir hängen: »Das hält kaum jemand aus.« Und die Ausführungen zum

Jo-Jo-Effekt: Meine Frage, ob er Leute kenne, die ihr Gewicht nach einer Veränderung wie meiner halten konnten, müsse er mit Nein beantworten. Der Jo-Jo-Effekt schlage beim Großteil seiner Patient:innen zu, es gebe nur ganz wenige Ausnahmen. Das Halten des Gewichts über einen langen Zeitraum sei eine immense Herausforderung.

Warum sollte gerade ich die Ausnahme sein? Wenn es kaum einer aushält, wieso sollte ich es schaffen? Viel wahrscheinlicher ist es, dass ich versage. Tu ich ja bereits. Zehn Kilo sind wieder drauf, und jetzt solche Nachrichten vom Spezialisten. Alter Verwalter. Aber ich will es aushalten! Ich will wieder den Modus erreichen, in dem ich vorher auch schon über Monate mein Gewicht gehalten habe. Ich will die Ausnahme sein! Dafür werde ich mir den Satz zu Herzen nehmen müssen, mit dem der Arzt seine Mail abschließt: »Es gibt zwei wichtige Organe – das Gehirn und die Muskulatur.«

ICH SEHE WAS, WAS DU NICHT SIEHST

AUFSTIEG

Alter, ohne Scheiß, was bin ich heiß. Heute steigt Hansa endlich wieder auf! Auch wenn zwischen dieser Behauptung und der Wirklichkeit noch 90 Minuten auf dem Spielfeld stehen, bin ich fest überzeugt. Zehn Jahre 3. Liga, mit Unterhaching, Wiesbaden und Verl, sind mehr als genug. Her mit der 2. Liga, her mit Spielen gegen Dynamo, St. Pauli und Schalke!

Seit Tagen spricht die ganze Stadt nur über Samstag. Endlich gibt's mal ein anderes Thema als immer nur diese Corona-Scheiße. Das tut so unglaublich gut. Wir haben sogar das große Glück, dass das Spiel vor 7500 Zuschauern im Stadion ausgetragen werden darf. Einfach nur geil! 'nen Aufstieg vorm Fernseher feiern wäre wie Cheat-Day ohne Milka-Schokolade.

Ganz ehrlich hätte ich nie im Leben damit gerechnet, dass ich wegen Hansa noch mal so emotional aufgewühlt bin. Dass ich noch mal so mitfiebere. Auch wenn ich immer noch versuche, so oft wie möglich ins Stadion zu gehen, bin ich kein Teil der Fan-Szene mehr. Es hört sich hart an, aber die letzten Jahre ging es sowieso meistens um nix. Aber jetzt kann ich die 90 Minuten gar nicht abwarten. Und ich habe das Gefühl, dass es der ganzen Stadt so geht.

Ich konnte heut Nacht nicht mal richtig schlafen. Früher

hätte ich alles weggefressen, heute stehe ich um 3 Uhr nachts auf und fahre mit dem Rad eine Runde ums Ostseestadion und zum Rathaus, welches anlässlich des großen Tages mit einer riesigen Hansa-Fahne geschmückt wurde. Während ich in die Pedalen trete, atme ich tief ein. Es ist so ruhig. Bis auf ein paar Druffis am Stadthafen, die aus ihren getunten Karren laut Techno ballern lassen, sehe ich niemanden. In nicht mal zehn Stunden werden diese Straßen komplett kopfstehen. Hier wird Weihnachten und Silvester zusammen sein – alles außer Ruhe.

»Na, heute Cheat-Day?«, fragt Langer mich, als ich ihm beim Frühstück sage, dass er mir auch ein paar Pancakes in die Pfanne kloppen kann. Heute ist Gönnung. Heute ist Cheat-Day. Heute ist Aufstieg!

Obwohl es erst in zwei Stunden losgeht, habe ich mir schon die Klamotten rausgelegt. Gestern Abend habe ich meine alte Hansa-Kutte, die ich als Jugendlicher immer anhatte, von der Wand über meinem Bett geholt und das erste Mal seit Jahren anprobiert, und obwohl ich sogar einen Pullover trug, hat sie kein bisschen gespannt. Zwar gehen die Knöpfe nicht zu, aber eine Kutte knöpfen eh nur Dullis zu. Sie passt wie angegossen! Ich fühle mich wie der schlankste Mensch Rostocks. Die zieh ich heute nicht mehr aus. Wenn ich 'nen Flitzer über den Markplatz machen sollte, dann oben Kutte, unten nackt!

Schon vorm Spiel trinke ich mit Homies ein paar Bier. Ich mag Bier nicht mal. Aber scheißegal. Heute ist Gönnung! Heute ist Cheat-Day! Heute ist Aufstieg! Im Stadion angekommen, geht es gleich weiter. Ich weiß nicht, wann ich das letzte Mal vor einem Spiel so aufgeregt war. Es ist nicht die Frage, ob wir aufsteigen, sondern nur, wie geil es wird. Alle sind heiß. Alle haben Bock. Überall Gesichter, die ich seit Ewigkeiten nicht gesehen habe. Manche lachen mich an, andere sind genervt, dass Monchi die Zecke da ist. Aber scheiß drauf. Ich find nix absurder, als wenn Menschen mich vollquatschen und fragen, wie ich denn Hansa-Fan und gegen Nazis sein könne. Einen Verein wechselt man nicht wie eine Unterhose. Ich bin Hansa-Fan, und das ist auch gut so. Bei Hansa gibt's geile Leute, bei Hansa gibt's Scheißleute, wie überall in der Gesellschaft. Nur weil so viele Leute sich gern in kleinen Blasen gegenseitig bestätigen, muss ich noch lange nicht so sein.

Vor ein paar Tagen wurde mir ein Frontzahn rausoperiert. Es ist das Endergebnis der Schlägerei vor 15 Jahren, bei der mich die Faschos am See glattgemacht haben. Meine Mutter, wie gesagt die beste Zahnärztin von Vorpommern, stabilisierte den Zahn über die Jahre immer mal wieder mit einer Schiene, aber nun war es an der Zeit: Das Ding musste raus. Ich hab zwar so 'n Provisorium bekommen, aber weil ich das Teil im Suff eh verlieren würde, habe ich es als Präventivmaßnahme zu Hause gelassen. Es wird mein Running Gag des Tages sein: Immer dann, wenn Bekannte mich begrüßen und Sachen sagen wie: »Wow, Monchi, du hast dich aber verändert. Sieht gut aus!«, ziehe ich meine Maske runter, grinse sie breit mit fetter Zahnlücke an und sage: »Jo, hast recht.«

Endlich geht es los. Ich bin so aufgeregt, ich könnte auf der Stelle ein halbes Schwein verdrücken. Obwohl ich keinen Hunger habe, habe ich mir vorm Spiel noch zwei Matjesbrötchen besorgt und in meiner Kutte verstaut. Ich hole das erste raus und hämmere es mir innerhalb von ein paar Sekunden rein. Wie viele Kalorien ich heute wohl schon verhaftet habe? Scheißegal. Heute ist Gönnung. Heute ist Cheat-Day. Heute ist Aufstieg!

Das Spiel plätschert so dahin. Tausende Leute, die keine Karten mehr bekommen haben, laufen ums Stadion herum und singen, und die Chöre sind immer wieder auch im Stadion zu hören. Es fühlt sich an, als würde die ganze Stadt verschmelzen. Endlich wieder Leben!

Aufgrund der Corona-Auflagen darf im Stadion kein Bier verkauft werden, aber genauso wenig dürfen die Ordner:innen die Leute abtasten. Gefühlt hat jede:r um mich herum mindestens eine Buddel Wodka, Gin oder Rum dabei. Die Leute vom Verkaufsstand wundern sich, warum die Cola schon in der ersten Halbzeit knapp wird. Ob nun wegen Risikospiel oder wegen Corona: Bei Alkoholverbot sind die Leute am besoffensten. Ich glaube, ich saufe in den ersten 20 Minuten mehr Cola und Schnaps als in den letzten sechs Monaten zusammen. Scheißegal. Heute ist Gönnung. Heute ist Cheat-Day. Heute ist Aufstieg.

Nur noch 65 Minuten Spielzeit, dann können wir endlich auf die 2. Liga anstoßen. Doch was ist das? Benyamina, ein ehemaliger Hansa-Spieler, stochert das 0:1 an unserem grandiosen Torwart Kolke vorbei ins Tor. Das kann nicht wahr sein. Hätte ich meine Kutte doch zu Hause lassen sollen? Ich lass mir von Cari 'ne Zigarette geben. Ich kann nicht mal rauchen, kriege bei jedem Zug einen halben Hustenanfall. Wenn ich in Ausnahmefällen mal versuche, 'nen Joint zu rauchen, sabber ich das Ding schon tot, bevor überhaupt was in meinen Kopf gelangen kann. Aber irgendwas zum Ablenken brauche ich und Milka Noisette find ich hier nicht auf die Schnelle. Ein, zwei, drei Kippen verschwinden in meinen Mund und ich glaub, ich hab grad ein bisschen Tabak gefressen. Scheiß drauf. Heute ist Gönnung. Heute ist Cheat-Day. Heute ist Aufstieg.

41. Minute. Verhoek wird gefoult. Ob's wirklich ein Foul war, kann ich von hier aus nicht wirklich beurteilen. Aber scheißegal, natürlich war das ein Foul, das ist ein klarer Elfer!

Da gibt es keine zweite Meinung. Der Mann mit dem geilsten Namen im Team, Bentley Bexter Bahn, bringt uns die Erlösung und versenkt das Ding unten rechts ins Eck. Geiiiiieeeel! Leckt meine Titten, ist das geil! Überall klackern die Glasflaschen auf den Boden, das Stadion steht kopf und die Leute geben sich keine Mühe mehr, die leeren Schnapsflaschen zu verstecken. Noch nie habe ich so viele Menschen wegen eines 1:1-Ausgleichstreffers durchdrehen sehen.

Halbzeit. Cola mit irgendwas. Alle auf Strom. Das zweite Matjesbrötchen hat den Torjubel überlebt. Ich ziehe es aus der Kutte und gönne mir den schon leicht angeschlagenen Halbzeitproviant.

Die zweite Halbzeit ist Zucker. Von Lübeck kommt nicht mehr viel. Selten war ich mir bei Hansa so sicher. Heute ist gefühlt jeder Block ein Fanblock. 7500 Leute im Freudentaumel. Nix mehr mit ruhigem nordischem Gemüt. Ich hab Bands beim Rock am Ring vor 50000 Leuten spielen sehen, bei denen nicht so viel los war wie hier.

Abpfiff! Aufstieg! Nie mehr 3. Liga! Neben mir weint ein Freund, den hab ich höchstens mal heulen sehen, als er Pfefferspray von den Cops abbekommen hat. Ich wein nicht, ich lach nur. So ein Verein ist immer eine Hassliebe, aber gerade bin ich einfach nur glücklich und stolz. Und da bin ich bei Weitem nicht der Einzige. Ich kenne nichts, was so viele unterschiedliche Menschen zusammenführt, wie Fußball. Hier ist es grad völlig egal, wo du herkommst, was du anhast, was du arbeitest oder worüber du dir sonst den Kopf zerbrichst. Grad geht's allen um dasselbe: um Hansa! Wenn wir doch einmal im Jahr aufsteigen könnten, egal wohin ... Die Welt wäre eine bessere!

Siegestrunken und mit einigen Mischen im Kopf, taumel ich mit ein paar Freunden aus dem Stadion heraus. Überall nur Blau, Weiß, Rot. Überall Bengalos. In jeder Straße, in jeder Ecke brennt es. Überall zieht Rauch in meine Nase.

An der Roten Erde, der geilsten Fußballkneipe in Stadion-Nähe, gibt Wirtin Kerstin erst mal eine Runde Havana-Cola aus. Es ist 18 Uhr und ich bin hammerhart. Ständig umarme ich glückliche Menschen und die Becher mit dem Hochprozentigen werden sowieso brüderlich geteilt. Hier gibt's alles, nur kein Corona. Wenn ich die Seuche heute nicht bekomme, dann nie! Aber egal! Heute ist Gönnung. Heute ist Cheat-Day. Heute ist Aufstieg.

Wir streunen durchs Viertel und machen einen Stopp bei Bahris Diyar Bistro in der Kröpeliner-Tor-Vorstadt. Bahri spendiert 'ne Runde guten Rum, das Cola-Fach leert sich in Windeseile. Ich bitte einen Freund, mir einen Döner mitzubestellen. »Darfst du das? Hast du heut nicht schon genug?«, sagt er vielleicht im Scherz, aber mich kotzt es richtig an. Immer wieder fühlen Leute sich dazu berufen, mich darauf hinzuweisen, dass ich doch grad am Abnehmen sei. Sie verstehen nicht, dass ich es nur wegen solcher Ausnahmen so weit geschafft habe. Heute gönn ich mir innerhalb von zwölf Stunden eine Wochenration Kalorien und es hat niemanden zu interessieren. Heute werd ich alles, aber ganz bestimmt nicht satt.

Irgendwo am Hafen landen wir auf einer kleinen, aber feinen Party. Ein paar Leute hämmern sich Schnelltests in die Nase, ich bin zu voll dafür. Irgendwer will immer mit mir saufen, oder andersrum. Das Problem ist nur: Ich hab 60 Kilo abgenommen und steh bei Weitem nicht mehr so gut im Training wie vor zwei Jahren. Die Leute denken aber, dass ich genauso viel abkann wie früher. Und ich denk es auch. Aber spätestens, als ich es nicht mal aufs Klo schaffe und gegen den Tresen pisse, ist alles klar … Heute ist Aufstieg.

Wieso habe ich auf einmal unter der Kutte nichts mehr an? Egal, der Pullover ist abgeschrieben. Wo aufgestiegen wird, da fallen Späne. Irgendwann schmeißen mich Gecko und mein Bruder glücklicherweise ins Taxi und bringen mich nach Hause. Dort angekommen, vergehe ich mich komplett am WG-Kühlschrank. Mein neuer Mitbewohner hatte Geburtstag und hat für Sonntag seine Eltern eingeladen. Ich fresse acht Scheiben Käse pur, stopfe mir zwei abgelaufene Joghurts in die Backen, und dann sehe ich die Geburtstagstorte. Es ist eine Katastrophe, aber es ist auch Aufstieg, und diese Blaubeertorte ist für mich bestimmt. Innerhalb von ein paar Minuten ist sie vernichtet. Vieles ist in meinem Bauch gelandet, einiges in meinem Bart, der Rest an der Wand. Es ging nicht anders. Heute ist Gönnung. Heute ist Cheat-Day. Heute ist Aufstieg.

Als ich morgens aufwache, taste ich erst mal mein Gesicht ab. Okay, geil. Keine Schlägerei. Mein zweiter Frontzahn ist noch drin. Alles easy. Um halb sieben ruft Leo an und fragt, ob ich noch saufen komme. Ich komme saufen. Nach vier Stunden Schlaf geht das schon klar. Ich schlendere an einer abgebrannten Erdbeere vorbei, die sonst als Verkaufsstand dient, aber gestern wohl dran glauben musste. Wir saufen noch mal bis 14 Uhr. Die absolute Vollkatastrophe: Mein Bruder wartet zu Hause auf mich, weil wir um 16 Uhr bei der Konfirmation meiner Nichte sein sollen. Irgendwie findet er mich. Irgendwie schafft er es, mir auszureden, dass ich mit der Kutte zur Feier fahre. Irgendwie kriegt er mich ins Auto. Halbwegs pünktlich-unpünktlich kommen wir an. Ich überreiche der Lütten einen Umschlag mit Kohle, umarme sie und begrüße alle mit einem Handkuss. Oh Captain, dröhnt mir die Kajüte.

Das Schöne an den Corona-Bestimmungen ist, dass auf Familienfeierlichkeiten wirklich nur der engste Kreis zusammenkommt. Meine Eltern, meine Geschwister. Alle kennen mich. Niemand hier kann ernsthaft schockiert sein. Ich esse alibimäßig ein Stück Kuchen, streichel meiner Mutter die Schulter, sie lächelt. Meine Eltern wissen, dass Hansa nicht so oft aufsteigt. Es ist schon ein Wunder, dass ich heute überhaupt hier in Vorpommern sitze. Ich bin ein bisschen stolz auf mich. Aber jetzt verlangt das Ehebett meiner Schwester nach mir. Ich kann nicht mehr. »Leute, ihr wisst, wie es ist. Die letzten 24 Stunden waren doll. Gestern war Gönnung. Gestern war Cheat-Day. Gestern war Aufstieg!«

MUSIK IN MEINEN OHREN

Noch nie in habe ich so viel Musik gehört wie jetzt.

Am Anfang fand ich es so krass langweilig, auf dem Fahrradergometer zu sitzen und irgendein Werbeplakat mit Sixpack anzustarren, das verkündet: »Dein stärkster Muskel ist dein Wille!« Die Zeit verging einfach nicht. Unglaublich, wie lang sich eine Minute anfühlen kann. Wenn ich dachte, ich hätte sicher schon eine halbe Stunde auf dem Bike gesessen, und die Anzeige mir dann erbarmungslos mitteilte, dass es nicht mal 15 Minuten waren, war das sehr demotivierend. Also fing ich an, Bücher und Zeitungen mitzunehmen. Sie lenkten mich vom monotonen Bewegungsablauf ab und überdeckten die Anzeige, was meiner Motivation sehr zugu tekam. Je länger ich jedoch in die Pedalen trat, desto schwerer fiel mir die Konzentration. Und als ich auf den Stepper umgestiegen bin, wurde das mit dem Lesen beim Sport noch schwieriger.

Offensichtlich war ich nicht die einzige Person, die keinen Bock hatte, während des Abstrampelns nur monoton nach vorne zu schauen. Nicht wenige hatten Kopfhörer in den Ohren, hörten Mucke oder schauten Videos. Wie einfach, wie genial. Also ließ ich die Bücher zu Hause und besorgte mir auch ein paar Stöpsel. Das Gewurschtel mit den Kabeln ging mir zwar ordentlich auf den Kranz, aber ein Anfang ist ein Anfang. Über die Minutenanzeige legte ich nun das Handtuch. Und siehe da: Manchmal hatte ich 45 Minuten auf dem Tacho, wenn ich dachte, ich hätte nicht mal die halbe Stunde voll. Sport und Musik gehören seitdem für mich zusammen.

Zu Weihnachten bekam ich dann sogar kabellose Kopfhörer geschenkt. Und seitdem schwöre ich auf die Dinger. Damit ich auch noch immer alles in meiner Umgebung mitbekomme, stecke ich mir immer nur einen der Kopfhörer ins Ohr, dann geht's aufs Rad oder ich jogge einfach los. Die Fitnessstudios sind zu, und draußen brauche ich keine Ablenkung, denn an der Ostsee kann ich mich eh nicht sattsehen. Aber die Musik motiviert mich.

Meine Playlist setzt sich aus den unterschiedlichen Genres zusammen. Ob nun Schlager, Hip-Hop, Punkrock, Pop oder Altmänner-Rock: Hier wird jeder Geschmack bedient. Mein Herz springt vor allem dann drauf an, wenn der Text mich berührt. Wenn er deutsch ist. Englisch und den ganzen anderen Kram kann ich nicht. Wenn ich auf einem Lied hängen bleibe, schalte ich auf Repeat und höre immer wieder denselben Song. Zu Hause und beim Autofahren mache ich's auch so. Die Jungs aus der Band werden es leidvoll bestätigen können.

Um in Schwung zu kommen, höre ich sonst erst mal schön aggressive Proll-Mucke. Wenn ich mir »Runnin' Riot« der britischen Punk-Legenden Cock Sparrer reinziehe, denke ich wehmütig an das Konzert im Londoner AllyPally zurück, das ich mit Rostocker Freunden kurz vor der Pandemie besucht habe. Dass ich mal über so einen langen Zeitraum keine Konzerte mehr sehen würde, hätte ich mir niemals vorstellen können. Dass ich mal mit Musik in den Ohren am Warnemünder Strand entlanglaufen würde, auch nicht! Und es macht auch noch Spaß. Als Nächstes kommt die Hinterlandgang dran. An ihrem neuen Album kann ich mich nicht satthören. Was sagt es über mich aus, dass mich keine Mucke mehr packt als die von 22-jährigen Vorpommern? Wenn die Schweißperlen zu tropfen beginnen, sind ein paar Hits der geilsten Punkrockplatte, die ich kenne, an der Reihe: »Blechdose« von Terrorgruppe. Die Mischung aus Humor, Politik und Asozialität macht mir noch bessere Laune, ich singe mit und bekomme beim Sport Bock, mal wieder mit meinen Freunden richtig abzustürzen. Auf den letzten Kilometern wird es meist etwas ruhiger. Grad höre ich »Bunte Scherben« von Keimzeit rauf und runter. Es ist so geil, dass mein Kopf einfach auf Durchzug schaltet. Dass ich in 45 Minuten nicht einmal das Bedürfnis habe, auf die Uhr zu gucken oder über irgendwelche Probleme nachzudenken.

Zum Schluss mache ich die Musik aus und freue mich über die Ruhe und darüber, wieder ordentlich Kilometer gemacht zu haben, während ich das letzte Stück laufe. Dann brauche ich weder Ablenkung noch Motivation. Aber manchmal kommen mir Ideen für Songtexte. Dann setze mich direkt, wenn ich zu Hause bin, an den Schreibtisch, um sie aufzuschreiben. Während ich sonst schon mal längere Blockaden habe, finde ich die Zeilen, die mir in diesen Momenten einfallen, teilweise so gut, dass ich sie den Jungs aus der Band gleich per Mail schicken muss. Die Mischung aus Sport, Mucke und Ruhe lässt mich offenbar klarer denken.

Ein Freund hat mir erzählt, dass er beim Joggen oft unser Album »Sturm und Dreck« hört, weil es für ihn genau die richtige Mischung an pushenden und ruhigen Liedern biete. Ich höre meine eigene Mucke nahezu nie, aber der Gedanke, dass andere Menschen meine Stimme im Ohr haben, während sie Sport treiben, dass sie vielleicht mitsingen und sich motivieren lassen, ist irgendwie cool. Genau wie der Gedanke an Fußballmannschaften, die unsere Musik hören, wenn sie den Aufstieg in die Kreisliga begießen, oder an meinen lütten Bruder, der eines unserer Alben beim Pumpen hörte, als ich letztens in sein Zimmer kam.

Ich habe Musik sehr lange unterschätzt. Wenn ich bei Konzerten sehe, wie glücklich sich fremde Leute bei »Komplett im Arsch« in den Armen liegen, wenn ich sehe, wie Kids ihre Eltern in den Arm nehmen und bei Liedern wie »Niemand wie ihr« Rotz und Wasser heulen, dann kriege ich Gänsehaut. Musik kann schon eine ganze Menge: auffangen, beflügeln, runterziehen, motivieren. Aber lange wollte ich davon gar nichts wissen. Ehrlich gesagt ging mir das Gerede über die Kraft der Musik oft auf die Eier, vor allem bei Interviews. Es gibt Fragen, die einfach immer wieder gestellt werden. Und genauso, wie es mich nervt, wenn der tausendste Journalist fragt, woher der Name Feine Sahne Fischfilet kommt, geht es mir mittlerweile auf die Eier, wenn die Frage kommt, was Musik bewegen kann und ob wir denken, dass wir es schaffen können, Leute zu motivieren, sich beispielsweise gegen Rassismus einzusetzen. Was weiß ich denn? Frag irgendeinen Wissenschaftler, da gibt es doch bestimmt eine Studie zu. Und was heißt schon motivieren? In erster Linie finde ich es cool, wenn unsere Musik die Leute berührt.

Manchmal habe ich zudem die Befürchtung, dass Politik auf Konzerten und Festivals zur Floskel verkommt. Wenn unzählige Menschen »Alerta Antifascista« grölen und beim nächsten Fascho-Aufmarsch doch nur wieder die hundert Nasen zu den Gegenprotesten kommen, die immer da sind, wirkt es so, als würden einige die Parolen nur rufen, um sich als Teil der guten Seite zu fühlen und das eigene Gewissen zu beruhigen.

Taten sagen ganz einfach mehr als Worte. Ich fahre viel lieber in Dörfer und Kleinstädte wie Themar und Loitz, um dort Konzerte zu spielen, als irgendwelche schlauen Flyer zu diskutieren. Und genauso finde ich es nicht wichtig, dass unsere Fans ständig auf Demos gehen. Ich bin der Meinung, dass es viel mehr bringt, sich in seinem Alltag mal zu überwinden und den Mund aufzumachen, als wie ein Parteisoldat auf jeder Veranstaltung aufzulaufen.

Im besten Fall kann Musik den Leuten das Gefühl vermitteln, dass sie nicht alleine sind. Dass es Menschen gibt, die genauso fühlen wie sie, die die gleiche Scheiße erlebt oder gebaut haben, die genauso mit ihren inneren Widersprüchen hadern, die scheitern und hoffentlich verstehen, die manchmal vor Freude blühen und manchmal mit ihren Gedanken untergehen. Musik ist Trost. Im besten Fall Medizin. Wenn unsere Lieder das schaffen, schaffen sie schon eine ganze Menge.

Jahrelang habe ich behauptet, dass Musik mir egal sei. Damit wollte ich sicher auf cool und distanziert machen. Aber durch die Ruhe in den letzten Monaten kapiere ich immer mehr, wie viel Musik mir gibt. Ich bekomme wieder richtig Bock, an neuen Liedern zu arbeiten, Konzerte zu spielen und mit der ganzen Crew auf Tour zu gehen. Es ist unglaublich, wie sehr Musik mich motiviert. Wenn es mir schwerfällt, mich aufzuraffen, laufe ich mit »Sympathy For The Devil« von den Stones in den Ohren einfach los. Musik ist mir nicht egal. Nein, ich gebe es zu: Ich liebe Musik, irgendwie. Vielleicht nicht wie jemand, der sein Leben lang Gitarre spielt. Vielleicht nicht so wie die anderen Jungs in der Band. Aber auf meine Art und Weise.

ENDLICH GESCHAFFT

Heute Abend spielt Italien gegen Belgien. Marley ist zu Besuch, das heißt mal wieder: Cheat-Day. Wir haben Bock und decken uns beim Supermarkt ein. Vor dem Spiel machen wir noch einen Abstecher zum Imbiss um die Ecke, um uns eine schöne Gyros-Pfanne zu gönnen. Auf dem Weg dorthin sehe ich eine Gruppe von jungen Männern, die wie Fußballhotten gekleidet sind, vor einer Kneipe stehen. Von Weitem erkenne ich niemanden. Wie üblich geht mein Radar an: Faschos oder Fans, Gefahr oder Foto? Sie sollen auf keinen Fall denken, dass wir für sie die Straßenseite wechseln. Denn Angst kann man riechen. Und wer nach unten guckt, kriegt nur noch döller vorn Kopp. Also sage ich zu Marley: »Einfach durch«, und so selbstbewusst, wie man gehen kann, gehen wir durch die Gruppe an der Kneipe vorbei.

»Ist das nicht Monchi?«, zischt es mir beim Vorbeigehen hinterher. Wir gehen weiter Richtung Imbiss. Plötzlich ruft einer der Typen: »Ey, Monchi, bleib mal stehen!«, und läuft uns nach. »Können wir vielleicht ein Foto machen?« Und plötzlich steht seine ganze Gang um mich herum, wir philosophieren über die nächste Hansa-Saison, und schließlich kriegt Marley ein Handy von ihnen in die Hand gedrückt. Vor meinen Freunden ist mir so was manchmal peinlich, aber da muss er jetzt durch. Lauthals reißen alle die Arme hoch, singen »Grevesmühlen schalalala, Grevesmühlen schalalala«, ich lächele in die Kamera und fühl mich wohl. Aber Moment, am Rande meines Blickfelds sehe ich etwas, bin mir aber unsicher. Das Foto ist gemacht, aber ich laufe schnurstracks auf Marley zu, suche Blickkontakt, damit er den Ernst der Lage erkennt, und frage ihn: »Hat der da grad 'nen Hitlergruß gemacht?«

Ich bin ja selbst so geprägt worden: Abhitlern als Provokation, das war früher Standard bei nahezu jeder Gartenparty in Vorpommern. Trotzdem habe ich da keinen Bock drauf. Ein Foto vom Feine-Sahne-Sänger mit irgendeinem Dulli, der abhitlert: Das gönn ich keinem. Marley verneint, und da er seit Jahren in antifaschistischen Kreisen unterwegs ist und einen Hitlergruß definitiv erkannt hätte, bin ich erleichtert.

Mein Kopf geht nie aus, egal was ich mache. Wenn ich in einer völlig fremden Stadt beim Friseur sitze und dieser, während er mir grad mit einem Rasiermesser den Bart macht, plötzlich sagt: »Ich fand es richtig, dass ihr nicht in Dessau spielen durftet«, lasse ich mich eben nur noch von einer Bekannten frisieren. Wenn zwei Typen in Warnemünde am Strand auftauchen, nett nach einem Foto fragen und ihre Arme um meine Schultern legen, nur um dann immer enger meinen Hals zuzudrücken und zu sagen: »Freu dich, dass hier so viele Leute sind …«, sehe ich eben auch bei solchen Situationen wie hier vorm Imbiss eine Gefahr.

Nachdem wir uns von den Jungs verabschiedet haben, bestellen Marley und ich uns je eine Gyrosplatte zum Mitnehmen und quatschen über die Situation. Dass ich in solchen Momenten merke, wie paranoid ich manchmal bin, und dass es mir damit nicht gut geht, aber dass die Lösung nicht sein kann, dass ich aus Mecklenburg-Vorpommern wegziehe – denn das ist der Ratschlag, den ich immer wieder höre. Ich will nicht weg. Hier gibt es ja nicht nur Idioten, sondern auch meine Familie, die Ostsee und meine Freunde: alles, was ich liebe. Marley erzählt, wie angespannt er immer sei, wenn wir zusammen rumlaufen. Ich frag mich manchmal, wie lange meine Freunde noch an meiner Seite bleiben. Ich könnte es verstehen, wenn's irgendwann reicht.

Aber genug für heute mit der Scheiße, wir chillen uns auf die Couch, gucken Italien beim Siegen zu, und am Ende schlafe ich bei einer Folge South Park glücklich und rund gefuttert ein.

Am nächsten Abend haben wir Nachbarn und Freund:innen zum Grillen in den Hinterhof eingeladen. So viele Leute, die ich seit Jahren kenne. Die Gleichen wie immer sind als Erstes voll. Die Gleichen wie immer labern über Politik, die Gleichen wie immer über Fußball, die Gleichen wie immer schnacken Seemannsgarn. Ich liebe das. Hier bin ich der Monchi, der ich schon immer war. Was für ein wunderschöner Abend. Viele wollen zwar noch bleiben, aber für mich reicht's. Ich hab nix gesoffen, ich fand's schön genug. Also mache ich eine Abschiedsrunde bei meinen Leuten. Kurz vor der Wohnungstür quatschen mich ein paar jüngere Zecken an, die gerade noch dazugekommen sind. »Ey, Monchi, sag mal, was is'n das fürn Foto?«

»Wie, wat fürn Foto?«

»Na, auf Instagram. Du mit deinen Leuten.«

»Instagram? Wat für meine Leute?«

Während einer der beiden sein Handy zückt und auf dem Display rumscrollt, checke ich noch gar nichts. Als mir der hell leuchtende Bildschirm vors Gesicht gehalten wird, verlässt jeglicher Elan meinen Körper. Früher wäre ich komplett durchgedreht, heute bin ich einfach nur ernüchtert. »Marley! Marley, komm mal her.« Ich zeige ihm das Bild. Er macht große Augen. Die Unterschrift: #disco #freundschaft #friendship #feinesahnefischfilet #zusammenhalt #hro #rostock #spaß #lt. Darüber zu sehen: fünf nett lächelnde Typen mit Alk in der Hand zu meiner Linken, drei zu meiner Rechten. So weit nicht überraschend, ich war ja dabei. Aber wenn der ganz rechts keinen Hitlergruß macht, hat auch zwischen 33 und 45 niemand einen Hitlergruß gemacht. Das ist kein Winken, das ist kein »Grevesmühlen schalalala«, das ist ein offizieller Hitlergruß. Und einer seiner Kumpel, den ich gestern nicht aufm Schirm hatte, winkelt seinen rechten Arm auch verdächtig an. Und ich dazwischen, wie so 'n dummer lächelnder Teddybär. Absoluter Jackpot, Monchi.

Ich bin pissed und kurz sauer auf Marley. Aber eigentlich geht es gar nicht um dieses eine Scheißfoto. Es ist nicht das erste Mal, es wird nicht das letzte Mal sein. Wenn du immer und immer wieder Fotos mit Leuten machst, passiert das. Aber wenn selbst engste Freunde mit der Scheiße überfordert sind und meinen, ich solle einfach nicht mehr mit kurzer Hose und Flip-Flops vor die Tür gehen und stattdessen eine Schirmmütze aufsetzen, dann geht es für mich um viel mehr. Es geht darum, dass es für mich keine Normalität mehr gibt. So oft wurde mir schon gesagt: »Zieh einfach weg, in die Großstadt, in die Anonymität.« Und natürlich gibt es Momente, in denen ich neidisch auf Freunde in Berlin bin, die einfach in der Menge untertauchen können, wenn sie ihre Wohnung verlassen. Aber ich will trotzdem nicht in die Großstadt ziehen, ich will meine Flip-Flops anbehalten und ich hasse Schirmmützen. Ich werde nicht in Selbstmitleid ertrinken, aber ich muss etwas ändern. Irgendwas muss passieren.

Das Foto wird kurz darauf schon wieder gelöscht sein. Keine Ahnung, warum. Ich finde, die Gruppe wirkte eigentlich sympathisch. Vielleicht waren die beiden Typen ja nur

Anhängsel? Vielleicht haben die anderen sie darauf hingewiesen, dass es scheiße war, das hochzuladen? Oder hatten sie Schiss vor einer Anzeige wegen § 86a StGB? Oder stecken sie es jetzt der Presse? Wollen sie mich erpressen? Wäre nicht das erste Mal.

Das alles ist mir nach dieser Nacht egal. Denn ich weiß: Früher hätte ich mich nach so einem Erlebnis komplett weggehauen. Vollsuff, zwei Tage Suffdepressionen, ich hätte mich wie Scheiße benommen. Aber heute passiert das nicht. Ich quatsche in aller Ruhe mit einem Freund über die Sache. Er holt mich runter. Als ich in meinem Bett liege, denke ich zwar die ganze Zeit daran, wie viele Bratwürste übrig geblieben sein mögen, und es zieht mich in die Küche, wo sie vorhin noch zusammen mit den Steaks in einer Schale lagen … Aber ich scheiß drauf. Ich bleibe liegen.

Diese Story endet nicht damit, dass ich vorm Fernseher hocke und mir acht Würste, zwei Steaks und Kartoffelsalat reinkloppe. Diese Story endet damit, dass ich einschlafe. Und auch am nächsten Morgen, als das ganze Futter verschmausungsbereit dasteht, bleibe ich stabil. Statt zu schmausen, gehe ich laufen, mit »Us Against The World« von Cock Sparrer in Dauerschleife auf den Ohren, zum Abreagieren. Als ich gegen 9 Uhr zurückkomme und auf den Hinterhof trete, empfängt mich Marley, der gerade das Party-Chaos aufräumt, mit den Worten: »Hey, kannste ein Foto von mir schießen?« Wir umarmen uns und müssen beide lachen.

JULI 2021
VERÄNDERUNGEN

Ich habe noch mehr zugenommen und wiege nun wieder 130 Kilo. 13 Kilo weg von meinem Bestgewicht. Ich könnte so kotzen. Mehrmals habe ich mir in den letzten Wochen gesagt, dass es keine Ausnahmen mehr gibt. Aber die Ansage war jedes Mal spätestens am Abend wieder vergessen. Ich mache zwar noch mindestens sechsmal die Woche Sport, aber meine Ernährung ist komplett im Arsch. Was nützt es, dass ich mich noch immer strikt ans Intervallfasten halte, wenn ich mir dann innerhalb von acht Stunden eine Wochenration Kalorien reinknalle? Ich fühle mich der 140er-Marke gerade wesentlich näher als den 120, und auch wenn ich es wirklich, wirklich schaffen will, liege ich gerade trotzdem jeden Abend wie ein von Süßigkeiten erlegter Bär im Bett und ärgere mich über mich selbst. Aber woran liegt das? Was hat sich verändert?

Erstens: Ich hab mich in eine Person verguckt. Und sie findet mich wohl auch ganz cool. Das heißt, wir verbringen ziemlich viel Zeit miteinander. Und Zweisamkeit bedeutet auch mal essen gehen. Und »mal« bedeutet regelmäßig.

Zweitens: In die Welt zieht wieder so etwas wie Normalität ein. Partys, Grillabende, Geburtstage in größerer Runde sind wieder viel präsenter. Jedes Wochenende steht irgendwas an. Und wo jedes Wochenende etwas ansteht, da gibt es auch immer Futter. Während der Lockdowns war es zwar schwieriger mit dem Sport, aber es gab auch wesentlich weniger Verlockungen. Jetzt sind sie überall.

Und drittens: Dann ist da noch die Band. Dieser Wahnsinn, der das letzte Jahrzehnt meines Lebens maßgeblich geprägt hat. Auch bei uns hat sich einiges verändert. Wir sechs haben es nicht geschafft, auf uns aufzupassen, und sind jetzt nur noch zu viert. Die letzten zehn Jahre war alles auf Rausch: Wir alle mussten, nein, wir wollten durchdrehen. Und abliefern. Das haben wir getan. Und für das, was wir erleben durften, würden zig Bands ihre Omas verkaufen. Aber so eine Zeit fordert ihren Tribut.

So viele Paare in meinem Umfeld haben sich in der letzten Zeit getrennt. In der Stille merkt man halt, ob es noch passt. Deshalb fühlt es sich für mich gerade so an, als wären wir auch eines dieser Pandemie-Pärchen. Denn Christoph und Jacobus werden neue Wege gehen. Und die letzten Wochen waren entsprechend intensiv. Wir haben viel miteinander gesprochen. Ich hab keinen Bock auf irgendwelche »Künstlerische Differenzen«-Floskeln. Wobei es die natürlich gibt: Es wurde immer deutlicher, dass wir auf der musikalischen Ebene mittlerweile völlig verschiedene Vorstellungen haben. Aber wir haben uns auch einfach auseinandergelebt. Wir haben uns in den Wahnsinnsjahren viel zu selten Zeit für uns als Band, als Gemeinschaft genommen. In den letzten Monaten hatten wir oftmals das Gefühl, dass wir verschiedene Sprachen sprechen.

Was uns als Feine Sahne immer ausgemacht hat, ist unsere Authentizität. Dass wir keine Blender sind. Natürlich wäre es kohletechnisch das Geilste, so bald wie möglich eine Platte rauszuhauen, auf Tour zu gehen und so weiterzumachen wie immer. Aber nur so, wie es jetzt kommt, können wir uns treu bleiben. Oft genug habe ich Bands erlebt, die sich backstage nicht mal mehr mit dem Arsch angucken, aber auf der Bühne so tun, als wären sie die besten Freunde. Alles, nur das nicht! Schauspieler:innen gibt es genug. Lieber im Moment der Ruhe auf Augenhöhe auseinandergehen und sich zum Abschied umarmen, als im Chaos zugrunde zu gehen! Ich hoffe, dass wir das schaffen.

Kai, Olaf, Max und ich suchen also nun eine neue Gitarristin oder einen neuen Gitarristen. Eine Person, die singen und Gitarre spielen kann und die wir auch menschlich geil finden – am besten aus Mecklenburg-Vorpommern … Gibt einfachere Aufgaben. Überall schreiben Musiker:innen, wie krass sie die Bühne, das Touren, die Konzerte vermissen. Ich selbst fühle das wegen dieser Situation gerade aber nur selten und habe tausend andere Gedanken in meinem Kopf, was die Band angeht. Selbst wenn wir jemanden finden: Können wir nach so einer Pause einfach weitermachen wie vorher?

Keine Ahnung, ich weiß es nicht. Ich glaube, wir wissen es gerade alle nicht genau. Wir wissen ja nicht mal, ob wir überhaupt irgendwann wieder Konzerte spielen können. Wenn ich »Konzert« höre, denke ich wegen Corona mittlerweile nur noch »Absage«. Alter, der Auftritt in Bamberg ist gerade mal eineinhalb Jahre her und es fühlt sich für mich wie eine Ewigkeit an.

Was ich weiß, ist, dass ich keine Kopie meiner selbst sein will. Auf keinen Fall will ich so tun, als hätte ich mich in diesen eineinhalb Jahren nicht verändert. Kann ich manche Lieder überhaupt noch genauso ansagen, singen und fühlen wie früher? Auch wenn solche Fragen und Gedanken anstrengend sind, sind sie doch wichtig. Genau dafür ist die Ruhe da.

Für meinen Körper bedeuten all diese Fragen, dass ich immer mehr esse. Wieder fetter werde. Mehr anstrengende Gedanken bedeuten mehr Kalorien. Das merke ich schon wieder an meinen Klamotten. Unsicherheit ist gerade die einzige Sicherheit. Ich habe keine Ahnung, was da kommen wird. Aber ich kann mich darauf verlassen: Stillstand wird es nicht sein.

KEIN SIEGER

»Ich hab 65 Kilo in nur einem Jahr abgenommen und du kannst es auch. Du musst es nur wollen! Der Monchi-Abnehm-Guide hilft dir, dich zu motivieren! Dazu jetzt neu im Handel: der vegane Speck-weg-Monchi-Burger – und nach dem Training mit dem Monchi-Fitness-Plan: grüne Pfeffi-Fitness-Smoothies. Sei wie Monchi!«

Wenn ich wollte, könnte ich grad richtig abdrehen. Asche machen, mich feiern lassen. Was für ein geiler »Gewinnertyp« ich bin. Den Abnehmprozess in Echtzeit auf Social Media verwerten: jedes Kilo, jedes Sit-up, jeder Sieg, jede Niederlage im Livestream … Ich hätte ein paar Hunderttausend Follower:innen und ein paar Euro mehr auf dem Konto. Man muss kein Marketing-Genie sein, um vorherzusagen, dass das funktionieren würde: »Die Monchi-Transformation – für schlappe 99,99 Euro gehört sie dir. Nimm auch du 65 Kilo ab!« Und natürlich ist der Gedanke irgendwie verlockend.

Weil wir ein Motiv für das Buchcover brauchten, waren Backi und ich letztens zusammen unterwegs und haben einfach drauflos ein paar Fotos geschossen. Backi ist seit acht Jahren bei uns als Band-Fotograf mit dabei. Persönlich kenne ich ihn noch länger. Er war in der Münsteraner Ultra-Szene aktiv. Gut, dass wir uns nicht vor über zehn Jahren übern Weg gelaufen sind. Dann hätte ich ihm seinen Schal geruppt, das ist Fakt. Heute sind wir gute Freunde. Wir hatten uns gar nicht abgesprochen, wie ich auf dem Bild wirken will. Nur über die Location hatte ich mir einen Kopf gemacht. Ich wollte nicht ins Studio vor irgendeine Folie, sondern nach draußen, an echte Orte, die mir was bedeuten. Der Gespensterwald, ein Boot am Rostocker Stadthafen, die Kieskuhle und der Sport-platz in Jarmen, auf dem ich früher mit Heide 90 stand – überall da waren wir, um das eine Bild zu schießen.

Als wir uns abends zusammensetzten und die Fotos durch-gingen, blieben wir bei einem hängen und waren uns ganz sicher: Das ist es. Ich vor Ostsee-Kulisse mit freudestrahlen-dem Gesicht und einem kaputt gelaufenen Joggingschuh im Mund, die Siegerfaust nach oben gereckt! Perfekt. Dachten wir. Bis ich Artur das Foto schickte, um mir einen Schulter-klopfer abzuholen. Artur ist mehr als nur ein Booker. Wenn jemand in den letzten Jahren für die Band gebrannt, sich den Arsch für uns aufgerissen und immer mitgedacht hat, dann er. Er kündigte einen Anruf an und ich freute mich schon auf eine Lobeshymne auf Backis Arbeit und meine perfekt in-szenierte Foto-Performance. Und dann klingelte das Telefon. »Also Monchi, ich weiß nicht. Das ist so ein typisches Bild, das sagt: Ich bin den Jakobsweg gegangen, seht her, wie geil ich bin!« Fuck, dieser Wichser. Backi und ich guckten uns an. So eine Scheiße. Wir wussten beide, dass Artur recht hatte.

Ja, ich habe sehr viel abgenommen. Ja, es wäre grad nichts leichter, als damit anzugeben und so eine Blender-Parade abzufeiern. So zu tun, als wäre ich jetzt ein komplett neuer Mensch. Aber das ist Quatsch. Der Heiligenschein steht mir nicht, Engel und Teufel tanzen immer noch täglich auf mei-nen Schultern Tango. Klar, ich feiere meine Gewichtsab-nahme auch hart, gar keine Frage. Aber wer bis hierhin gelesen hat, wird bereits gemerkt haben, dass das hier kein Buch für Sieger ist. Denn Gewinner stoßen mich in der Regel ab. Der FC Bayern berührt mich nicht. In einer Schickimicki-Bar fühle ich mich unwohl. In einer Kneipe, in der auch mal in die Ecke gekotzt werden darf, bin ich heimisch. Ein Typ im Anzug, der sich übertrieben freundlich gibt, ist mir suspekt, während ich einen Typen in versifften Klamotten, der sich nicht mehr als nötig für mich interessiert, potenziell sympathisch finde. Das Echte und vermeintlich Hässliche finde ich tausendmal schöner als das vermeintlich Perfekte.

Bei den Filmdiskussionen zu »Wildes Herz« saß ich in Hörsälen, bei irgendwelchen zivilgesellschaftlichen Initiativen, im Goethe-Institut. Nirgendwo fühlte ich mich so wohl wie im sächsischen Jugendknast oder in der Haftanstalt in Stralsund. Wenn ich mit einem Inhaftierten über seine und meine Erlebnisse quatsche, fühle ich mich ihm tausendmal näher als einer Person, die eine Podiumsdiskussion zum Thema Aggression abhält. Genauso ist es beim Übergewicht. Zwar haben viele Leute eine Meinung dazu, aber weil ich fast niemanden kenne, der selbst einen ähnlichen Weg gegangen ist, habe ich oft das Gefühl, dass ich diesen Kampf alleine kämpfe. Dass alle es gut meinen, aber niemand mich versteht.

Das Scheitern, das Versagen gehört zu meinem Leben dazu. Das Einzige, was mir irgendwie Hoffnung macht: dass ich Dinge verstehe und aus eigenem Antrieb heraus wirklich etwas ändere. In diesen zwei Jahren habe ich erkannt, dass vieles zusammenhängt: Wenn es meinem Geist gut geht, behandle ich auch meinen Körper besser. Je beschissener ich zu mir selbst bin, desto beschissener bin ich auch zu anderen. Ich würde so gerne sagen, dass ich meine Familie, meine Freundinnen und Freunde noch nie schlecht behandelt habe. Ich würde so gerne sagen, dass ich noch nie rassistisch oder sexistisch gedacht oder gehandelt habe. Dass ich all das nie wieder tun werde. Dass ich mich selber noch nie scheiße fand. Ich würde so gerne einfach sagen, dass ich nie wieder so krass fett werde. Aber all das kann ich leider nicht. Ich kann nur versuchen, kontinuierlich dazuzulernen.

Nur weil ich es einmal geschafft habe, so viel abzunehmen, heißt das nicht, dass ich gewonnen habe. Ich werde nicht den einen großen Sieg einfahren können. Mein Ziel muss es sein, die tägliche Schlacht gegen den Schweinehund zu bestehen. Und wenn ich es schaffe, nicht wieder komplett zusammenzubrechen, sondern kontinuierlich weiterzukämpfen – gegen die Fressattacken, die Ausnahmen und den Jo-Jo-Effekt –, ist das der größte Sieg, der für mich drin ist.

WASTED IN JARMEN

Ohne Corona wäre letzte Woche wieder Wasted in Jarmen gewesen …

Als wir das Festival 2016 auf dem Gelände des Motoball-Vereins veranstaltet haben, sollte das eine einmalige Sache sein: mitten in Jarmen, genau da, wo ich aufgewachsen bin. Da, wo wir früher nicht mal 'nen Jugendklub hatten. Es war das Finale unserer »Noch nicht komplett im Arsch«-Tour. Viele Leute aus der Region haben sicherlich befürchtet, dass es das pure Chaos wird und Jarmen danach nicht mehr steht. Aber es hat toll funktioniert, was auch die Anwohner:innen gespürt haben, weshalb es nicht bei dem einen Mal geblieben ist. Aus einem eintägigen Konzert wurde ein mehrtägiges Festival. Die Leute vom örtlichen Fußballverein stehen am Grill und verkaufen Bratwurst, Leute vom Motoball-Verein helfen am Tresen, der Schulchor unseres alten Gymnasiums kommt mit uns auf der Bühne und singt »Alles anders«. Ich weiß manchmal gar nicht, was ich dazu sagen soll. Wir sind hier nicht in Berlin, wo so was vielleicht Standard ist. Wir befinden uns in Vorpommern. Ein paar Dörfer weiter haben bei der letzten Wahl über 40 Prozent die AfD gewählt. Fast überall in Deutschland werden die NPD-Plakate ganz oben, knapp unter der Laterne, angebracht – hier hängen sie manchmal unter denen der Grünen.

Für viele ist es die braune Ecke von Deutschland. Die verlorene Region. Abgeschrieben, vergessen, für den Urlaub gerade gut genug, ansonsten scheißegal. Und tatsächlich gibt es hier eine ganze Menge Arschlöcher und verfestigte Nazistrukturen. Mecklenburg-Vorpommern war das letzte Bundesland, in dem die NPD noch bis 2016 im Landtag sitzen konnte. Danach übernahm eine andere Partei. So zu tun, als gäbe es hier nur schönen Ostseestrand, wäre peinlich. 'nen schicken Imagefilm können andere machen. Mindestens genauso peinlich wäre es aber, so zu tun, als würden hier alle nur die Machtergreifung der AfD herbeisehnen. Denn es gibt hier in Mecklenburg-Vorpommern auch geile Leute. In den letzten Jahren durfte ich so viele tolle Vereine, Initiativen und Einzelpersonen kennenlernen, von denen viele mittlerweile jedes Jahr beim Wasted am Start sind.

Weil das Internet in unserer Region immer noch so schnell ist wie ich auf 100 Metern, gibt es einen Vorverkauf im Schuhhaus Sorge. Leute aus der Region können sich dort ihr Ticket besorgen. Ansonsten würden vielleicht nur Menschen aus Glasfaser-Regionen auflaufen, denn online waren die letzten Male immer alle Tickets nach kürzester Zeit ausverkauft. Stattdessen wird die Mischung an Menschen von Jahr zu Jahr immer geiler. Leute von nah und fern liegen sich in den Armen. Ich sehe es vor mir: Am Tresen stehen die »Saarland Asozial«-Leute und stoßen mit meiner alten »Junge Gemeinde«-Gang an und daneben hämmert sich Gabriel, ein Typ aus Argentinien, der nur für dieses Wochenende hergeflogen ist, einen Schnaps nach dem anderen mit den Auto-Tunern rein.

Ich glaube, wir haben genau die richtige Mischung für das perfekte Dorffest gefunden. Es ist ein Fest, das wir selbst geil fänden, wenn wir Gäste wären. Von dumm bis schlau ist alles dabei. Morgens Arschbombencontest, später Vorträge, beim letzten Mal etwa über den Mord an Mehmet Turgut in Rostock durch den NSU. Kais Opa macht Kutschfahrten durch Jarmen, währenddessen hält der Jarmener Apotheker einen Vortrag über seine Einsätze bei den Apothekern ohne Grenzen. Unsere Väter und Mütter stoßen gefühlt mit allen Besucher:innen an. Am Nachmittag gibt es das legendäre Fußballspiel: Blau-Weiß 21 Jarmen gegen den Internationalen FC Rostock. Für eine Halbzeit versuche ich mich dann auch selbst an meiner alten Jarmener Wirkungsstätte als Torhüter. Und irgendwann geht es natürlich auch mit den Konzerten los.

Ich habe immer mein Fahrrad dabei. Wenigstens einmal kurz überall vorbeischauen und die Stimmung inhalieren. Bei drei Bühnen und so viel Programm wird das immer schwieriger. Und dann sind da noch die ganzen Exil-MVler. So viele Freunde, so viele Leute, die aus Mecklenburg-Vorpommern weggezogen sind und mir im kurzen Plausch zu verstehen geben, wie schön sie es finden, endlich mal wieder zu Hause zu sein. Unzählige von ihnen mussten in den letzten Jahren wegziehen. Auf der Schule bei uns fragte man damals nicht: »Was willst du machen?«, sondern: »Wohin ziehst du?« Selbst Leute, die fertig studiert oder ausgelernt hatten, fanden keine Jobs oder verdienten ein paar Hundert Kilometer weiter deutlich besser. Professor:innen nennen das »Brain-Drain« – ich nenne es einfach »Scheiße«. Nur dass wir es geschafft haben, uns mit der Band den Lebensunterhalt zu verdienen, hat mir ermöglicht, in Mecklenburg-Vorpommern zu bleiben. Und dafür bin ich sehr dankbar.

An den Festival-Tagen bin ich nur unterwegs. Höchstens drei Stunden Schlaf pro Tag. Ich kann mich nicht sattsehen an den vielen tollen Situationen. Und dann denke ich mir: Ich hab zwar schon so viel Scheiße in meinem Leben gebaut (wer »Ich hab noch nie was bereut« oder »Ich würde alles wieder so machen« sagt, hat entweder nicht gelebt, ist ein Arschloch oder einfach nur dumm), aber das hier, das Wasted in Jarmen? Das ist die beste Sache, bei der ich je meine Finger mit im Spiel hatte. Wenn ich auf etwas stolz bin, dann auf das hier.

Jahrelang habe ich mich auf das Dagegensein konzentriert. Gegen meine Eltern, gegen Fans anderer Vereine, gegen Faschos, gegen Bullen, gegen alles und jeden – schlussendlich auch gegen mich selbst. Und auch mit Feine Sahne hatten wir anfangs einen ganz anderen Habitus. Vieles war schwarzweiß, manchmal rief ich zwischen den Liedern mehr Parolen, als dass ich sang. Klar gibt es genug Sachen, die scheiße sind und über die man sich zu Recht aufregen kann. Aber diese Haltung hat mich zerfressen. 'ne Zeit lang habe ich gefühlt jeden Naziaufmarsch und jede Fascho-Kundgebung abgeklappert. Das Spiel könnte man in Mecklenburg-Vorpommern 365 Tage im Jahr spielen. Selbstverständlich sehe ich es immer noch so: Wenn die Faschos sich wieder formieren und versuchen, Flüchtlingsheime anzuzünden, dann kann man sich nicht auf den Staat verlassen, sondern hat sich geradezumachen und sich ihnen in den Weg zu stellen. Selbstverständlich freue ich mich noch immer über jeden blockierten Naziaufmarsch. Aber irgendwann, als ich mit den immer gleichen hundert Leuten immer wieder den immer gleichen hundert Faschos hinterhergefahren bin, habe ich mich gefragt: Bringt das überhaupt etwas? Beim Wasted in Jarmen habe ich mich das noch nie gefragt. Als Jugendlicher wollte ich nur von zu Hause weg, habe nur all das gesehen, was ich nicht machen konnte. Wenn ich während des Festivals hier bin, denke ich hingegen: Krass, was man alles mit den Leuten zusammen reißen kann.

Wenn ich vor ein paar Jahren noch inbrünstig »Deutschland ist scheiße« in Liedern gesungen habe, steckte da keine tiefsinnige politische Analyse hinter. In allererster Linie war es Provozieren aus Prinzip. Wenn selbst die Junge Union »gegen Nazis« ist, muss ich mich ja wohl irgendwie abgrenzen. Was aber nicht heißt, dass es nicht noch immer viele Dinge gibt, die ich an Deutschland erbärmlich finde: den vierten Platz auf der Liste der größten Rüstungsexportländer. Dass mit der Lieferung von Waffen an Diktatoren Milliarden gemacht werden, während man sich gegen Menschen abschottet, die aus ihren zerbombten Ländern fliehen. Auch wenn es sich wie 'ne Floskel anhört: dass die Armen immer ärmer und die Reichen immer reicher werden. Dass die Gesellschaft immer weiter nach rechts rückt. Vor ein paar Jahren waren viele noch schockiert, dass die AfD in den Bundestag gewählt wurde, heute freut man sich schon darüber, wenn sie mancherorts nicht die stärkste Partei ist.

In den letzten Jahren hat mich das Reisen immer demütiger werden lassen. Als ich Moria mit eigenen Augen gesehen habe. Als ich eine zweiwöchige Reise durch Israel und Palästina gemacht habe. Als ich ein paar Tage nach dem Selbstmordattentat an der syrischen Grenze einfach so meinen Pass vorzeigen und wieder nach Deutschland reisen konnte, als wäre nichts geschehen. Wenn ich von solchen Orten zurückkam, empfand ich die Probleme der Leute hier nur noch als lächerlich, als reinen Luxus – auch meine eigenen. Mir wurde immer mehr bewusst, was ich für ein krasses Glück habe. Dass meine Eltern es in Vorpommern und nicht in Aleppo miteinander getrieben haben. Wie viele Millionen Menschen würden alles dafür geben, in diesem Paradies, das für mich immer so selbstverständlich war, leben zu dürfen?

Umso erbärmlicher finde ich all diese AfD-Lappen, die zu

Tausenden auf den Straßen demonstrieren, allen Ernstes von unterdrückter Meinungsfreiheit und einer unerträglichen Diktatur labern und gleichzeitig gegen Flüchtlinge hetzen, die aus tatsächlichen Diktaturen vertrieben werden oder fliehen müssen, um zu überleben.

Immer wieder fragen mich Leute ganz empört, weshalb wir solche Zeilen wie »Niemand muss Bulle sein« singen. Das kann ich ihnen sagen. Es ist nicht mehr so, dass ich alles schwarz-weiß sehe. Ganz bestimmt mache ich mich nicht mehr an irgendeinem Dorfsheriff heiß oder denke, dass jeder Verkehrspolizist automatisch ein schlechter Mensch ist. Wer jedoch so tut, als wäre die Staatsmacht nur Freund und Helfer und als gäbe es keine Polizeigewalt, glaubt auch an den Weihnachtsmann. In den letzten Jahren ist so viel krasser Scheiß hochgekommen: NSU, rechte Chats in Polizeieinheiten, immer wieder Polizist:innen, die Adressen von vermeintlichen Antifaschist:innen an Neonazis weitergeben. Wenn mir vor ein paar Jahren jemand gesagt hätte, dass Mecklenburger Elitepolizist:innen sich als Mitglieder einer rechtsextremen Prepper-Gruppe entlarven und zigtausend Schuss Munition für den Weltuntergang beiseiteschaffen würden, hätte selbst ich das für 'ne Verschwörungstheorie gehalten. Nicht nur Patronen wurden gefunden, sondern auch Todeslisten mit Hunderten politischen Gegner:innen aus Mecklenburg-Vorpommern. Leichensäcke und Löschkalk hatten sie schon bestellt.

Ich frage mich nicht, ob ich auch selbst auf einer Todesliste stehe, sondern auf wie vielen. Wer 'ne große Fresse hat, braucht sich über Backpfeifen nicht beschweren. Aber auf Sterben habe ich noch keinen Bock. Das einzig Schöne an diesem Gedanken ist, dass ich all meinen engsten Leuten schon mehrmals gesagt habe, dass ich dann eine Seebestattung will. Ab in die Ostsee mit meiner Asche! Am Strand tanzt und betrinkt sich meine Familie zusammen mit meinen Freundinnen und Freunden. Alle singen lauthals »Ich liebe das Leben« von Vicky Leandros. Irgendwie eine schöne Vorstellung. Aber mit Anfang dreißig? Bloß nicht rumheulen, Monchi. Bis zu einem gewissen Grad habe ich mir diesen Scheiß ja irgendwie selbst ausgesucht. Wie beschissen muss es erst für Leute sein, die einfach nur in das Fadenkreuz dieser Leute geraten, weil sie die falsche Hautfarbe haben? Die gar keine Wahl haben? Trotzdem beschäftigt es mich. Dem Großteil der deutschen Bevölkerung bin ich scheißegal, die kennen mich nicht mal. Aber alle Leute in Mecklenburg-Vorpommern, die auch nur halbwegs scheiße sind, erkennen mich. Bei über 150 000 Menschen, die bei der letzten Landtagswahl die AfD gewählt haben, ist das eine ziemlich harte Erkenntnis dieser letzten Monate.

Und das spüre ich hier jeden Tag. Ich hab immer so getan, als wäre ich 24/7 tough und hart und würde schon alles hinkriegen. Morddrohungen? Scheißegal! Peilsender unterm Auto? Scheißegal! Ist der von den Faschos oder von der Polizei? Scheißegal! Schon wieder eine Anzeige, schon wieder ein gelber Brief? Scheißegal! Nachdem ich am Montag die Leichen des Selbstmordattentats in Suruç gesehen habe, am Freitag schon wieder auf irgendeinem Festival spielen? Krieg ich hin, immer weiter! Angst vor Angriffen durch Nazis? Scheißegal. Wie sehr habe ich meine Familie in die ganze Scheiße mit reingerissen, die damit gar nichts zu tun hat?

Das ständige auf Auf-hart-Machen hat mich irgendwann weich in der Birne gemacht. Und ich glaube, dass mir das unterbewusst schon lange klar war. Genau deshalb versuche ich immer öfter, über solche Dinge zu sprechen, statt sie zu verdrängen. Sie aufzuschreiben. Ich habe aufgehört, immer hart sein zu wollen. Auch mit der Band versuchen wir seit Jahren, den Fokus eher auf das Für als auf das Gegen zu legen – ob nun mit den »Noch nicht komplett im Arsch«-Veranstaltungen, Release-Konzerten auf dem Dorf oder eben dem Wasted-in-Jarmen-Festival. Dass wir dort keine Faschos aufs Gelände lassen, ist eine Selbstverständlichkeit. Mit organisierten Nazis feiern wir nicht. Aber Jugendliche, die ihre Thor-Steinar- und Ansgar-Aryan-Klamotten mitbringen, kriegen im Tausch ein Bandshirt von uns. Jedes Mal, wenn das passiert, geht mir das Herz auf. Mit so was hätte man mich in dem Alter auch zum Nachdenken gebracht. Jedenfalls mehr als mit jedem Moralapostel-Gelaber der Welt.

Was hat das alles mit Übergewicht und Abnehmen zu tun? Eine ganze Menge. Um mich zu kapieren, muss ich das, was ich erlebt habe, Revue passieren lassen. Und je weniger ich unterdrücke und verdränge, desto weniger versuche ich auch, offene Fragen mit Essen zu beantworten, Ängste zu betäuben. Je mehr Ruhe ich habe, desto mehr glaube ich, dass ich vielleicht mal eine Therapie machen sollte. Da ist noch so viel wegzudenken. Vielleicht hätte das auch einen positiven Effekt auf meine Essstörung. Früher hätte ich mich schon über den Gedanken lustig gemacht, weil ich es als zu weich empfunden hätte, und auch heute fremdele ich noch mit dem Gedanken. Aber jetzt ist es ausgesprochen.

Es gehört mittlerweile beim Wasted in Jarmen dazu, dass ein einziges Pyro-Inferno während unserer Show als krönender Abschluss den Abendhimmel erhellt. Ich habe jedes Mal Gänsehaut. Auch wenn mein Bruder auf die Bühne kommt, sich das Mikro greift und lauthals »We are wasted in Jarmen« ins Mikro schreit, während Max' Papa wie ein junger Gott neben uns tanzt, unsere Geschwister sich immer wieder ins Publikum schmeißen, um sich von der Menge übern Platz tragen zu lassen, und meine Eltern zu »Niemand wie ihr« zwischen all den Leuten 1-2-Tip tanzen. Digger, sind wir 'ne Punk- oder 'ne Schlagerband? Scheißegal, nennt uns, wie ihr wollt. Wenn man aufm Dorf etwas lernt, dann isses selber machen. Machen statt labern. Das hier ist das Tollste, was wir jemals gemacht haben. Wenn das Leben nur aus Wasted in Jarmen bestehen würde, ich wäre gertenschlank – denn hier, hier geht es mir gut. Hier fühl ich mich wohl.

Diejenigen, die immer Vollgas geben, haben auch am schnellsten einen leeren Tank. Ich bin überzeugt, dass diese Pause für mich überlebenswichtig war. Wenn ich einfach weiter aufs Gaspedal getreten hätte, wäre ich irgendwann abgeklappt oder komplett durchgedreht. Vielleicht wäre ich doch noch Alkoholiker geworden. Die 200-Kilo-Schallmauer hätte ich definitiv bald durchbrochen. Was hätte ich zuerst gehabt: Diabetes, Herzkasper oder Burn-out? Wenn man in meinem Umfeld vor zwei Jahren gefragt hätte: »Was haltet ihr für wahrscheinlicher? Dass Monchi nächstes Jahr 18 Kilo zunimmt oder dass er 65 Kilo abnimmt?«, hätten die Frage alle für einen Witz gehalten.

So viel hat sich in den letzten zwei Jahren verbessert. Sowohl für meinen Körper als auch für meinen Kopf. Nie im Leben hätte ich gedacht, dass Ruhe so viel in Bewegung setzen kann. Mein Übergewicht war im Alltag einfach krass einschränkend, auch wenn ich das nicht wahrhaben wollte. Das hat nichts mit Schönheit oder Lifestyle-Scheiß zu tun. Es geht um 90 Kilo zu viel und einen BMI von fast 50. Es geht um Atemnot, Schweißausbrüche und drohende Krankheiten. Es geht darum, dass ich an vielen Punkten nicht mehr uneingeschränkt machen konnte, was ich wollte. Ich hatte mir eine Behinderung angefressen. Das ist genauso hart, wie es wahr ist.

Nachdem ich so vieles angeschnitten habe, möchte ich ein paar Beispiele dafür aufzählen, was sich ganz effektiv geändert hat oder auch nicht.

1 Seit Monaten habe ich mir keinen Wolf mehr gelaufen. Keine aufgescheuerten, wunden Stellen mehr, die jede Bewegung zur Tortur machen. Weder unter meinen Brüsten noch unter meinem Bauch, und auch nicht zwischen den Oberschenkeln. Seit über einem Jahr habe ich mir keine Wund- und Heilsalbe mehr gekauft.

2 Nix ist mehr zerbrochen. Gar nix. Kein Stuhl, kein Bett, keine Klobrille! Mein Kopf hat sich an die neuen Umstände aber noch nicht gewöhnt. Vor ein paar Wochen war ich bei der Geburtstagsfeier einer Freundin und ärgerte mich zuerst, dass im Garten nur diese weißen Plastikstühle mit Armlehnen standen. Ein paar Minuten schlich ich herum, um mich nicht hinsetzen zu müssen. Ich war sogar kurz davor, die Freundin zu fragen, ob sie noch andere Stühle hat. Aber dann fiel es mir wie Schuppen von den Augen und ich schüttelte den Kopf über mich selbst. Mann, ich pass da doch jetzt bestimmt rein! Ohne dass sich mir die Lehnen in die Haut drücken. Ohne die Angst, dass der Stuhl abknickt und zerbricht. Also ließ ich mich langsam sinken, und Endorphine schossen durch meinen Körper. Ich blieb so lange wie möglich sitzen, um es zu genießen.

3 Ich habe noch immer Gewichtsschwankungen. Mein Bestgewicht war 117 Kilo. Nach wochenlanger schlechter Ernährung war ich danach wieder bei 132 Kilo. Seitdem habe ich wieder gut zehn Kilo abgenommen. Doch die Angst vorm Jo-Jo-Effekt bleibt. Immer wieder stelle ich mir vor, wie es wäre, wieder 5XL-Kleidung tragen zu müssen, wenn dieses Buch rauskommt. Lesungen

darüber machen, wie ich abgenommen habe, während der Stuhl unter mir zu zerbrechen droht? Keine schöne Vorstellung.

4 Ich habe aufgehört, jedes Wochenende zu saufen. Ich trinke nur noch, wenn ich entspannt bin und gute Laune habe. Es ist wie mit dem Essen: Aus Frust zu konsumieren potenziert die Scheiße nur. Ich mach noch immer nicht auf Straight Edge, aber in den letzten zwei Jahren habe ich nur sieben, acht Mal die Kuh durchs Dorf fliegen lassen. Jedes Mal war es geil, aber genauso geil war es, nicht immer das Gefühl zu haben, unbedingt mitsaufen zu müssen. Ich kann zwar noch immer nicht behaupten, eine unproblematische Beziehung zum Alkohol zu haben – noch immer gilt: Wenn's losgeht, geht's los –, aber es ist kein Problem für mich, über einen langen Zeitraum nichts zu trinken. Das zu wissen ist sehr schön. Wenn ich mich gegen Alkohol entscheide, fühlt es sich nicht an, als würde ich Nein sagen, sondern Ja: zu einem Morgen ohne Suffdepressionen. Wenn's mir scheiße geht, gehe ich laufen statt saufen. Und wenn ich Bock hab zu saufen, dann sauf ich einen.

5 Ich bin über 750 Kilometer gelaufen. Ich habe beim Greifswalder Citylauf mitgemacht. Das ist so absurd für mich. Zehn Kilometer in einer Stunde und fünf Minuten. Ich fühl mich wie ein junger Gott.

6 Ich kann immer noch nicht zwischen zwanzig Naschern sitzen, ohne durchzudrehen.

7 Ich habe immer noch Fressattacken. Ich mache immer noch zu viele Ausnahmen. Die Kunst ist es, immer und immer wieder zum Intervallfasten, zur besseren Ernährung zurückzufinden. Es ist und bleibt ein Kampf.

8 Nachdem ich gesagt habe, dass ich nach meinen Fressat-

tacken nicht mehr kotzen möchte, habe ich nur noch viermal absichtlich gekotzt. Ich habe seit ein paar Monaten
das Gefühl, dass ich das Problem im Griff habe.

9 Keine meiner Boxershorts ist mehr zerrissen.

10 Ich kann mir den Arsch wieder abwischen. Ich kann mir
die Zehennägel wieder schneiden. Aber obwohl ich mittlerweile auch wieder problemlos Schuhe binden kann,
trage ich manchmal auch im Dezember immer noch Flip-
Flops.

11 Ich bin mit ein paar Freunden auf den Brocken gewandert,
hoch und runter. Ohne Knieschmerzen.

12 Ich bin geflogen. Ganz normal. Ich saß wie alle anderen einfach so da und habe auf den Start gewartet. Ohne
Gurtverlängerung. Ohne Schmerzen von den Armlehnen.
Ich war so entspannt. Ich hab sogar was gegessen und bin
ganz normal auf Toilette gegangen.

13 Ich passe nicht nur wieder in unsere WG-Wanne, sondern
einfach in jede Badewanne, in der ich baden will!

14 Ich achte viel mehr auf mich. Ich putze jeden Tag die
Zähne und gehe viel öfter duschen als früher. Es ist
zwar ein dummes Vorurteil, dass alle Dicken stinken –
ich kenne viele Moppis, die sehr gut riechen –, aber ich
selbst hab früher manchmal gestunken wie Hölle. Aber
damit, dass ich mich heute mehr mit mir selbst beschäftige, geht eine viel bewusstere Körperpflege einher. Fühlt
sich gut an.

15 Ich spüre plötzlich Knochen an Stellen, wo ich nicht mal
wusste, dass da welche sind. Manchmal sitze ich nackt auf
meinem Bett und taste meinen Körper ab.

16 Nach zwei Jahren habe ich mich noch einmal von Herrn
Wagner durchchecken lassen. Mein BMI liegt nun bei
etwa 33, mein Adipositasgrad ist nicht mehr 3, sondern

1. Also nicht mehr Champions League, eher 2. Bundesliga. Ich habe keine Insulinresistenz mehr, das Schreckgespenst Diabetes scheine ich also erst mal abgewehrt zu haben. Erhöhte Blutwerte habe ich immer noch. Bei meiner ersten Untersuchung damals war eine Körperfettanalyse nicht mal möglich, weil ich für ein zuverlässiges Ergebnis schlicht zu fett war. Doch jetzt ging es! Zwar habe ich noch immer keine Traumwerte, aber seit meinem letzten Check-up bin ich schon einen sehr langen Weg gegangen, es fühlt sich an wie eine Weltreise. Herr Wagner meinte (als Adipositas-Spezialist!), dass er sehr beeindruckt sei. Es war wohl das schönste Kompliment, das ich bisher bekommen habe.

17 Meine ganzen Klamotten in 6XL, 5XL und 4XL habe ich auf den Dachboden gebracht. Ich will sie nie mehr tragen müssen! Nur meine beiden allergrößten Kleidungsstücke habe ich als Andenken in meinem Zimmer behalten, neben meinen kaputten Laufschuhen und dem zerwichsten Fahrradsattel, den ich irgendwann tauschen musste.

18 Ich habe immer noch mein altes Fahrrad. Ich habe mich noch nicht getraut, ein neues zu besorgen und das XXL-Rad zu verkaufen. Aus Angst, dass der Jo-Jo-Effekt doch bald richtig zuschlägt.

19 Noch immer bin ich zu Hause bei meinen Eltern am schwächsten. Wenn ich dort bin, verfalle ich immer wieder in alte Muster. Ich glaube, auch meine Eltern haben das verstanden und sind wesentlich sensibler geworden. Aber trotzdem: Wenn ich die Türschwelle in Jarmen übertrete, legt sich bei mir an acht von zehn Tagen der »Jetzt wird geschlemmt«-Schalter sofort auf »Go!«.

20 Ich habe ein altes Foto von mir gefunden. Wobei, alt ist übertrieben. Es ist vom Dezember 2019. Genau zwei Jahre

her. Ich sitze oberkörperfrei im Backstage-Raum und gucke mir die geschossenen Konzertbilder auf einer Kamera an. Es ist der absolute Höhepunkt meines Übergewichts. Ich seh einfach nur nach Herzinfarkt aus. Als ich das Bild gesehen habe, war ich schockiert. So sah ich aus? Ich hab mich niemals so gesehen. Niemals. Sicherheitshalber habe ich das Foto mehrmals abgespeichert. Irgendwie empfinde ich es als mein ganz persönliches Mahnmal.

21 Manchmal schäme ich mich jetzt beim Essen. Früher habe ich mir über mein Essverhalten überhaupt keine Gedanken gemacht. Wenn ich jetzt mit Freunden unterwegs bin und wieder einen Fressflash bekomme, futter ich manchmal heimlich. Einfach, weil es mir in dem Moment peinlich ist, dass ich grad nicht stabil gegen meine Sucht ankomme.

22 In den letzten Wochen treffen wir uns mit der Band nahezu täglich im Proberaum. Wir haben bereits einen neuen Gitarristen gefunden, den wir alle geil finden. Er heißt Hauke und wohnt in Rostock. Manchmal sitz ich jetzt mit ihm in meinem Zimmer, zwischen Boxsack und Schreibtisch, und wir schreiben an neuen Liedern. Irgendwie komisch, irgendwie geil! Wir sind voller Energie. Dass das so schnell geht, war nicht abzusehen. Ich bekomme immer mehr Bock auf Konzerte. Ich liebe es, mit den anderen unterwegs zu sein, zu proben, Texte zu schreiben und vor allen Dingen gemeinsam rumzuspinnen. Ich glaube, ich spreche nicht nur für mich allein, wenn ich sage: Wir sind heiß!

23 Wir hatten schon die Tickets gebucht, um jetzt im Dezember für das verschobene Konzert nach Mexiko zu fliegen. Nach zwei Jahren endlich mal wieder auf einer Bühne stehen. Wir hatten so Bock auf Fiesta Mexicana! Doch dann

kam irgend so eine neue scheiß Drecksgammelvirusvari-
ante um die Ecke. 12 Tage vor Abflug haben wir abgesagt …

Ich habe in den letzten zwei Jahren immer wieder an die Ernährungsberatung damals denken müssen. Weil sich seitdem
so viel getan hat und es mir nicht aus dem Kopf ging, wie
sehr mich die Sache damals runtergezogen hat, habe ich Frau
Melzin schließlich eine Mail geschrieben.

Sehr geehrte Frau Melzin,

*Ende April 2019 war ich bei Ihnen zur
Ernährungsberatung, vielleicht erinnern Sie sich noch
an mich. Vier Termine hätte ich haben sollen, an nur
einem nahm ich teil. Das hatte einen Grund, den ich
Ihnen erläutern möchte. Vor allem deshalb, weil Sie
weiterhin täglich mit übergewichtigen Menschen wie
mir zu tun haben.*
*Ich empfand das damalige Treffen als sehr
demotivierend. Ich hatte das Gefühl, dass Sie
überhaupt nicht auf meine persönliche Lebenssituation
eingingen. Da ich aufgrund meiner Arbeit den
Großteil des Jahres unterwegs bin, ist es für mich etwa
sehr unrealistisch, Brot zu backen oder Gemüse zu
blanchieren. Auf meine Erklärungen dazu sind Sie
nicht eingegangen.*
*Die lektinfreie Ernährung, von der Sie so begeistert
waren, hat sicher ihre Vorteile. Aber für einen
Menschen, der bis vor Kurzem noch jegliches Obst und
Gemüse gescheut hatte, war es schwer zu verstehen,
dass nun selbst Gurken, Tomaten, Erbsen und Bohnen*

*zeitweise gemieden werden sollten. Für mich war das
der zehnte vor dem ersten Schritt.*

*Dass Sie mir schon in der ersten Sitzung eine
Magenverkleinerung ans Herz legten, empfand ich
als komisch. Was ist der Grund dafür, jemandem
schon beim ersten Abnehmversuch einen operativen
Eingriff ans Herz zu legen? Sah es für mich wirklich
so hoffnungslos aus? Das war die Frage, die ich mir
gestellt habe. Für Sie war es vielleicht eine Mischung
aus Resignation und Berufserfahrung, das kann ich
verstehen. Aber mich hat es sehr getroffen.*

*Die Art, wie Sie mir dann noch völlig nüchtern
mitteilten, wie wenige Menschen es schaffen, langfristig
abzunehmen, hat die Hoffnungslosigkeit, die Sie mir
vermittelt haben, noch verstärkt.*

*Ich habe zwar versucht, Ihre Tipps umzusetzen, brach
aber nach kürzester Zeit ein. Meine vorherigen Erfolge
(ein paar Kilo hatte ich schon abgenommen) waren
ebenfalls passé. Wenn abnehmen nur so geht, nehme
ich lieber wieder zu, dachte ich mir. Und das tat
ich: 15 Kilo innerhalb von ein paar Monaten. Und
natürlich habe ich mir das nur selbst zuzuschreiben.
Aber dennoch: Ich hätte mir eine Ernährungsberatung
gewünscht, die näher an meiner Realität gewesen wäre.
In kleinen Schritten voran. Bei der hohen Messlatte, die
Sie angelegt haben, war das Scheitern für eine Person
wie mich schon vorprogrammiert. Ich schreibe Ihnen
das, weil Sie ja vielleicht auch andere Klienten haben,
denen es genauso geht. Die auch ernsthaft abnehmen
wollen, aber ohne lektinfreie Ernährung. Und ohne OP.
Ich selbst habe es noch einmal probiert. Ohne
Verbote. Ohne mein Obst zu entkernen. Ich habe*

regelmäßig Sport gemacht und meine Ernährung so umgestellt, dass es für mich machbar war. Innerhalb eines Jahres habe ich es geschafft, 65 Kilo abzunehmen. Auch ein Jahr später bin ich noch immer bei einem Gewichtsverlust von 60 Kilo. Das können Sie gerne Ihren Klienten erzählen. Eine solche Geschichte hätte mich damals definitiv motiviert. Drücken Sie mir die Daumen, dass der Jo-Jo-Effekt mich in Ruhe lässt. Ich wünsche Ihnen nur das Beste und vor allen Dingen: viele glückliche Klienten!

Ahoi

Jan Gorkow

Innerhalb von ein paar Tagen habe ich sogar eine Antwort von ihr bekommen, in der sie sich für meine ehrliche Meinung bedankt und unter anderem schreibt, dass sie leider nicht mehr sagen könne, was so schiefgelaufen sei. Sie gratuliert mir zu meinem »tollen Erfolg«. Ich finde die Mail wirklich sympathisch. Vielleicht muss ich mich sogar bei ihr bedanken? Schließlich waren Sätze von ihr wie »Das schaffen nur sehr, sehr wenige« auch immer mal wieder eine Motivation für mich.

DEZEMBER 2021
LEBENSHUNGER

Alter Verwalter, leck mich an meinen Backen! Ich eskaliere grad auf 'nem Trampolin! Ich auf einem Trampolin? Vor zwei Jahren hätte das für mich auf der gleichen Wahrscheinlichkeitsstufe wie die Verkündung des Weltfriedens gestanden. Aber heute, heute fliege ich hier durch die Luft und malle richtig ab. Ich hüpfe, springe, drehe komplett frei.

Meine Nichte feiert ihren Kindergeburtstag in derselben Trampolinhalle, in der ich vor drei Jahren noch Hüpfverbot hatte. Ich war vorher zwar etwas aufgeregt, weil ich die magische 115-Kilo-Marke noch nicht geknackt habe. Aber Joghurts, die schon seit ein paar Tagen abgelaufen sind, futter ich auch. Ein bisschen drüber geht immer.

Die beiden Kids von Lena, meiner Ex-Freundin, sind auch dabei. Zwar haben sie sich auf den Ausflug gefreut, aber ganz sicher war ich aufgeregter als die beiden zusammen. Auf der Hinfahrt habe ich immer wieder gesagt: »Hoffentlich reißt das Trampolin bei mir nicht durch.« Sie kennen mich zu gut und wollten mich necken, also erwiderten sie: »Also ich glaub, es reißt!« Und erst als ich mir die gleichen hellgrünen Strümpfe überziehen musste wie sie, realisierten sie so richtig, dass ich diesmal keinen Rückzieher machen würde, glaube ich. Ich selbst konnte es erst so richtig glauben, als ich das erste Mal von den Federn des Trampolins in die Luft katapultiert wurde.

Es gibt kein Halten mehr! Ich renne umher wie ein Kind und habe einen Riesenspaß. Meine Nichte, ihre Freund:innen und die beiden Kids führen mir ihre spektakulären Stunts vor. Diesmal muss ich ihnen nicht aus dem Zuschauerraum »Super gemacht!« zurufen. Diesmal ziehe ich mich nicht zurück und futtere ihre Snacks weg. Nein, heute bin ich dabei und versuche, ihre Tricks nachzumachen. Sie können es immer noch deutlich besser als ich, aber auf Schönheitsnoten kommt es nicht an. Anfangs noch etwas zaghaft austestend, ob die Dinger mich wirklich aushalten, springe ich irgendwann selbstbewusst von Trampolin zu Trampolin. Ich will gar nicht mehr aufhören. Ich springe so hoch ich kann, lasse mich auf den Arsch fallen und hüpfe immer weiter. Als die Kids mich nach einer Trinkpause fragen, ob ich wieder mit aufs Trampolin komme, kommen mir fast die Tränen. Aber dafür ist keine Zeit. Denn ich muss weiterhüpfen! Noch nie habe ich 90 Minuten so genossen. Nicht mal beim Aufstieg von Hansa. Ich bin so krass glücklich, dass ich das hier erleben darf. Ich bin so krass glücklich darüber, dass ich abgenommen habe.

Viele sagen mir, dass sie mir nicht glauben, dass ich das alleine geschafft habe, was ich gut verstehe, denn ich kann's ja selbst manchmal gar nicht fassen. Aber neben all den Sachen, die ich in meinem Leben schon verrissen habe: Das hier habe ich geschafft. Wenn ich mal abkratze, kann ich vorher von mir behaupten, gelebt zu haben – und es mal geschafft zu haben, 65 Kilo abzunehmen.

Die letzten zwei Jahre waren nicht nur überlebenswichtig für meinen Körper, sondern auch für meinen Kopf. Da war so viel, was ich verarbeiten musste. Gedanken, die ich endlich mal denken musste. Und fertig bin ich damit ganz sicher noch nicht. Aber es war das erste Mal in meinem Leben, dass ich nicht nur gegessen, sondern auch verdaut habe.

Ich habe in dieser Zeit so viele Schlachten geschlagen wie noch nie in meinem Leben. Vor allen Dingen mit mir selbst. Auch wenn es anstrengend war: Jeder Kilometer mit dem Fahrrad ... die Überwindung, die es mich kostete, ins Fitnessstudio zu gehen ... der tägliche Kampf um den Verzicht auf Cola & Co. ... auch im Winter bei geschlossenen Studios Sport zu machen und selbst bei Regen joggen zu gehen ... Es hat sich ausnahmslos gelohnt! Ich wusste, dass ich mich verändern kann. Aber dass ich es so durchziehen kann? 500 Euro hätte ich nicht darauf gewettet. In stillen Momenten lache ich manchmal stolz über mich selbst und feiere mich dafür.

Klar wird es Personen mit 182 Kilo geben, die sagen: »Alles kein Problem, ich will nicht abnehmen.« So ging es mir ja auch früher. Aber ich bin mir ganz sicher, dass es keine Person auf der Welt gibt, die 182 Kilo gewogen hat und nach 60 Kilo Gewichtsabnahme sagt: »Ist mir egal, wenn ich noch mal 182 Kilo wiege.« Denn erst seit ich einige der Einschränkungen nicht mehr habe, weiß ich, wie groß sie waren. Und wie viel kleiner meine Lebensqualität. Dass es nicht so ist, werde ich mir in meinem Leben nicht noch mal einreden können.

Ich kann mehr am Leben teilnehmen und probiere viel mehr aus. Während ich früher aus Angst davor, dass mir mein Gewicht im Weg stehen könnte, gesagt habe, dass ich keine Lust hätte, mache ich es jetzt einfach. Einfach in ein Kajak steigen. Einfach mit Freunden auf den Brocken wandern. Ich fühle mich freier. Und alles, was ich mit 182 Kilo nicht konnte, werde ich nachholen. Auf 'nem Pferd an der Ostsee entlangreiten und all so 'n Quark. Eines Tages werde ich ganz bestimmt auch paragliden. Denn eins ist Fakt: Ich hab noch so viel Hunger aufs Leben ... und ich bin niemals satt!

DANKSAGUNG

Als Allererstes will ich mich bei meinem Lektor Christian Neidhart bedanken. Danke fürs »Rote Linie«-Finden, danke fürs Immer-wieder-auf-die-Leitplanken-Hinweisen, damit ich nicht komplett abschweife.

Danke an all die Menschen, die in den verschiedenen Kapiteln eine Rolle spielen.

Danke an Artur, der mir immer wieder mit Rat und Tat zur Seite stand.

Danke fürs Lesen, Kritisieren, fürs Impulse-Geben. Fühlt euch gedrückt, Katharina, Patrick, Schrubber und Pistazie.

Ein riesiges Danke an Marcel, der reparaturtechnisch immer sofort am Start war, wenn ich mal wieder auf meinen Laptop getreten bin oder technisch nicht weiterwusste. Ohne dich würde es diese Zeilen nicht geben. Trotzdem: Who the fuck is Fortuna?

Danke an die Band, die diesem Projekt so offen gegenüberstand.

Ich küsse meine Familie, umarme all meine Freundinnen und Freunde, all meine Leute. Auch ohne dass hier Namen stehen: Ihr wisst, wer gemeint ist. Auch wenn es das ein oder andere Mal schon affengeil war, ich weiß, dass es oft auch nicht einfach mit mir ist.

In diesem Sinne …

Auf das Leben.